LA TRAMPA DEL QUESO

Neal D. Barnard

Recetas de Dreena Burton

LA TRAMPA DEL QUESO

Cómo vencer una desconocida
adicción te ayudará a perder peso,
ganar energía y mejorar la salud

U R A N O

Argentina – Chile – Colombia – España
Estados Unidos – México – Perú – Uruguay

Título original: *The Cheese Trap –How Breaking A Surprising Addiction Will Help You Lose Weight, Gain Energy, and Get Healthy*
Editor original: Grand Central Life & Style – Hachette Book Group, New York
Traducción: Alicia Sánchez Millet

1.ª edición Abril 2018

ISBN: 978-84-16720-23-1
E-ISBN: 978-84-17180-53-9
Depósito legal: B-7.056-2018

Fotocomposición: Ediciones Urano, S.A.U.

Impreso por: Rodesa, S.A. – Polígono Industrial San Miguel
Parcelas E7-E8 – 31132 Villatuerta (Navarra)

Impreso en España – *Printed in Spain*

Índice

Prólogo

Estaba atrapada en la trampa del queso.

Durante años, fui una persona cuya idea de una comida *gourmet* era una *fondue* de queso con pastel de queso de postre. No le daba la menor importancia a comerme 450 gramos de queso Iarlsberg en tres días, en los que no comía ninguna otra cosa, y a eso lo llamaba con orgullo mi «dieta de 1.700 calorías diarias». Cada dos semanas, durante varios meses seguidos, pasaba por Zabar's, de camino a la oficina de empleo, y entraba a comprar lo que llamaban «puntas de queso», que eran los restos que les quedaban de las piezas que habían cortado para su venta. En cada bolsa había cinco trocitos de diferentes clases, y yo compraba al menos cinco bolsas con el dinero que cobraba de mi subsidio de desempleo, que tanto me había costado conseguir. No solo estaba en paro, sino que también estaba gorda y estreñida y tenía granos. Tenía la piel hinchada y se veía llena de toxinas. Pesaba veinticinco kilos más que ahora. Y una vez padecí semejante oclusión intestinal que tuve que ingresar en una clínica, porque no había podido «evacuar mis desechos» desde hacía diecisiete días. Diecisiete días de estreñimiento.

Todo por el queso.

No por la leche. (Nunca he llegado a beberme un vaso entero.)

Ni por el yogur. (No puedo decir que me entusiasme.)

Ni por el requesón. (¡Qué asco!)

Yo era la encarnación del queso, y todos los días me moría por comerlo.

Puedo decir con toda sinceridad que el paso más importante que he dado en mi viaje hacia la salud ha sido renunciar a los productos lácteos, especialmente, al queso. Me puse a leer vorazmente todo lo relacionado con los efectos de distintos alimentos sobre nuestro cuerpo,

porque había perdido a mis padres a una edad temprana y necesitaba
entender el motivo de su fallecimiento. Tenía diecisiete años cuando
murió mi padre a causa de un infarto cardíaco a los cincuenta y dos
años, y acababa de cumplir los veintiséis cuando mi madre sucumbió a
los estragos de la artritis reumatoide. Murió a los cincuenta y ocho
años. Sabía que tenía que mejorar mi salud, así que empecé a hacer
cambios. Pero nada tuvo tanto efecto sobre mi salud como dejar de comer queso. De hecho, considero el día en que dejé definitivamente el
queso —el miércoles, 15 de agosto de 1979— mi verdadero cumplea-
ños de la salud. Fue el día en que todo lo que había estado leyendo sobre los productos lácteos cobró sentido para mí: *la única finalidad de*
los lácteos es convertir a una ternera de 23 kilos en una vaca de 136 kilos
al cabo de seis meses. (Si es eso a lo que aspiras, ¡adelante!) Un ser huma-
no tiene ocho metros de intestino y un estómago, mientras que una ter-
nera tiene escasamente 3 metros y ¡cuatro estómagos! ¿Por qué bebemos
leche de vaca o de cabra y no de orangután, que es el mamífero al que
más nos parecemos? Y nunca harías queso con la leche de una vecina que
estuviera amamantando; sin embargo, ¡mamas de la ubre de una vaca
que ni siquiera conoces! ¡Y lo del queso todavía es peor! Es más concen-
trado y está más cargado de sal y de bacterias. ¿En qué estaba pensando?

Cuando dejé de tomar leche, cambié por completo.

Se me limpió la piel, se me deshincharon las mejillas, se me afinó la
nariz, recuperé el brillo de los ojos y se me estilizó el cuerpo.

Se acabó la sensación de hinchazón después de comer. Y los dolores de garganta y los resfriados, que padecía cuatro veces al año desde
que era pequeña. La mucosidad ya no andaba a sus anchas por mi cuerpo, obturando mis senos nasales, mis poros y mi tracto digestivo. El
«flotador» que pensaba que tendría hasta el final de mis días desapareció, porque por fin pude eliminar los desechos. Cada día. Sin excepción. (¡E incluso más de una vez!) Dejé de hacer dietas yoyó, porque ya
no estaba forzando a mi cuerpo, comiendo alimentos que no estaba diseñado para digerir. Fui perdiendo kilos de manera saludable desde
aquel profético día de 1979 y no he vuelto a recuperarlos. También mejoró todo lo demás, incluida mi actitud, mis hábitos de sueño, mi forma

de hablar y de cantar, de respirar, y mi aliento. Ya no sentía malestar general. Fue como si se hubiera levantado la niebla y pudiera pensar con más claridad, porque ya no era esclava de mi adicción al queso. ¡Ya no era un «ratón» confiado que muerde el queso de la ratonera!

Hace más de quince años que el doctor Neal Barnard es la mejor y más actualizada fuente de información médica y de temas de salud. Nadie como él para analizar datos científicos enigmáticos y difíciles y no solo transformarlos en comprensibles, ¡sino también en entretenidos! Repetidas veces le he visto cautivar al público y guiarlo a través de un proceso, que comienza con lo que los asistentes creen saber sobre un tema y concluye con la comprensión más profunda que los ayuda a adquirir acerca de este, y que perdurará con el paso del tiempo. Sus ejemplos y explicaciones son tan sencillos como profundos, y sabes que te van a servir para explicar a otras personas por qué has tomado ciertas decisiones que conciernen a tu salud.

En este extraordinario libro, descubrirás todo lo que siempre deseaste saber sobre el queso y la razón por la que ejerce semejante control sobre nosotros. El doctor Barnard ha desglosado las investigaciones y la ciencia alimentaria de tal manera que nunca más volverás a mirar un trozo de cheddar, de queso suizo o de mozzarella del mismo modo. ¡Todos estos quesos se irán a gouda![1] (¡Lo siento, pero no he podido evitarlo!)

El doctor Barnard no se limita a explicar lo que hay en el queso y por qué es tan adictivo; también nos explica el proceso de fabricación desde los puntos de vista de los animales y los ganaderos, y cómo ha llegado a convertirse en la gigantesca industria que es en la actualidad. Como de costumbre, el doctor Barnard no se deja nada en el tintero, gracias a lo cual el mundo es un poco mejor.

Si deseas estar más sano, ser más feliz y tener el aspecto del animal que en realidad eres —porque ya no estarás ingiriendo un producto de

---

1. Juego de palabras en el que utiliza la denominación de origen del queso de Gouda, que en inglés se pronuncia parecido a *good*, con la expresión inglesa *for good*, que significa que algo se va o desaparece definitivamente. *(N. de la T.)*

la leche de la madre de un animal con el que no tienes nada que ver—, ¡este es tu libro! Si conoces a alguien que ronca, tiene dolores de garganta y se resfría con frecuencia, padece sobrepeso, tiene desequilibrios hormonales, ¡te aconsejo que le regales una copia!

MARILU HENNER
Actriz, autora de superventas, locutora de radio y defensora de la salud

Nota al lector

Confío en que este libro te aporte nuevas reflexiones sobre la comida y la salud y unos cuantos hechos interesantes para que puedas compartirlos. Antes de empezar, quisiera mencionar dos puntos importantes:

Visita a tu médico. Los problemas de salud pueden ser graves. Si cambias tu dieta, que es lo que espero, es una buena idea que hables con tu médico en algún momento. Esto no quiere decir que cambiar tu dieta sea peligroso. Todo lo contrario. Es una idea excelente. Pero las personas que toman algún tipo de medicación —por ejemplo, para la hipertensión o la diabetes— muchas veces han de revisar sus dosis cuando mejoran su dieta. Algunas veces pueden dejar la medicación por completo. No lo hagas sin supervisión médica. Consulta a tu médico si has de reducir o eliminar la medicación en el caso de que haya llegado el momento correcto, o bien para cuando este llegue.

También te recomiendo que consultes a tu médico antes de empezar con una nueva rutina de ejercicio. Si has sido una persona sedentaria, tienes problemas de salud graves, mucho sobrepeso o más de cuarenta, pídele que te haga una revisión para ver si estás preparado para hacer ejercicio y que te diga cuándo puedes empezar.

Aliméntate bien. El estilo de alimentación que presento en este libro probablemente mejorará tu nutrición general, además de aportar beneficios específicos para tu salud. Aun así, has de asegurarte de que te nutres adecuadamente. Te recomiendo que leas los detalles del capítulo 9. Concretamente, asegúrate de tomar un complejo vitamínico todos los días o alguna otra fuente de confianza de vitamina B_{12}, como cereales o leche de soja enriquecidos. La vitamina B_{12} es esencial para la salud del sistema nervioso y de la sangre.

Agradecimientos

Estoy muy agradecido a todas aquellas personas que me han ayudado a que este libro se haya hecho realidad. Dreena Burton ha creado recetas maravillosas, y Amber Green las ha analizado todas para conocer su contenido nutricional. Adam Drewnowski, de la Universidad de Washington; Patrick Fox, del Colegio Universitario Cork de Irlanda; Michael Tunick, del Departamento de Agricultura de Estados Unidos, y Fred Nyberg, decano de la Facultad de Farmacia de la Universidad de Uppsala, Suecia, me han aportado respuestas a temas científicos esenciales.

Nanci Alexander, propietaria del legendario restaurante Sublime de Fort Lauderdale, me reveló sus secretos para preparar un menú totalmente exento de lácteos. Michael Schwarz, Miyoko Schinner y Tal Ronnen tuvieron la gentileza de compartir sus conocimientos sobre las recompensas y las dificultades de sustituir el queso, y Geno Vento compartió su visión personal del mundo de la restauración. Muchos otros —que aquí, principalmente, aparecen por sus nombres propios— compartieron sus experiencias personales con el queso y los beneficios de hacer cambios en su dieta. Estoy especialmente agradecido a nuestro equipo de investigación, que ha soportado muchas reuniones nocturnas, torturas e interrogatorios en los que ha tenido que aclarar cómo afectaban los alimentos a la salud.

En el Comité de Médicos para una Medicina Responsable, Dania DePas, Jessica Frost y nuestro equipo de comunicación, junto con Rose Saltalamacchia, Cael Croft, Jill Eckart y muchos otros miembros del Comité de Médicos han realizado un trabajo de divulgación fenomenal. Mindy Kursban y Mark Kennedy han trabajado mucho y muy duro para conseguir que la industria alimentaria y el estado fueran honestos y fiables. Rosendo Flores supuso una ayuda extraordinaria en la búsqueda de documentos de investigación y en la tarea de compartir-los. Gracias a Ashley Waddell, Reina Podell, Bonnie McLeod, Laura Anderson, Erica Springer y Zeeshan Ali por revisar este manuscrito.

Y tengo una gran deuda de gratitud con mi agente literario, Brian DeFiore; con mi editora, Sarah Pelz, y con el equipo de Grand Central por su labor para garantizar que este libro llegue a las personas que lo necesitan. ¡Gracias!

Introducción

Oculto a plena vista

¿A ver si esto te suena? Quieres adelgazar unos pocos kilos, pero te cuesta y no entiendes por qué. Tus hábitos alimentarios no son muy malos. Quizás no haces tanto ejercicio como te gustaría, pero tampoco eres totalmente sedentario. Y aun así, te cuesta adelgazar.

O quizás tienes algún problema de salud que no acaba de mejorar: colesterol alto, hipertensión, diabetes, dolor articular, dolor de cabeza o una piel que no tiene un aspecto especialmente saludable. ¿Cuál puede ser la causa del problema?

La respuesta podría estar oculta a plena vista.

Imagina que adelgazas fácilmente, cada semana, cada mes, que no tienes que contar calorías, y sin añadir ni un minuto de ejercicio. Imagina que tus amistades te preguntan cómo has conseguido deshacerte de todos esos kilos de más. Imagina que te dicen que tienes muy buen aspecto. Imagina que mejora tu colesterol y tu presión sanguínea y que tu salud, en general, florece día a día.

Si estás intentando renovar tus hábitos alimenticios para adelgazar o mejorar tu salud, no has de empezar por el azúcar, los hidratos de carbono o los alimentos procesados, sino por el queso.

Te encanta el queso. Pero siento decirte que este no te corresponde. Y cuanto antes te des cuenta, antes recuperarás tu peso o revertirás tus problemas de salud.

«¡De ninguna manera! —Estarás pensando—. ¡Es imposible!»

Reflexiona. El queso contiene un extraordinario número de calorías, más que suficientes para explicar los kilos que has ido acumulando con los años. Y lo que no te dicen los fabricantes de queso es que lleva opiáceos suaves, pero que pueden ser lo bastante fuertes como para mantenerte enganchado a él. Esa combinación «engordante-adictiva» es lo que hace que el queso sea un grave problema para tu peso.

Pero eso no es todo. Puesto que el queso procede de una vaca —normalmente *embarazada*—, ingieres una dosis de estrógenos —hormonas sexuales femeninas— con las que no contabas. Y los fabricantes de queso le añaden la suficiente cantidad de sal para convertirlo en uno de los alimentos más ricos en sodio. También es rico en grasas saturadas y colesterol. Sobrecargado de calorías y sodio, con más colesterol que un filete y con su dosis de hormonas, si el queso tuviera algún otro componente perjudicial, sería vaselina.

«¿Qué? —te estarás preguntando—. ¿El queso? No es posible que engorde tanto. ¡Y decir que es adictivo es absurdo! Además, me encanta el queso.»

Recuerda esto.

En primer lugar, no tienes por qué renunciar a su sabor; solo necesitas formas más saludables de conseguirlo, y te las voy a enseñar. Pero el queso, ciertamente, engorda más, y con creces, que el pan, que las patatas, incluso que el azúcar puro. Esta es la razón: la mayoría de las calorías —aproximadamente el 70%— de los quesos típicos proceden de las grasas, y hasta el último gramo de grasa contiene 9 calorías.

Comparémoslo con el azúcar: resulta que el azúcar puro solo tiene 4 calorías por gramo. Y para convertir el azúcar en grasa, el cuerpo tiene que reestructurar por completo las moléculas del azúcar, y en ese proceso se quema aproximadamente otro cuarto de sus calorías.

Esto no quiere decir que el azúcar sea un alimento saludable. Pero la grasa del queso tiene más del doble de las calorías que tiene el azúcar más concentrado, las cuales se almacenan fácilmente en el abdomen, en los muslos, debajo de la barbilla y por todas partes. Puedes verlas y sentirlas, y quedan reflejadas en la báscula.

¿Y qué hay del efecto adictivo? El queso no solo tiene la sal y aporta la sensación al paladar que anhelan algunas personas, sino que, cuando lo digerimos, libera unas sustancias químicas especiales, llamadas *casomorfinas*. Cuando estas sustancias llegan al cerebro se unen a los mismos receptores opiáceos que la morfina y la heroína. Quiero aclarar que las casomorfinas no tienen, ni mucho menos, el mismo efecto de aturdir la mente que las drogas ilegales. Pero, igual que la heroína y la morfina, las casomorfinas son sustancias opiáceas que afectan al cerebro.

Contémplalo de este modo: el café contiene cafeína, que es un estimulante suave. Por ejemplo, aunque la cafeína no sea tan fuerte como las anfetaminas, es lo bastante fuerte para crear adicción, como podrá confirmarte cualquier bebedor de café. Las casomorfinas también tienen efectos sutiles sobre el cerebro. Y las pruebas demuestran que también pueden crearnos adicción.

Algunos alimentos engordan. Otros son adictivos. El queso es ambas cosas: engorda *y* es adictivo. Y ese es el problema.

¿Importa? Pues claro que sí. Veamos las cantidades: un estadounidense medio come más de 15 kilos de queso al año. Ahora imagina que cada año se reflejaran en la báscula 750 gramos más (que, en realidad, es lo que suele engordar un estadounidense medio anualmente). Al cabo de diez años eso supone unos 7 kilos no deseados, y 14 kilos cada dos décadas. ¿Te resulta familiar? Esto es más que suficiente para explicar la epidemia de obesidad que sufre Estados Unidos.

Todo el sabor sin nada que lamentar

Hay un número sorprendentemente alto de problemas de salud que están relacionados con el queso y con otros productos lácteos. Si tienes el colesterol alto, ¿podría deberse a que el queso es una gran fuente de grasas saturadas que aumentan tu colesterol, a la vez que es colesterol en sí mismo? Si tienes la presión sanguínea alta, ¿podría deberse a que el queso es rico en sodio, que se caracteriza por subir la presión, y a que tiene suficiente grasa como para hacer que a tu corazón le cueste más bombear la sangre? Si tienes diabetes, ¿podría ser que la «grasa mala» —grasa saturada—, la que predomina en el queso, estuviera provocándote la resistencia a la insulina que es el preludio de esta enfermedad?

Si tienes artritis reumatoide o cualquier otra enfermedad autoinmune, ¿podría ser que las proteínas lácteas —que en el queso están sumamente concentradas— te estuvieran provocando los síntomas? ¿Y qué hay de los efectos hormonales del queso? En este libro veremos todo esto y mucho más.

Rico en grasa, plagado de colesterol, impregnado de sodio, el queso es un producto seriamente perjudicial. Sus propiedades adictivas te tienen enganchado, a pesar de que hace desaparecer tu cintura y deteriora tu salud.

Pero no todo es negativo. Te enseñaré a adelgazar y a mejorar tu salud espectacularmente, aprendiendo a controlar a este pegajoso monstruo amarillo. Sí, es posible conseguir el sabor del queso sin tener que lamentar nada.

Te enseñaré a hacer la mejor lasaña, la pizza más deliciosa, un perfecto *topping* para un bocadillo, unos macarrones cremosos con queso que harán las delicias de cualquier jovencito o jovencita de doce años y muchas otras recetas extraordinariamente sabrosas. Sabrás exactamente qué alimentos elegir cuando salgas a cenar, tanto si vas a un restaurante con estrella Michelin como si vas a uno de comida rápida. A medida que vayas degustando estos deliciosos alimentos, casi notarás cómo se esculpe tu silueta, te baja el colesterol y la presión sanguínea, y mejora tu salud.

Pero lo más importante es que verás los alimentos de un modo muy distinto. Algunos mejoran tu salud, mientras que otros son un obstáculo en tu camino, y sabrás exactamente cuáles son y podrás incorporar el poder que te da este conocimiento en tu vida cotidiana.

Gente real, resultados reales

En este libro conoceremos las experiencias de personas a las que les ha cambiado la vida. Patricia sufría problemas persistentes de peso, diabetes y una enfermedad cardíaca que empeoraba, hasta que descubrió que con un simple cambio de dieta podía disolver 43 kilos y encontrarse de maravilla. Marc tuvo una experiencia parecida. Su sobrepeso se disolvió, así como su diabetes, su hipertensión, sus problemas de colesterol y su disfunción eréctil. Recuperó su vida.

Katherine, una ingeniera aeroespacial, tenía que someterse a una histerectomía para tratar su endometriosis, una enfermedad de tipo hormonal que provoca un dolor abdominal intratable y puede causar infertilidad. Gracias a su ruptura amorosa con el queso y otros alimentos poco saludables se curó de sus dolores, recuperó su cintura y pudo volver a vivir.

Para Lauren, una abogada que padecía horribles migrañas, descubrir que estas se debían a los productos lácteos tuvo más efecto que el que hubiera tenido una receta médica. ¿Migrañas? ¡Nunca más!

Ann padecía problemas respiratorios y malestares crónicos del tracto digestivo. Era hija de un productor de lácteos, y lo que menos podía llegar a imaginar era que fueran estos la causa de sus problemas. Pero cuando un médico le aconsejó que dejara de tomar lácteos, sus problemas desaparecieron.

También conocerás algunas personas relacionadas con la industria del queso que han dedicado infinidad de horas y millones de euros para que estemos enganchados a su producto y que, por increíble que parezca, han firmado extraordinarios contratos comerciales con cadenas de restauración para *desencadenar el antojo de comer queso*. Y conocerás a innovadores como Michael Schwarz, Miyoko Schinner y Tal Ronnen, que han diseñado deliciosos y sabrosos quesos con ingredientes saludables, de origen totalmente vegetal, sin los mugidos ni los balidos de los quesos hechos con leche. Conocerás a restauradoras como Nanci Alexander, en cuyo restaurante de lujo se han sustituido *todos* los quesos por ingredientes verdaderamente exquisitos, que hacen que los clientes vuelvan. Están revolucionando la industria alimentaria.

Ahora voy a presentarme yo. Me eduqué en Fargo, Dakota del Norte, fui a la Facultad de Medicina de la Universidad George Washington, Washington D. C., y actualmente soy uno de sus profesores. En 1985 fundé el Comité de Médicos para una Medicina Responsable, con la finalidad de hacer hincapié en la prevención y la nutrición en la práctica médica y mejorar los métodos de investigación.

Con los años, el Comité de Médicos ha realizado muchos estudios para elucidar cómo afectan los alimentos al peso corporal, al colesterol, a la presión sanguínea, a la diabetes y al dolor crónico. Algunos de ellos han tenido mucha repercusión. En 2003, los Institutos Nacionales de la Salud nos subvencionaron para que probáramos una nueva orientación dietética para la diabetes de tipo 2, y resultó ser el programa más eficaz de este tipo que se había realizado hasta el momento. Muchas personas lo están poniendo en práctica para mejorarse de su diabetes, y a veces incluso consiguen revertirla por completo.

Trabajamos con GEICO —una compañía de seguros— para observar cómo podría funcionar aplicar un programa nutricional en las empresas, y descubrimos que unos sencillos cambios dietéticos podían revolucionar la salud de los empleados. En 2015, el Gobierno de Estados Unidos citó nuestro trabajo de investigación como prueba, para recomendar dietas basadas en los vegetales, en las Directrices Dietéticas para los Estadounidenses.

En el transcurso de nuestros estudios he podido observar un fenómeno curioso. Un número de personas, sorprendentemente elevado, cuya salud mejoró de forma notable gracias a los cambios en su dieta, dijo que, a pesar de su gran mejoría, todavía sentían antojos de comer queso. No de helado, ni de yogur, ni de leche con cacao, sino de queso concretamente. Aunque el queso hubiera sido una de las principales causas de sus problemas de salud, sus antojos les dificultaban abstenerse de él.

Tras oír esto repetidas veces, empecé a estudiar los efectos del queso sobre nuestra salud y a investigar por qué ejerce esa atracción sorprendentemente fuerte. En este libro presento mis descubrimientos. Espero que te parezca esclarecedor y divertido, que te dé ánimos y que lo encuentres convincente. Asimismo, confío en que compartas la valiosa información que estás a punto de descubrir con todas las personas que conozcas. Mis mejores deseos para tu salud.

1

El alimento procesado por excelencia

Fugu es la segunda palabra más extraña del mundo. *Fugu* es el nombre en japonés que se le da a la carne del pez globo, esa pequeña criatura marina que, cuando se ve amenazada, se convierte en un balón lleno de espinas. Los peces globo tienen algo más que espinas; estas contienen la letal tetrodotoxina. Un bocado basta para que se paralice tu diafragma y dejes de respirar.

La posibilidad de morir por asfixia no ha disuadido a los clientes aventureros en su afán de probarlo. Y los chefs japoneses dedican al menos tres años de su existencia a formarse en el delicado arte de separar las partes venenosas y no venenosas del pez globo, y a estar autorizados legalmente para servirlo.

Realmente, deberías preguntarte: ¿cómo empezó todo esto? ¿Qué valientes aventureros fueron los que estuvieron dispuestos a experimentar, como si se tratara de una ruleta rusa, con los distintos órganos del pez globo hasta identificar las partes comestibles?

Bueno, el pez globo no tiene nada que ver con el camembert. El queso fácilmente podría ser el alimento más extraño del mundo, y el más improbable. La Madre Naturaleza jamás imaginó algo semejante.

En primer lugar, uno de nuestros antepasados tuvo que *querer* robarle la leche a otra especie. Según parece, tuvieron que pasar dos millones y medio de años de existencia humana para que a alguien se le pasara esa idea por la cabeza. Luego debió tener que ingeniárselas para descubrir cómo hacer que un animal se estuviera quieto el tiempo suficiente para sacarle la leche. Eso también debió de ser todo un reto, si tenemos en cuenta el tamaño de los animales implicados, y el hecho de que pocos de ellos estarían amamantando en el momento adecuado. Y, puesto que los animales solo producen leche durante un periodo limitado de tiempo después de dar a luz, nuestro pionero de la alimentación prehistórico debió de tener que resolver el problema de conseguir que el animal siguiera dando leche.

Entonces, él o ella tuvo que mezclar la leche con las bacterias para que fermentara, y luego, combinarla con las enzimas ocultas en las paredes de los cuatro estómagos de la ternera.

Por último, a la gente tenía que *gustarle* ese resultado viscoso, lo cual no podía darse por sentado, dado que el olor del queso es el olor de la descomposición bacteriana. De hecho, el *brevibacterium* que se usa para fabricar los quesos muenster, limburger y otros bastante comunes son los gérmenes responsables del mal olor de los pies sucios.

¿Cómo se llegó a todo esto? En comparación, lo del *fugu* parece cosa de niños.

En realidad, el queso no fue obra de una noche. En Estados Unidos no hubo ni una sola fábrica de queso hasta 1851, y no fue hasta 1935 cuando el estadounidense medio empezó a consumir 2,5 kilos anualmente. Pero, al final, se abrió paso hasta nuestros corazones.

Hacia nuestras arterias coronarias, para ser más exactos. Y hacia nuestras caderas y muslos, y hacia nuestro historial médico. Los problemas de salud que ocasiona el queso son más sutiles y prolongados que la intoxicación por comer pez globo, pero son extraordinariamente comunes. Hasta tal punto que la mayoría de las personas los consideran normales.

En este capítulo echaremos un vistazo a este extraño, familiar, oloroso y deseado producto; descubriremos cómo los fabricantes transforman un cubo de leche en una pieza de queso; y por qué algo que procede de la descomposición bacteriana se convierte en un producto al que cuesta resistirse. En capítulos posteriores veremos qué sucede cuando lo comemos.

La fabricación del queso

La fabricación del queso tiene algunas ventajas teóricas. Cualquier persona que beba leche sabe que esta no se mantiene fresca mucho tiempo:

transformarla en queso le alarga la vida. Además, el queso concentra las grasas, las proteínas y las calorías de la leche. También hace que sea más fácil de llevar.

El queso elimina la lactosa, que es el azúcar de la leche que la hace indigesta para muchas personas. Los bebés pueden digerirla y la utilizan para generar energía. Pero después del destete desaparecen las enzimas que digieren la lactosa y, sin ellas, la leche provoca retortijones y diarrea. Aunque muchas personas —especialmente de raza blanca— tienen una mutación genética que hace que esas enzimas persistan más tiempo, la mayoría de los adultos son intolerantes a la lactosa. Pero cuando la leche se convierte en queso, esa lactosa indigesta desaparece casi por completo.

Para ver cómo se fabrica el queso iremos a la pequeña ciudad de Theresa, Wisconsin, al noroeste de Milwaukee. Una pequeña fábrica en la calle Henni lleva produciendo queso ininterrumpidamente desde 1900. En 1905, John Widmer llegó a Estados Unidos desde Suiza, aprendió el proceso de la fabricación del queso y, al final, se quedó con la fábrica. Desde entonces, siempre ha pertenecido a la familia Widmer.

Cuando llegas a Theresa, lo primero que te llama la atención es que hay muy pocas vacas por los campos. Parece evidente que el primer estado productor de queso del pais tendría que necesitar muchas vacas; sin embargo, la mayor parte de los campos están vacíos. Dónde están las vacas, lo veremos en el capítulo 7.

No obstante, llega un enorme cargamento de leche a la fábrica Widmer's Cheese Cellars cada mañana, que descargan en dos grandes cubas, cada una de ellas de unos 6 metros de largo por un metro de profundidad. Se necesitan casi cuatro litros de leche para hacer 450 gramos de queso cheddar.

Puesto que la leche procede de un animal vivo que respira, su composición química varía en cada remesa, y eso afecta al sabor o la textura del queso. Los fabricantes de queso pueden resolver estos problemas *estandarizando* la leche: añadiéndole nata, leche descremada o leche descremada en polvo, según el caso, para mantener el mismo contenido de grasas y proteínas en todas las remesas.

También pueden ajustar el color. El color naranja del queso se debe, en parte, a las trazas de betacaroteno de la leche: el mismo betacaroteno que da color a las zanahorias y a los boniatos. En la leche está demasiado disuelto como para que se pueda percibir, pero se hace visible cuando se concentra la grasa de la leche en el proceso de la manufacturación del queso. Widmer's y otros fabricantes de queso pueden intensificar el color legalmente con el aditivo *annatto*, que es el extracto de un árbol de Sudamérica y el Caribe.

Las cabras, las ovejas y las búfalas de agua no segregan betacaroteno en su leche como hacen las vacas, por eso su queso es blanco. Para que la mozzarella de leche de vaca parezca blanca, algunos fabricantes le agregan dióxido de titanio o peróxidos. Dunkin' Donuts utilizaba el mismo truco para que su azúcar en polvo fuera extrablanco, hasta que las quejas de los consumidores condujeron a su eliminación.

◇◇◇

¿DE DÓNDE PROCEDE LA LECHE DE VACA?

Todos los mamíferos producen leche, pero solo unos pocos serán elegidos para hacer queso. La leche de yegua y la de camella no cuajan adecuadamente, y el resto de los mamíferos, en su mayor parte, no tienen el tamaño o el temperamento apropiado para satisfacer las exigencias de la industria láctea. La mayoría son demasiado pequeños para producir mucha leche, y algunos, demasiado grandes y peligrosos.

En Estados Unidos hay aproximadamente nueve millones de vacas en las granjas productoras de leche, y esta cifra disminuye gradualmente a medida que los ganaderos y las industrias farmacéuticas encuentran nuevas formas de que cada vaca dé más leche. Las vacas Holstein (la típica vaca blanca y negra que vemos en los dibujos) producen más de 11.000 litros al año. De vez en cuando, los ganaderos utilizan las Jersey (marrón claro y blanco) y, las menos habituales, Suiza Marrón, Ayrshire, Guernsey y otras razas que dan menos leche pero tienen más grasa y proteínas.

La mozzarella italiana procede de la leche de búfalas de agua. Las cabras y las ovejas tienen una leche rica en grasa, proteínas y colesterol, que se usa para hacer feta y otros quesos europeos populares.

En Estados Unidos casi toda la leche es pasteurizada, es decir, se calienta brevemente para matar todas las bacterias que provocan enfermedades. Algunos amantes del queso prefieren los quesos de «leche cruda» no pasteurizada, pero en Estados Unidos estos productos no se pueden comercializar entre estados.

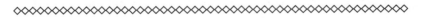

Agreguemos los bichos

Ahora que hemos llenado las cubas como si fueran piscinas de leche poco profundas, el paso siguiente es añadir los cultivos de bacterias. Las bacterias fermentan el azúcar de la leche, la *lactosa*, para producir ácido láctico, que contribuye a darle sabor al queso.

¿Qué tipo de bacterias? Para un producto suave, los fabricantes de queso utilizan las cepas que producen ácido láctico y poco más. Para otras variedades añaden cultivos que producen varios sabores y quizás burbujas (para hacer los agujeros). Y puede que al final añadan mohos y levaduras, para aportar aromas y sabores propios.

Algunas bacterias son especialmente apestosas. Veamos las del género *brevibacteria*, por ejemplo. Este género de bacterias está en todas partes. Están por toda nuestra piel y en nuestros calcetines. Si hace tiempo que no te lavas los pies, la proliferación de *brevibacterium* es lo que hace que la gente abra las ventanas.

El *brevibacterium* se usa para hacer el queso muenster, limburger y otros quesos varios, tal como hemos visto antes. Si estos quesos huelen a pies sucios, es justamente porque eso es lo que estás oliendo.

Algunos cultivos que se usan para el queso incluyen *Staphylococcus epidermis*, una de las bacterias responsables del mal olor corporal de los seres humanos. Si te interesan los detalles, las bacterias producen ácido isovalérico (ácido 3-metilbutanoico), que le da ese olor característico a la axila humana y a algunos quesos fuertes.

Uno de los componentes que se suelen producir durante la fabricación del queso —ácido butírico— también se genera cuando los ácidos gástricos digieren la comida, que es la razón por la que a muchas personas el olor del parmesano les resulta vomitivo.

Durante el proceso de la fabricación del queso, las grasas y las proteínas de la leche se descomponen en una serie de productos químicos, uno de los cuales es el escatol. Si notas un ligero mal olor (seamos sinceros, el queso no huele precisamente a rosas) se debe a que, en parte, el escatol también es el responsable del olor de las heces humanas (se produce del triptófano del intestino). El ejército de Estados Unidos también ha utilizado el escatol para sus «bombas fétidas» no letales y otras «armas fétidas» diseñadas para incapacitar temporalmente al enemigo. Pero también lo puedes conseguir sin tener un contrato con el Ejército. Se encuentra en cualquier queso.

La nariz humana es sumamente sensible a la descomposición bacteriana; nos indica si la comida se ha estropeado, así como si hay una contaminación fecal u otras cosas sucias. Pero son precisamente los olores a comida en descomposición, a pies sucios, olor corporal y heces humanas los que acaban en el queso.

¿Los estómagos de las terneras o la ingeniería genética?

De acuerdo, nuestra leche ha sido estandarizada, pasteurizada y tintada, y las bacterias han estado ocupadas fermentándola. Ahora ha llegado el momento de cuajarla, de convertir la leche líquida en cuajada sólida. Para ello, los productores le añaden *cuajo* (enzimas que rompen las proteínas y grasas de la leche). Antiguamente, el cuajo se extraía de los estómagos de las terneras; en Widmer's todavía lo usan. El extracto licuado de la ternera se parece un poco a un té cuando se vierte en la mezcla.

La mayoría de los fabricantes de queso utilizan cuajo de ingeniería genética. En 1990, la Administración de Alimentos y Medicamentos de Estados Unidos aprobó el proceso mediante el cual se pudieran insertar los genes que producen las enzimas en bacterias y hongos, los cuales, a su vez, producirían cuajo. Algunos quesos se cuajan sin cuajo, con extractos vegetales o —en el caso del queso para untar, *paneer* y otros quesos blandos— ácido cítrico, vinagre y ácidos similares.

El cuajo hace que se forme la cuajada y el suero de leche acuoso, cuando se cuela. Esto plantea un nuevo reto, especialmente, para los fabricantes de queso a gran escala. ¿Qué se puede hacer con todo ese suero sobrante? Las fábricas de queso extraen toneladas de él, y haría falta un gran vertedero para descargar todos esos desechos.

Pues la industria láctea encontró un mercado para el suero. La proteína de suero de leche se comercializa en envases de plástico para deportistas que practican musculación, y que están dispuestos a pagar grandes sumas de dinero con la esperanza de que los ayude a crear masa muscular.

Darle forma y salarlo

Ha llegado el momento de dar forma a la cuajada: un molde redondo para hacer uno circular, uno rectangular para hacerlo en forma de ladrillo. Estas *formas* también han dado nombre al queso: en italiano se llama *formaggio*, en francés *fromage*.

Para hacer un queso ladrillo —original de Wisconsin, inventado en 1877—, en Widmer's lo apilan sobre ladrillos, para que suelten hasta la última gota de agua y proteína de suero lácteo. Y, sí, usan los mismos ladrillos que usó el abuelo.

En esta parte del proceso, se le añade la sal para evitar la proliferación bacteriana y aportarle sabor. Como veremos en el capítulo siguiente, una sorprendente cantidad de sal terminará en cada rodaja de queso que encuentras en los comercios.

Los bloques de queso Widmer's entran en la sala de curado, donde el ambiente cálido y húmedo fomenta el crecimiento bacteriano. Durante la semana siguiente, su superficie se bañará a diario con bacterias, y luego envolverán los ladrillos en papel vegetal y aluminio para su venta.

◇◇◇

¿QUESO DE HUMANOS?

Te estarás preguntando si es posible hacer queso de la leche humana. La respuesta es no; al menos, no demasiado bien. Es demasiado pobre en la proteína caseína que abunda en la leche de vaca, y no cuaja especialmente bien. Pero eso no ha impedido que haya gente que lo intente. En la Klee Brasserie de Nueva York, Daniel Angerer, ganador del concurso televisivo *Iron Chef*, hizo queso con una mezcla de 50:50 de leche de vaca y de su esposa, hasta que el Departamento de Salud se lo prohibió.

En una galería de arte, la estudiante de arte Miriam Simun ofreció tres variedades de queso de leche donada por madres que estaban amamantando. No tuvo éxito. Un periodista del *Village Voice* escribió: «Hay algo especialmente desagradable respecto a él... Nadie sabe qué efectos puede tener la leche humana sobre los adultos. La leche contiene una compleja mezcla de nutrientes, hormonas y anticuerpos formulada por la Madre Naturaleza para los bebés, no para los adultos».

Lo cual hace que nos planteemos la pregunta obvia de que, si tan desagradable es hacer queso de leche humana, ¿es mejor hacerlo con leche de vaca? Al fin y al cabo, se generó en el cuerpo de una vaca para su bebé, no para humanos de cualquier edad. ¿Podría afectar también a la salud?

Me alegro de que me lo preguntes. Sigue conectado. Abordaremos esa pregunta a su debido tiempo.

◇◇◇

Variedad infinita

Por supuesto, existe una variedad infinita de quesos que se diferencian unos de otros según la especie animal de la que provengan, los cultivos de bacterias que se usan, el proceso de curado y otros factores.

El requesón y el queso para untar cuajan con ácido, y en su producción se emplea poco o ningún cuajo. Retienen un poco de azúcar de lactosa y no están curados, que es la razón por la que no son fuertes de sabor.

La ricota (que en italiano significa «recocido») se hace con el suero de la leche, en lugar de con caseína.

El tradicional feta se hace de leche de oveja o con una mezcla de oveja y vaca.

Aunque la mozzarella se hace tradicionalmente de leche de búfala de agua, tal como hemos visto anteriormente, en Estados Unidos se hace de leche de vaca. Gracias a que se utiliza en la elaboración de pizzas, se ha situado por delante del cheddar y se ha convertido en el queso más consumido de Estados Unidos.

El camembert y el brie, del norte de Francia, se hacen con bacterias, mohos y levaduras que contribuyen con sus propios olores y sabores, que para algunos son detestables y para otros adictivos. En el pueblo de Camembert solo queda una pequeña fábrica. La Fromagerie Durand no tiene el menor reparo en mostrar que sus vacas viven encima de una gruesa capa de estiércol, ni en mostrar cómo es su proceso de convertir la leche en queso.

A los quesos roquefort, gorgonzola y Stilton se les ha introducido moho en su interior. El roquefort está hecho de leche de oveja, el gorgonzola y el stilton son de leche de vaca.

El queso suizo emmental (o emmentaler) es famoso por sus agujeros (ojos), que son el resultado de cultivos bacterianos que producen gas de dióxido de carbono.

En la Edad Media, el color rojo externo del edam procedía de tinte de girasol, según Michael Tunick, científico del queso del Departamento de Agricultura de Estados Unidos. Se mojaban trapos en el tinte y se colgaban sobre orinales con orina. El amoníaco de la orina realzaba el color del tinte, que luego se frotaba por el queso. En la actualidad se recubre el queso con una capa de cera roja.

El limburger que nació en lo que ahora es una región de Bélgica, Alemania y Holanda es famoso por su olor picante. Steve, que es uno de mis compañeros del Comité de Médicos, me habló de sus experiencias con el limburger, que empezaron durante un trabajo de verano cuando era adolescente. Hacía tareas de mantenimiento en un campamento de verano para adolescentes en el lago Como de Pensilvania, cortaba el césped, arreglaba interruptores estropeados y, básicamente, se encargaba de que todo funcionara. Un día, le pidieron que llevara a uno de los administradores del campo a la ciudad.

Steve se puso al volante, y el administrador en el asiento del pasajero, y partieron. A los pocos minutos un olor nauseabundo inundó el coche. Hasta más tarde, no se dieron cuenta de que el jefe de compras de Steve, un bromista empedernido, había puesto un trozo de limburger en el tubo de escape de su coche.

Poco después, Steve decidió hacerse miembro de una fraternidad universitaria en Bloomsburg, Pensilvania. Eso implicaba tener que soportar novatadas: diecinueve días con sus correspondientes noches de aguantar pruebas mentales y físicas, y algunas experiencias humillantes y, a veces, peligrosas. La más memorable de todas fue la de la *Noche del Queso*. Los jóvenes aspirantes a miembros estaban en fila fuera de la casa de la fraternidad delante de una mesa abarrotada de —sí, lo has adivinado— limburger. El reto: cómetelo. Come hasta que lo vomites. Lo cual, en el caso de Steve, no tardó en suceder.

El cheddar es el queso más vendido fuera de Estados Unidos y se hace mediante un proceso denominado *cheddaring*. Widmer's te enseñará con gusto cómo lo hacen. Pero el *cheddaring* no empezó en Wisconsin, sino en Cheddar.

En Somerset, a dos horas en coche del oeste de Londres, el pueblo de Cheddar tiene tres escuelas, un supermercado y una larga hilera de establecimientos de restauración para los turistas, junto a una profunda y pintoresca garganta y unas enormes grutas. Allí es donde hace mil años nació el queso favorito en todo el mundo. En la actualidad solo queda una fábrica. Pero los empleados de la Cheddar Gorge Cheese Company te enseñarán el proceso que empieza de nuevo cada mañana.

Como suele suceder en la producción de otros quesos, la leche se vierte en unas cubas de gran tamaño y se calienta un poco. Luego se añaden los cultivos de bacterias, seguidos de cuajo para cuajar la leche y transformarla en una masa semisólida. Entonces se corta el queso incipiente; esto permite que el suero salga a la superficie. La mezcla se vuelve a calentar y el proceso de fermentación bacteriana se dispara creando ácido láctico. Se saca la mezcla acuosa de suero —que contiene proteínas y azúcar— y se utiliza para alimentar a los cerdos.

La cuajada se coloca sobre una mesa de enfriar con unas palas, y aquí es donde empieza el cheddar. Se corta la cuajada en trozos grandes, se les da la vuelta y se apilan uno encima de otro. El proceso se repite una y otra vez; de este modo, se drena más suero y la cuajada se vuelve más firme.

Los fabricantes de queso le añaden sal —mucha—, y luego trituran la cuajada y echan la mezcla en moldes de acero grandes y la prensan para extraer más suero. Entonces se saca el queso de los moldes, se escalda en agua para conseguir que tenga una superficie externa suave, luego se vuelve a poner en los moldes y se prensa de nuevo, y otra vez: tres veces en total. Al final, el queso está listo para ser curado y vendido.

◇◇

LARVAS SALTARINAS

Hay una especie de mosca, la *Piophila casei*, que siente una especial atracción por descomponer las proteínas, como las de los cadáveres y el queso. En Cerdeña y en Córcega, los fabricantes de queso fomentan que las moscas pongan sus huevos en un queso de leche de oveja llamado Pecorino. Cuando las larvas rompen la cáscara, digieren el queso y producen una masa licuada denominada *casu marzu* «queso podrido». Los degustadores de este queso untan el pan (con larvas incluidas) con él y se protegen la cara colocando las manos sobre el pan para evitar que les salte alguna larva. Se suele acompañar de vino tinto.

◇◇

Queso fundido

Creo que ya hemos hablado bastante de los quesos cheddar, feta, camembert y de larvas. ¿Qué pasa con el típico *queso fundido* estadounidense? A James L. Kraft es a quien hemos de agradecer este invento. En 1916, el fundador de Kraft Foods patentó un método para mezclar el queso viejo que no se había vendido con el queso joven y añadirle varios ingredientes para mejorar su sabor, color y textura y alargar su fecha de caducidad. (Y, sí, se le llama «queso fundido», aunque actualmente la mayoría de las personas lo llaman «procesado».)

Hoy en día existen muchas variedades y cada una cuenta con su nombre legal. Pero existe una especialmente importante, que descubrí cuando todavía era estudiante universitario en un viaje turístico que hice a México. Nos detuvimos en un restaurante típico al sur de la frontera y pedimos tostadas con queso: tortillas crujientes cubiertas con un queso especiado.

—Está delicioso —le dije al camarero—. ¿Qué es?

¿Qué tradición secreta mexicana estaba detrás de este exquisito plato? Me empecé a imaginar un queso con una elaboración especial, especiado con esmero hasta lograr la perfección.

—Es Velveeta —respondió.

Sí, Velveeta.

Este alimento estadounidense por excelencia lo inventó Emil Frey, un fabricante de queso suizo que se fue a Nueva York a trabajar para la Monroe Cheese Company. Ya había creado una versión estadounidense del limburger, llamada liederkranz, y en 1918 combinó los restos y los trozos rotos de queso con suero de leche y otros ingredientes, para hacer un producto suave y fácil de fundir. En 1923, fundó la Velveeta Cheese Company, y cuatro años más tarde fue absorbida por Kraft Foods.

Ahora, el Velveeta se hace con leche, proteína de suero de leche, grasa láctea, fécula alimentaria, y otros ingredientes, junto con los colorantes annatto y apocarotenal.

Y ahora es cuando empiezan los problemas

El queso es sabroso, aunque sea con gusto a calcetines sucios. A mucha gente le encanta. Entonces, aparte de alguna que otra larva saltarina, ¿qué daño puede hacer? Veamos qué es lo que hace realmente el procesamiento del queso.

- Primero, concentra calorías. Una taza de leche contiene 149 calorías; una taza de cheddar fundido se acerca a las mil (986, para ser exactos). Si pensamos en el sistema métrico, 200 gramos de leche tiene 122 calorías; 200 gramos de cheddar tiene 808.
- Segundo, concentra proteínas lácteas, especialmente, caseína. Para algunas personas, estas proteínas son las causantes de síntomas respiratorios, migrañas, artritis, problemas de piel y otros problemas.
- Tercero, concentra el colesterol y la grasa saturada, la «grasa mala» que eleva los niveles de colesterol y aumenta el riesgo de padecer enfermedades cardiovasculares y de desarrollar alzhéimer.
- Por si fuera poco, hay suficiente sal en el queso para favorecer la hipertensión. Además, el queso contiene una variedad de sustancias químicas, desde hormonas hasta opiáceos, que lo distingue de todos los demás productos.

Todo ello nos lleva a un punto importante: el queso es un alimento altamente procesado. Si miras con recelo los espaguetis o el pan porque son *procesados*, es decir, están hechos de cereales que están —grito ahogado— *molidos*, reflexiona un momento sobre el queso. El queso es la sustancia pegajosa procesada por antonomasia.

El queso comienza su vida siendo hierba. Las proteínas, el calcio y los demás nutrientes de esas hojas de hierba desaparecen en las entrañas de una vaca. Atraviesan sus estómagos y su tracto digestivo, y esos nutrientes son transformados por los ácidos del estómago y enzimas varias hasta que encuentran su vía de escape a través del cuerpo del animal, transformándose en leche. Entonces se pasteuriza la leche, se fermenta con las bacterias, se cuaja con las enzimas, se separa en sólidos, se sala y se deja curar, y durante ese tiempo se sigue metabolizando con bacterias y otros gérmenes. Por último, se añade a una pizza o a un guiso para volver a salarlo y cocerlo. Es difícil hallar un producto que esté más procesado.

El tsunami amarillo

En 1909, el Departamento de Agricultura de Estados Unidos empezó a hacer un seguimiento de los hábitos alimentarios de los estadounidenses. Ese año, el estadounidense medio comía menos de 1,80 kilos de queso *al año* (1,72 kilos, para ser exacto). En aquellos tiempos, el queso era, en realidad, un producto europeo. No era lo que comíamos en Peoria, y no tenía efecto alguno en la cintura de la población.

Pero las cosas cambiaron. En la década de 1960, las cadenas de comida rápida proliferaron como las malas hierbas, y no había hamburguesa a la que un parrillero no le añadiera una rodaja de queso. Tras estas primeras olas amarillas, llegó el tsunami. Se llamaba pizza.

Las pizzas en los restaurantes, en las escuelas y en los congeladores de las tiendas inundaron de queso los platos. A diferencia de las pizzas italianas tradicionales, que usan un poco de queso para dar sabor (algunas, ni siquiera llevan queso), la pizza americana es prácticamente un vehículo de reparto para hacer llegar a los consumidores capas cada vez más profundas de queso viscoso. Aproximadamente, en 2013, la cantidad media anual de consumo de queso en Estados Unidos había ascendido de menos de 2 kilos en 1909 a casi 15 kilos. Esto supone, *grosso modo*, unos 13 kilos más de queso este año, el siguiente, y año tras año.

¿Qué suponen 13,60 kilos más de queso traducido a calorías? Adivínalo.

¿Mil quizás? No, ya hay más calorías en solo 450 gramos de queso.

¿Quizás diez mil? ¿Veinte mil? De hecho, los 13,60 kilos de queso que han añadido los estadounidenses a su dieta equivalen a *55.000 calorías*. Podrías beberte una lata de cola cada día y no llegarías a 55.000 calorías. Esas 55.000 calorías extra este año, la misma cantidad al año siguiente y así cada año, si no más. En el capítulo siguiente veremos exactamente cómo nos engorda el queso, pero, por el momento, ya empiezas a hacerte a la idea de cómo vas aumentando de peso.

¿Quién hace todo esto? Estados Unidos. Estados Unidos es, con diferencia, el mayor productor de queso del mundo, Alemania se encuentra en un segundo lugar distante y Francia en el tercero.[2] Pero, en lo que respecta a *exportaciones*, Francia y Alemania ocupan el primer y segundo puesto respectivamente. Estados Unidos ni siquiera se encuentra entre los diez primeros. Nos lo comemos todo nosotros solitos.

En los siguientes capítulos veremos de qué modo afecta este peculiar y graso invento procesado a nuestra cintura, las sorprendentes formas en que ocasiona problemas de salud y las razones por las que nos tiene enganchados. También veremos cómo abordar estos problemas, fijándonos concretamente en disfrutar de alimentos francamente deliciosos y en mejorar nuestra salud por el mismo precio.

---

2. ConsoGlobe. Planétoscope. *Statistiques mondiales en temps réelles.* Internet: https://www.planetoscope.com/elevage-viande/1044-production-mondiale-de-fromage.html. Consultado el 27 de marzo de 2016.

2

Más calorías que la cola, más sal que las patatas chips: los efectos del queso sobre tu cintura

En 1966, Joey Vento abrió Geno's Steaks en el cruce de la calle Novena con la calle Passynuk, y los turistas van en tropel para saborear la comida *típica* de Filadelfia. En Geno's se sirven bocadillos de entrecot hechos con pan horneado por ellos mismos. ¿Y qué tipo de queso acompaña al entrecot? No es para gente sofisticada, dice Geno's en su sitio web: «Bueno, es queso. Con el queso nunca te puedes equivocar». En su cocina encontrarás queso amarillo norteamericano, provolone y Cheez Whiz, que incluyen en los bocadillos junto con un puñado de cebollas.

Era de esperar que acudieran las masas. Y, quizás, también lo que le sucedió a Joey. En 2010, le diagnosticaron cáncer de colon y, al año siguiente, murió de un infarto cardíaco.

Joey le puso el nombre de su hijo a su restaurante. Al haberse criado en ese negocio, al joven Geno le gustaba el tipo de comida que servía en su restaurante y la no tan diferente que comía en su casa.

—Me encantaban las patatas fritas al queso. Eran mi comida recompensa. Y la pizza, los palitos de mozzarella y los macarrones con queso.

Tampoco le ayudaba mucho la circunstancia de que era el protagonista en los eventos públicos. Como hijo de un restaurador icónico y de un éxito desbordante, todo el mundo esperaba de él que fuera divertido, el centro de atención, y que se comiera todo lo que le servían. Hoy en día sigue siendo así. Geno es un conocido filántropo, lo cual implica que le invitan a muchas cenas de caridad, en las que no puede hacer un feo y ha de comer.

Cuando iba al instituto pesaba 109 kilos. Y tenía ganas de solucionar su problema. Probó con Nutrisystem, Weight Watchers, Jenny Craig, suplementos dietéticos y todos los métodos para adelgazar que pudo encontrar. Su padre, que tenía su visión particular del asunto, le decía: «Cierra la boca y haz más ejercicio».

Pero se dio cuenta de que la comida también tenía un aspecto adictivo.

—Puedo portarme bien desde la mañana hasta la cena. Pero entre la cena y la hora de acostarme es mi zona de peligro. Aparece el diablo. Si estoy fuera con mis amigos, mi vicio es la comida.

Al final, Geno soportaba 163 kilos de peso con su metro y setenta y seis centímetros de altura. A los cuarenta le diagnosticaron prediabetes y apnea del sueño: un trastorno relacionado con la obesidad.

Tras la muerte de su padre, decidió tomarse el asunto en serio. Se sometió a una operación de reducción de peso y, al final, logró perder más de 45 kilos.

Sí que importa

¿Cuánto puede influir realmente el queso? Supongamos que todos los días voy a añadir un poco de queso a mi ensalada. O quizás le añado un poco más de mozzarella a mi pizza. ¿Me engordaré? O, ¿y si como sucede en la familia de Geno, el queso forma parte de tu dieta cotidiana?

Esos fueron los tipos de preguntas que un equipo de científicos de Nueva Zelanda se planteó en un estudio realizado en 2014.[3] Siguieron

---

3. J. R. Benatar, E. Jones, H. White y R. A. Stewart, «A randomized trial evaluating the effects of change in dairy food consumption on cardio-metabolic risk factors», *European Journal of Preventive Cardiology* 21 (11), 2014, pp. 1376-1386.

esta línea de investigación porque algunos médicos y dietistas reco- miendan a sus pacientes que incluyan productos lácteos en su dieta (como hacen los restaurantes y los fabricantes de queso, por supuesto). Luego, la pregunta era: ¿qué sucede si las personas siguen estas reco- mendaciones?

Los investigadores dijeron a los voluntarios que era importante que incluyeran queso y productos lácteos similares en su dieta: dos o tres raciones al día. Eso implicaba tomarse un vaso de leche en lugar de un refresco, o añadir una rodaja de queso a la hamburguesa.

Podríamos pensar que, si añadimos un poco de queso, lo más probable es que compensemos comiendo menos de alguna otra cosa, y que nuestro peso no varíe. Al fin y al cabo, si me como un bocadi- llo de queso caliente en vez de uno de mantequilla de cacahuete y mermelada, ¿qué diferencia hay? Y si me pongo un poco más de mozzarella en la ensalada, me llenaré antes y no me pasaré de la raya comiendo. No debería aumentar de peso, ¿verdad? Pues bien, no fue eso lo que sucedió. Al cabo de un mes, las personas que habían aña- dido lácteos engordaron un poco. No demasiado, la media fue de unos 450 gramos en un mes. Parece bastante inofensivo, ¿no te pare- ce? Solo 450 gramos al mes. Si no fuera porque el año tiene doce me- ses.

Para que nos hagamos una idea, el estadounidense medio engorda unos 680 gramos *al año*. Esto equivale a 6,80 kilos en una década, 13,60 en veinte años, y así sucesivamente. Algunas personas engordan más que eso, mientras que otras no engordan nada. Pero estas cifras son para la persona media. Así que si un alimento te hace aumentar *450 gramos de peso en un mes*, como les sucedía a los participantes de la in- vestigación, estás engordando a un ritmo mucho más rápido que la persona media.

Otros estudios han demostrado lo mismo. Aunque añadir más queso a tu dieta supusiera que tuvieras que compensar comiendo me- nos de otra cosa, la báscula muestra una diferencia notable. En 2013, un meta-análisis combinó los resultados de diez estudios anteriores y, aunque el 60% de estos fueron financiados por la industria láctea, el veredicto fue rotundo. Lento, pero seguro, el queso acolcha tu cintura, rellena tus mejillas y se nota en la báscula.[4]

Hace décadas que los investigadores de la Universidad de Harvard estudian las dietas de los médicos, de las enfermeras y de otros profesionales de la salud. La finalidad es que estas personas con estudios y preocupadas por la salud informen con exactitud sobre lo que comen y describan cualquier problema de salud que pueda surgirles. En 2015, los investigadores se centraron específicamente en el queso y en alimentos similares y, evidentemente, pudieron constatar que, cuanto más queso comía la gente, más aumentaba de peso.[5]

Los investigadores de la Universidad de Loma Linda en California estudiaron este asunto desde otra perspectiva. Se centraron en los vegetarianos y descubrieron que algunos comían queso y otros productos lácteos, mientras que otro no. Los investigadores los midieron y pesaron a todos y calcularon su IMC, es decir, su índice de masa corporal (tu IMC es básicamente tu peso adaptado a tu estatura; un IMC saludable es inferior a 25).

ÍNDICE DE MASA CORPORAL CON Y SIN PRODUCTOS LÁCTEOS

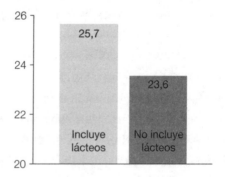

Fuente: S. Tonsand y col., Diabetes Care *32, 2009, pp. 791-796.*

---

4. J. R. Benatar, K. Siddhu y R. A. Stewart, «Effects of high and low fat dairy food on cardio-metabolic risk factors: a meta-analysis of randomized studies», *PLoS One* 8(10), 2013: e76480.

5. J. D. Smith, T. Hou, D. S. Ludwig, E. B. Rimm, W. Willett, F. B. Hu y D. Mozaffarian, «Changes in intake of protein foods, carbohydrate amount and quality, and long-term weight change: results from 3 prospective cohorts», *American Journal of Clinical Nutrition* 101(6), 2015, pp. 1216-1224.

Los que no tomaban queso ni otros productos lácteos tenían un IMC medio saludable de 23,6. Pero aquellos a los que les gustaban los sándwiches de queso caliente, la lasaña de queso u otros alimentos derivados de los lácteos tenían un IMC medio de 25,7.

Eso equivale a un promedio de una diferencia de peso de 6,80 kilos, entre los que incluyen el queso y otros productos lácteos y los que no los consumen.

Luego, ¿engorda el queso? En una palabra: sí. O en cinco: no cabe la menor duda. Las personas que comen queso suelen tener problemas de peso, y los estudios donde se han realizado investigaciones controladas demuestran claramente el efecto de aumento de peso.

Vale, pero ¿por qué?

Si te estás preguntando cómo engorda el queso, aquí tienes los responsables de nuestras redondeces que se encuentran en el cheddar:

El queso tiene muchas calorías. Esto es afirmar lo evidente, el queso tiene calorías, y muchas. Recuerda que la leche es el alimento natural para engordar a una ternera, y eso quiere decir que la vaca vierte muchas calorías ella. Como vimos en el capítulo 1, el proceso de manufacturación del queso toma las calorías de la leche y las concentra todavía más.

En dicho capítulo ya mencionamos las cifras. Veámoslo ahora más detenidamente: si llenáramos una jarra medidora con leche entera, equivaldría a 149 calorías. Esto es mucho, más que una lata de cola. Ahora llenemos la misma jarra con cheddar fundido. Resulta que casi se multiplica por siete, supone 986 calorías por jarra medidora. No significa que la mayoría de las personas consuman esa cantidad de queso, pero es para que te hagas una idea: el queso tiene calorías concentradas. Imagínatelo fundido sobre una pizza, sobre una hamburguesa, en una tortilla, y que va expandiendo gradualmente tu cintura.

Veamos ahora las raciones típicas. Para comparar, recordaremos que una lata de cola contiene 140 calorías. Si te preparas un sándwich de queso caliente con 56 gramos de queso fundido, estarás ingiriendo

170 calorías solo por el queso. 56 gramos de brie equivalen a unas 190 calorías, y 56 gramos de cheddar suponen 230 calorías.

Puedes comprar Coca-Cola Zero y, más o menos, no ingerirás ninguna caloría. Pero no hay cheddar Zero, brie Zero, Velveeta Zero, o ningún otro queso Zero.

Y lo que es peor, las calorías del queso suelen ser *añadidas*. Cuando se añade una loncha de queso a una hamburguesa, no se quita nada. Cuando se apila encima de una pizza, no se saca nada para compensar esas calorías de más. La industria del queso lo sabe muy bien. Como veremos en el capítulo 8, las personas son incitadas a consumir cada vez más, lo cual engrosa los bolsillos de los fabricantes de queso y suma más calorías que nunca a nuestros platos.

Esas calorías proceden de la grasa. No es solo que el queso tenga calorías, sino que estas proceden mayoritariamente de la grasa, y estas son especialmente problemáticas.

Esta es la razón: la grasa que ingieres se suma fácilmente a tu grasa corporal. La ingieres, pequeñas partículas de ella entran en tu torrente sanguíneo y, sin tener que hacer demasiados cambios, estas partículas de grasa pueden ser absorbidas por las células adiposas.

Podemos compararlo con comer pan. Durante la digestión, el almidón del pan libera glucosa —azúcar simple— en el torrente sanguíneo. Ese azúcar no se parece en nada a la grasa, ni terminará en tu grasa corporal, al menos en su mayor parte. Más bien, el cuerpo lo utiliza para generar energía. La glucosa genera la energía para el movimiento, nutre al cerebro, mantiene la temperatura corporal y se encarga de que las otras funciones corporales básicas sigan trabajando, en lugar de convertirse en grasa.

Aunque te excedas un poco comiendo pan, tu cuerpo sigue sin querer convertirlo en grasa. Más bien, tiende a almacenar el exceso de glucosa como *glucógeno*, moléculas que actúan como baterías de reserva en los músculos y el hígado.

Si siguieras excediéndote con los alimentos ricos en hidratos de carbono —más de lo que necesitas para obtener la energía básica y más de lo que puedes almacenar como glucógeno—, tu cuerpo acabaría convirtiendo las moléculas de azúcar, de esos hidratos de carbono innecesarios, en grasa. Pero convertir el azúcar en grasa no es una tarea especialmente sencilla para nuestro cuerpo. El proceso de convertir el azúcar en grasa consume casi un cuarto de sus calorías.

De modo que, aunque nuestro cuerpo pueda convertir el pan o el azúcar en grasa, no le resulta fácil, y se pierden muchas calorías en el proceso. Al cuerpo le resulta mucho más fácil convertir la grasa del queso u otras grasas en grasa corporal.

La grasa puede ralentizar el metabolismo. Aún peor, la grasa de los alimentos no solo se almacena como grasa corporal, sino que es absorbida por las células musculares, y ahí es donde puede interferir con nuestro metabolismo.

Probablemente, habrás oído que los músculos queman calorías; por consiguiente, te interesa conservar tu masa muscular para quemar calorías. Eso es cierto. En el interior de los músculos se encuentran unos quemadores microscópicos denominados *mitocondrias*. Son los que dan energía a nuestras células.

Sin embargo, cuando ingieres alimentos grasos, parte de esa grasa llega a las células musculares. Y a medida que va aumentando interfiere en su habilidad para producir mitocondrias, de modo que el número de mitocondrias celulares se va reduciendo gradualmente. En este proceso, los alimentos grasos pueden retrasar tu metabolismo.

Imagina una cocina de gas. En uno de los quemadores tienes una olla con queso fundido. Este queso hace burbujas y salpica la cocina. Una parte se está derritiendo por una de las paredes de la olla y está cayendo encima el quemador. Al principio chisporrotea y se quema, pero a medida que va cayendo sobre la llama, termina por apagarla. En cierto modo, eso es lo que sucede en nuestro cuerpo. Los alimentos grasos interfieren en tus quemadores microscópicos.

Sucede rápido. Un grupo de científicos de Baton Rouge, Luisiana, para realizar un experimento, pidió a diez hombres sanos que siguieran una dieta rica en grasas. Los investigadores hicieron biopsias musculares y descubrieron que solo hacen falta tres días para que los alimentos grasos ralenticen los genes que producen las mitocondrias. Las consecuencias a largo plazo de este proceso son que cada vez nos cuesta más quemar la grasa.[6] Según parece, las grasas *saturadas* (que son las que abundan en la carne y en el queso) son peores en lo que a esto respecta que las *insaturadas* (las que se encuentran en los aceites vegetales).[7]

Los investigadores de Virginia Tech observaron algo similar. En la cocina para las investigaciones, los investigadores encargaron cocinar comidas grasas (extrajeron el 55% de las calorías de la grasa, en comparación con el 30% o 35% habitual para los estadounidenses) y pidieron a los voluntarios que comieran esos alimentos grasos durante cinco días seguidos. Los voluntarios iban a desayunar allí a diario y, después del desayuno, les entregaban un lote para llevar con el resto de la comida del día. A los cinco días, los investigadores les tomaron pequeñas muestras de células musculares y, evidentemente, descubrieron que no metabolizaban tan bien las calorías.[8] Sus quemadores habían perdido su funcionamiento óptimo.

Puede resultar extraño que los alimentos grasos sean capaces de ralentizar el metabolismo. Pero pensemos en ello. Nuestro cuerpo fue *diseñado*, si es que puedo usar esta palabra, hace millones de años, cuando la hambruna era un riesgo muy real. En aquellos tiempos, cuando te encontrabas con una fuente de alimento especialmente abundante, tu cuerpo almacenaba con gusto cuantas más calorías mejor, por si se volvía a producir la escasez. Si las mitocondrias siguieran quemando calorías a toda máquina, no quedarían demasiadas reservas. Así que nuestro cuerpo reduce su producción de mitocondrias, quema las calorías más despacio y de este modo podemos guardar algo de grasa en nuestras células.

---

6. L. M. Sparks, H. Xie, R. A. Koza y col., «A high-fat diet coordinately down-regulates genes required for mitochondrial oxidative phosphorylation in skeletal muscle», *Diabetes* 54, 2005, pp. 1926-1933.

7. S. M. Hirabara, R. Curi y P. Maechler, «Saturated fatty acid-induced insulin resistance is associated with mitochondrial dysfunction in skeletal muscle cells», *Journal Cell Physiology* 222, 2010, pp. 187-194.

8. A. S. Anderson, K. R. Haynie, R. P. McMillan y col., «Early skeletal muscle adaptations to short-term high-fat diet in humans before changes in insulin sensitivity», *Obesity* 23, 2015, pp. 720-724.

En aquellos tiempos, esto era perfecto. Actualmente, no nos conviene almacenar grasa; lo que queremos es deshacernos de ella. Pero nuestros cuerpos están preprogramados y los alimentos grasos siguen ralentizando nuestro metabolismo en el presente, como lo hacían antaño.

El sodio hace que acumulemos líquidos. El queso tiene mucho sodio, es decir, sal. Se usa como conservante y saborizante. Pero la sal aumenta la cantidad de líquido corporal, y la explicación no tiene mucho misterio.

El sodio de los alimentos se absorbe rápidamente en el torrente sanguíneo y tiende a retener líquidos, tanto en la sangre como en los tejidos. Eso hace que te sientas pesado e hinchado, y se manifiesta como un kilo más en la báscula. Y, por supuesto, como la sal hace que los alimentos sean mucho más apetecibles, a veces nos pasamos un poco de la raya, lo cual no sucedería de no ser así. Veremos esto con mayor detalle en el capítulo siguiente. De momento, basta con que recuerdes que los alimentos salados tienden a aumentar el nivel de agua corporal.

¿Lleva el queso realmente mucha sal? Bueno, vamos a verlo. Un paquete de patatas chips de unos 60 gramos tiene unos 330 miligramos de sodio. Una ración de 60 gramos de cheddar o muenster tiene más de 350. Una ración similar de Edam tiene más de 500, y 60 gramos de Velveeta tienen, aguanta la respiración, *más de 800 miligramos* de sodio.

Las personas que quieren controlar la sal que toman puede que no piensen en el queso como una fuente de sodio muy importante, pero se encuentra casi entre los primeros de la lista. Cuando eliminas el queso y otros alimentos salados, desaparece rápidamente el peso extra que generan los líquidos, y se ve reflejado en la báscula.

Lo que no tiene el queso

Las calorías, la grasa y el sodio son una receta para engordar. Pero hay algo que el queso *no* tiene.

La fibra es la parte no comestible de las plantas. Las legumbres tienen mucha, así como las hortalizas, las frutas y los cereales integrales.

Lo que la hace especial es que sacia, pero básicamente no tiene calorías. La fibra sacia, hace que te apartes de la mesa y que te sientas satisfecho sin pasarte.

El queso no es una planta; por lo tanto, no tiene nada de fibra. Cuando muerdes un trozo de queso, no hay nada entre tú y la última de las calorías que contiene. Eso significa que puedes ingerir muchas calorías antes de empezar a sentirte lleno.

Una cosa más: hemos insinuado que el queso es adictivo, y explicaré mucho más al respecto en el capítulo siguiente. Pero los alimentos adictivos no solo nos hacen que estemos enganchados, sino que a veces estimulan que comamos más. Es decir, no te basta con tomar tu «dosis» diaria de queso. Te excedes con él: ingieres más calorías de las que necesitas y más de las que tu cuerpo puede quemar.

¿Engorda el feta?

Si los quesos grasos engordan, ¿qué pasa con el feta? ¿No es más natural? Juzga tú mismo. Utilicemos una Coca-Cola para comparar: esta tiene 140 calorías, 60 gramos de feta contienen 150 calorías, con 12 gramos de grasa y la enorme cantidad de 520 miligramos de sodio. Y, como todos los quesos, ni una pizca de fibra.

Encontrarás algunos quesos bajos en grasa. Si la mozzarella rallada de Kraft, semidescremada, de baja humedad y con calcio añadido, te despierta el apetito, 60 gramos te aportan 140 calorías, 9 gramos de grasa y 360 miligramos de sodio. Y también está la versión sin grasa, con 90 calorías y —¡uf!— 560 miligramos de sodio. No es de extrañar que los estudios demuestren que los productos lácteos bajos en grasa también te hacen aumentar de peso.[9] Es una carga innecesaria de calorías, que carece por completo de fibra. Estos productos no aportan ventajas nutricionales y solo contribuyen a que aumentemos de peso.

---

9. J. R. Benatar, K. Siddhu y R. A. Stewart, «Effects of high and low fat dairy food on cardio-metabolic risk factors: a meta-analysis of randomized studies», *PLoS One* 8(10), 2013: e76480.

⬦⬦⬦

LAS BACTERIAS INTESTINALES

Es fácil entender por qué el queso contribuye a los problemas de peso. Está cargado de calorías que se suponía que eran para criar una ternera. Su grasa se suma fácilmente a la grasa corporal, sin necesidad de demasiada conversión bioquímica. Además, puede retrasar tu metabolismo como lo hacen otros alimentos grasos, no tiene fibra, que es necesaria para controlar el apetito, tiene sodio, que empeora las cosas propiciando la acumulación de líquidos, y su efecto adictivo te incita a comer más.

Puede que también existan otras razones. Los investigadores han descubierto que los alimentos grasos hacen que las paredes del tracto digestivo sean más permeables, lo cual hace que las moléculas cargadas de calorías puedan atravesarlas y llegar al torrente sanguíneo.

Esto es lo que sugieren: normalmente, el tracto digestivo es selectivo respecto a lo que deja pasar al torrente sanguíneo. No todo lo que comemos atravesará las paredes intestinales para llegar a la sangre. Pero parece que ciertos alimentos pueden cambiar ese hecho. Los investigadores creen que los alimentos grasos fomentan la proliferación de bacterias intestinales que no solo liberan más calorías de lo que, por el contrario, serían alimentos indigeribles, sino que también pueden propiciar su paso al torrente sanguíneo. Esta todavía es un área de investigación muy novedosa, así que conviene estar al tanto.

⬦⬦⬦

Ponerlo a prueba

En nuestro centro de investigación hemos probado los efectos de evitar el queso y otros productos animales.[10] En un estudio, nuestros partici-

---

10. N. D. Barnard, A. R. Scialli, G. Turner-McGrievy, A. J. Lanou y J. Glass, «The effects of a low-fat, plant-based dietary intervention on body weight, metabolism, and insulin sensitivity», *American Journal of Medicine* 118, 2005, pp. 991-997.

pantes eran mujeres que hacía años que tenían problemas de peso. Suprimimos el queso y todos los productos animales de sus dietas durante catorce semanas. Las normas eran: 1) evitar los productos animales y 2) reducir los aceites añadidos. No les pedimos que contaran calorías o redujeran los hidratos de carbono o el tamaño de las raciones. Todo lo contrario, tenían completa libertad para comer todos los panqueques con sirope de arce que quisieran. Pero las tortillas de queso y beicon las tenían prohibidas. Podían comer hamburguesas vegetales, pero no animales. Los espaguetis podían aderezarlos con tomates, champiñones, corazones de alcachofa y albahaca fresca, pero la salsa Alfredo estaba prohibida. También les pedimos a todas que siguieran con su rutina de hacer ejercicio, a fin de poder precisar cuáles eran los efectos de sus cambios en la dieta.

Al cabo de catorce semanas, todas se pesaron. El promedio de pérdida de peso fue de casi 6 kilos. Si tenemos en cuenta que no habían contado calorías ni reducido las raciones, fue un resultado impresionante. Luego les hicimos un seguimiento de doce meses, y observamos que estaban más delgadas al cabo de un año que al principio del estudio. Continuamos haciendo seguimiento otro año más, y estaban más delgadas a los dos años que al año. En resumen, la pérdida de peso, básicamente, era unidireccional.

¿Cómo sucede esto? ¿Por qué adelgazaron? La respuesta no es difícil. Sin esos alimentos grasos, sus comidas tenían menos calorías. Y con muchas hortalizas, frutas, cereales integrales y legumbres ricas en fibra, sus comidas les saciaban más. Esta es la primera parte de la explicación.

Pero eso no era todo. Sus metabolismos estaban regresando a la normalidad.

Antes del inicio del estudio, muchas de ellas dijeron que, con el paso de los años, habían notado que sus metabolismos se habían vuelto más lentos.

—Cuando tenía dieciséis años, podía comer lo que quisiera. Pero ahora, ¡engordo con mirar la comida! —dijo una de ellas.

Medimos los índices metabólicos de las participantes. Les pedimos que se tumbaran en una camilla y las monitorizamos con un aparato especial para comprobar cuánto oxígeno inhalaban y cuánto dióxido de carbono exhalaban, y mediante unos sencillos cálculos aritméticos conocimos el número de calorías que quemaban cada minuto.

A las catorce semanas de hacer una dieta sin productos derivados de animales, descubrimos que el metabolismo de la digestión de las participantes medias había aumentado un 16%. Es un cambio pequeño, pero con el tiempo contribuye a la quema de calorías que puede ayudar a eliminar los kilos de más.

Creemos que lo que les sucedió fue que sus mitocondrias empezaron a recuperarse, tal como hemos visto antes. Eso significa que mejora el metabolismo.

Luego, ¿por qué eliminar el queso y productos similares conduce a semejante pérdida de peso? En primer lugar, estás evitando el filón de calorías de la leche materna. En segundo lugar, ingieres mucha fibra, que es saciante. En tercer lugar, mejora tu metabolismo de la digestión.

Hemos realizado estudios similares con cientos de hombres y mujeres, y en todos ellos hemos observado importantes pérdidas de peso. Trabajamos con GEICO (la compañía aseguradora) e invitamos a empleados de diez ciudades diferentes a que participaran en un programa de alimentación saludable en el trabajo durante dieciocho semanas.[11] Podían comer la cantidad que quisieran, pero todo lo que tenían para elegir era saludable, sin productos de origen animal y bajos en grasa. Aunque a todos les dijimos que no redujeran su ingesta de calorías y que no cambiaran sus hábitos de hacer ejercicio, la mayoría de las personas adelgazaron. En otros estudios relacionados, en las personas diabéticas, con colesterol alto, hipertensión, artritis o migrañas se ha observado que estas condiciones mejoran notablemente. En los capítulos 5 y 6 trataremos estos temas más a fondo.

---

11. S. Mishra, J. Xu, U. Agarwal, J. Gonzales, S. Levin y N. D. Barnard, «A multicenter randomized controlled trial of a plant-based nutrition program to reduce body weight and cardiovascular risk in the corporate setting: the GEICO study», *European Journal of Clinical Nutrition* 67, 2013, pp. 718-724.

Lo que importa que recordemos es que el queso realmente engorda. Sacar el queso y otros productos similares de tu dieta puede ayudarte a adelgazar, a mejorar tu salud de muchas formas e, incluso, a activar tu metabolismo.

Nuevo poder para la salud

Ha llegado el momento de las celebraciones. Ahora tienes unos conocimientos que no tienen muchas otras personas, y que puedes poner en práctica ahora mismo.

Para que veas la importancia de esto, retrocederemos al 12 de noviembre de 2015. El *New York Times* publicó una historia titulada, «La obesidad aumenta a pesar de los intentos por combatirla, dicen los funcionarios de la salud pública de Estados Unidos». El artículo decía: «A pesar de años de esfuerzos para reducir la obesidad en Estados Unidos, incluidos los grandes esfuerzos de Michelle Obama, los funcionarios de salud federales informaron el jueves que el número de estadounidenses obesos no había disminuido en los últimos años, y que había aumentado ligeramente».

Triste pero cierto. En 2003 y 2004, el 32% de los adultos estadounidenses eran obesos. Una década después el número no había disminuido ni un ápice. En realidad, había subido al 38%. Marion Nestle, de la Universidad de Nueva York, dijo: «Todo el mundo tenía la esperanza de que con la disminución del consumo de azúcar y refrescos empezaríamos a equilibrar la obesidad de los adultos». De hecho, el consumo de azúcar había descendido, aproximadamente un 15% desde finales de la década de 1990. Pero las cinturas eran más anchas que nunca, y las autoridades sanitarias se quedaron perplejas.

Si te ha pasado lo mismo: «Estoy tomando menos refrescos y hidratos de carbono, pero no pierdo peso como a mí me gustaría», ahora tienes la respuesta o, al menos, una parte importante de ella. Lo tenemos ante nuestras narices colectivas. Si evitas la Coca-Cola pero comes queso colby, y si dejas de tomar refrescos Dr Pepper pero tomas Pepper Jack, no vas a tener éxito.

El azúcar no es el principal problema. Aunque los estadounidenses redujeron su ingesta de edulcorantes en un 15% entre 1999 y 2013, su ingesta de queso aumentó en casi un 16% durante ese mismo periodo.

De hecho, la cantidad de queso en los platos estadounidenses ha ido aumentando paulatinamente desde la Segunda Guerra Mundial, y especialmente desde la década de 1970, con la popularización masiva de la pizza y de la comida rápida.

CAMBIO CON EL TIEMPO (%)

Fuente: Departamento de Agricultura de Estados Unidos, Servicio de Investigación Económica, http://ers.usda.gov/data-products/food-availability-(per-capita)-data-system/.aspx#26705. Consultado el 14 de noviembre de 2015.

Echa un vistazo a este gráfico. Podrás comprobar que los índices de obesidad casi se corresponden con exactitud al aumento de consumo de queso. El mensaje es evidente. El azúcar no es un alimento especialmente sano, pero tampoco es la causa principal de los problemas de peso. Si no tenemos presente la contribución de otros productos alimentarios —especialmente, el queso—, estamos condenados al fracaso.

El *lobby* de la grasa contraataca

Los fabricantes de alimentos grasos se han defendido. Sí, hay mucha grasa en el queso, confirman. Eso es innegable. Pero aseguran que la grasa no engorda. Robert Atkins ha promovido durante años una dieta que incluía carnes grasas y nata, pero en su teoría de que ingerir menos hidratos de carbono ayudaría a adelgazar omitió los alimentos con almidón y azúcar. En la práctica, eso significa que si no comes fruta, pan, pasta, arroz, patatas, legumbres, galletas ni pasteles, y ningún otro carbohidrato, adelgazarás. Pero resultó que solo funcionaba cuando las personas que hacían su dieta dejaban de tomar tantos tipos de alimentos que al final bajaba el número total de caloría que ingerían. Atkins vendió millones de libros, pero dejó muchos lectores desilusionados tras de sí.

Puesto que la dieta baja en hidratos de carbono de Atkins recurría a la carne, los huevos y otros alimentos grasos con mucho colesterol, era una receta segura para padecer problemas de corazón. Normalmente, adelgazar suele bajar los niveles de colesterol. Pero los estudios clínicos demostraron que a una de cada tres personas que siguieron la dieta Atkins le había subido el colesterol, a veces a cifras alarmantes.

La dieta baja en hidratos de carbono nunca ha tenido una buena respuesta para el hecho de que los chinos y los japoneses, cuyas dietas tradicionales están cargadas de hidratos de carbono como el arroz y los fideos, permanezcan delgados y sanos. Y no eran solo los agricultores que trabajaban en los campos los que estaban delgados. Contables, barberos, bibliotecarios y conductores de autobús, todos estaban delgados aunque su trabajo no les exigiera esfuerzo físico. El hecho es que el arroz no engorda.

En Estados Unidos cambió todo cuando fue invadido por las cadenas de comida rápida. Cuando la carne y el queso sacaron al arroz de la mesa, las cinturas empezaron a expandirse rápidamente, y la diabetes y otros problemas de salud se convirtieron en epidemias. Las comidas grasas tienen muchas calorías, y el queso no puede ser más graso y tener más calorías.

Vamos a probarlo realmente

Entonces, ¿ayuda comer menos queso y otros alimentos grasos? En 2012, un grupo de investigadores británicos decidieron revisar *todos* los estudios que se habían realizado, en los que se hubiera pedido a los participantes que comieran menos alimentos grasos.[12] Y se centraron específicamente en los estudios donde el objetivo no fuera adelgazar. Los participantes puede que quisieran tomar menos alimentos grasos para proteger su corazón o evitar el cáncer, por ejemplo. Resultó que había 33 estudios publicados entre 1960 y 2009, con un número total de 73.589 participantes. En casi todos los estudios, las personas que redujeron su ingesta de grasas adelgazaron, aunque no pretendían tomar menos calorías. Cuantas menos grasas tomaban, más peso perdían: las personas que hicieron un moderado esfuerzo por comer menos grasa perdieron una modesta cantidad de peso. Las que se lo tomaron más en serio perdieron más peso.

Tres años después, el equipo de investigación revisó los nuevos estudios sobre este tema bajo una nueva perspectiva. Y el resultado fue el mismo: reducir la ingesta de grasas ayuda a perder peso, y cuanta menos comes, más pierdes.[13] Los participantes adelgazaron y sus cinturas se estilizaron en casi todos los estudios.

Para todo aquel que siga siendo escéptico, el Instituto Nacional de Salud (INS) de Estados Unidos examinó rigurosamente el tema de las

---

12. L. Hooper, A. Abdelhamid, H. J. Moore, W. Douthwaite. C. M. Skeaff y C. D. Summerbell, «Effect of reducing total fat intake on body weight: systematic review and meta-analysis of randomised controlled trials and cohort studies», *BMJ* 345: e7666, 6 de diciembre de 2012, doi: 10.1136/bmj.e7666

13. L. Hooper, A. Abdelhamid, D. Bunn, T. Brown, C. D. Summerbell y C. M. Skeaff, «Effects of total fat intake on body weight», *The Cochrane Database of Systematic Reviews* 8:CD011834, 7 de agosto de 2015, doi: 10.1002/14651858.CD011834.

grasas frente a los hidratos de carbono. Pidieron a diecinueve voluntarios con sobrepeso que se trasladaran a la Unidad de Investigación Clínica del Metabolismo del INS para realizar un experimento[14] bajo un control estricto. Todas las comidas estaban meticulosamente preparadas y todo lo que comían era monitorizado y grabado. Los voluntarios siguieron una dieta *pobre en grasa* y en calorías, durante seis días. Durante otros seis días, siguieron una dieta *pobre en hidratos de carbono* y en calorías. Ambas dietas tenían exactamente la misma cantidad de calorías, solo que una era pobre en grasa y la otra en hidratos de carbono.

¿Cuál fue el resultado? La dieta pobre en grasa condujo a una importante reducción de la grasa corporal, en comparación con la dieta pobre en hidratos de carbono. La fase pobre en grasa los ayudó a eliminar casi 450 gramos de grasa corporal en seis días, mientras que durante la fase de la dieta pobre en hidratos de carbono perdieron la mitad de esa cantidad. Seis días no es mucho tiempo, y 450 gramos de grasa no es mucho. Pero a ese paso, imagina lo que sucedería en un año.

Reducir kilos, sentirse de maravilla

Si estás buscando razones para reducir grasa, ahora las tienes. En lugar de comer el alimento que la naturaleza ha destinado para engordar a una ternera, puedes desquesificar tu menú y desengrasar tu cintura.

Entonces, ¿por qué no tira todo el mundo el queso y adelgaza? Volvamos a Filadelfia. Geno refleja lo que significa una dieta sin queso. «Sentiría que me falta algo», dijo. Y es cierto. Tendría que descartar las patatas fritas al queso, los macarrones con queso y las pechugas de pollo rebozadas con queso y fritas.

Pero no renunciar a estos alimentos conlleva pagar un precio muy alto. Geno tuvo que someterse a dos operaciones: la primera fue para

---

14. K. D. Hall, T. Bemis, R. Brychta y col., «Calorie for calorie, dietary fat restriction results in more body fat loss than carbohydrate restriction in people with obesity», *Cell Metabolism* 22, 2015, pp. 427-436.

que le pusieran una banda gástrica y la segunda fue una gastrectomía en manga; a raíz de ello, solo puede comer pequeñas cantidades de vez en vez. Hace ejercicio cinco días a la semana, para quemar las calorías extras. Y todavía no ha conseguido alcanzar el peso que desea.

—Por desgracia, estoy estancado. Sigo luchando todos los días —dijo Geno.

Decirle adiós al queso implica dejar atrás algunos de nuestros platos favoritos. Pero nuevos sabores ocuparán su lugar. Y también es infinitamente más sencillo: sin cirugías ni raciones mínimas, y sin tan siquiera hacer ejercicio, a menos que lo hagas por gusto.

¿Por qué no dejamos todos de comer queso? Es como si hubiera algo de adictivo en ello. En el capítulo siguiente veremos de qué se trata. Hablaremos de qué tiene el queso que puede hacernos adictos a él, y sobre cómo podemos recuperar el control.

3

Cómo nos mantiene
enganchados el queso

¿Qué alimentos te parecen más adictivos? Esta es la pregunta que plantearon los investigadores de la Universidad de Michigan. La idea era averiguar: ¿qué alimentos te conducen a perder el control sobre lo que comes? ¿Cuáles son los que te cuesta dejar de comer? ¿Cuáles comes a pesar de las consecuencias negativas? Los investigadores entrevistaron a 384 personas,[15] y estos fueron los resultados:

Alimento problemático en quinto lugar: el helado.

Alimento problemático en cuarto lugar: las galletas.

Las patatas fritas chips y el chocolate estaban en tercer y segundo lugar respectivamente.

Pero el alimento más problemático de todos era —redoble de tambor, por favor—: la pizza. Sí, queso viscoso derritiéndose sobre una masa crujiente y caliente, que te corre por los dedos cuando la coges: la pizza los desbancó a todos.

Y lo que realmente importa: la cuestión no era qué alimentos te *gustan* especialmente, o cuáles te dejan bien y satisfecho. Sino: ¿qué alimentos representan un problema para ti? ¿Cuáles son los que hacen que te pases comiendo, te hacen engordar y sentirte mal? ¿Qué alimentos te seducen y luego lamentas habértelos comido?

---

15. E. M. Schulte, N. M. Avena y A. N. Gearhardt, «Which foods may be addictive? The roles of processing, fat content, and glycemic load», *PLoS One* 10(2), 2015: e0117959.

¿Por qué la pizza encabezaba la lista? ¿Por qué estamos tentados tantas veces en hincarle el diente y en excedernos con ella?

Hay tres razones: sal, grasa y opiáceos.

Estoy seguro de que habrás experimentado que los alimentos salados crean adicción. Cuesta resistirse a las patatas fritas, los cacahuetes salados, los *pretzel* y otros alimentos salados, y los fabricantes de alimentos saben que añadir sal a una receta equivale a añadir efectivo a sus bolsillos. Un comercial de las patatas chips Lay, en la década de 1960, dijo: «¡A que no puedes comer solo una!», en el sentido de que es imposible ceñirse *solo* a una. En cuanto la primera patata chip salada roza tus labios, quieres más y más.

Nuestro cuerpo necesita un poco de sal, aproximadamente un gramo y medio al día, según las directrices de salud de Estados Unidos. En la prehistoria, sin embargo, no era tan fácil encontrar sal. Al fin y al cabo, todavía no se habían inventado las patatas chips y los *pretzel*. Así que las personas que podían acceder a la sal tenían más probabilidades de sobrevivir. Nuestro circuito neurológico está diseñado para detectarla, anhelarla y lanzarte a por ella cuando la encuentras.

Como recordarás de tus clases de biología cuando estabas en quinto curso, la lengua es muy sensible al sabor salado. Y los estudios donde se han realizado escáneres del cerebro demuestran que este también está muy sintonizado con ella.[16] En lo más profundo del cerebro, donde se encuentra el comúnmente denominado «centro de la recompensa», las neuronas fabrican el neurotransmisor del bienestar llamado dopamina, que en ciertas situaciones sale de las neuronas y estimula a las células vecinas. Si encuentras una fuente de comida especialmente abundante, el cerebro te recompensa segregando dopamina. Si, por ejemplo, tuvieras una cita romántica o un encuentro íntimo, tu cerebro tendría una reacción similar. Te facilitaría más dopamina. La dopamina te recompensa por hacer cosas que te ayudan o que ayudan a tu progenie a seguir viva. Y los científicos creen

---

16. M. S. Spetter, P. A. M. Smeets, C. de Graaf y M. A. Viergever, «Representation of sweet and salty taste intensity in the brain», *Chemical Senses* 35, 2010, pp. 831-840.

que la dopamina desempeña una función en nuestro deseo de comer sal.[17]

Entonces, ¿lleva realmente la pizza mucha sal? Una pizza de queso Domino de 35 centímetros —¡ojo al dato!— tiene *3.391 miligramos de sodio.*[18] Una sola ración de dicha pizza tiene 400 miligramos. Se encuentra en la corteza y en los ingredientes, y una gran parte en el queso. Así que la sal es una de las razones por la que nos atrae la pizza.

La pizza también es grasa, y la combinación grasiento-salado también parece ser adictiva, como lo son las patatas chips, las fritas y los aros de cebolla. Pero la pizza tiene algo más. Tiene queso, y el queso no solo aporta su propia ración de sal y grasa, sino que contiene trazas de un tipo de opiáceo muy especial.

Las casomorfinas

En el capítulo 1 menciono brevemente la *caseína*, la proteína que se encuentra en el queso de forma concentrada. Y la caseína también tiene algunos secretos que revelarnos.

Si observáramos una molécula de proteína con un microscopio de gran aumento, veríamos que es una larga cadena de cuentas. Cada «cuenta» es un componente básico llamado *aminoácido*, y durante la digestión los bloques individuales de aminoácidos se rompen y son absorbidos en el torrente sanguíneo, para que nuestro cuerpo pueda utilizarlos para fabricar sus propias proteínas.

La ternera digiere las proteínas de la leche, rompiendo la cadena de cuentas, y usa estos aminoácidos para construir células epiteliales y musculares, órganos y otras partes del cuerpo.

---

17. W. B. Liedtke, M. J. McKinley, L. L. Walker y col., «Relation of addiction genes to hypothalamic gene changes subserving genesis and gratification of a classic instinct, sodium appetite», *Proceedings of the National Academy of Sciences* 108, 2011, pp. 12509-12514.

18. Servicio de Investigación de Agricultura, Departamento de Agricultura de Estados Unidos. Base de Datos de Nutrientes para la Publicación de Referencias Estándar 28. Internet: consultado el 29 de abril de 2016.

Sin embargo, la caseína no es una proteína habitual. Aunque se rompe para liberar las cuentas individuales, también libera fragmentos más largos, cadenas de una longitud de cuatro, cinco o siete cuentas de aminoácidos. Estos fragmentos de caseína se denominan *casomorfinas*, es decir, los compuestos derivados de la caseína que se parecen a la morfina. Y se pueden unir a los mismos receptores del cerebro que se unen la heroína y otros narcóticos.

En otras palabras, las proteínas lácteas crean en su interior moléculas opiáceas.

¿Opiáceos en los productos lácteos? ¿Qué caray hacen ahí?, te preguntarás. Bueno, imagina que una ternera no quisiera comer. O que un bebé humano no quisiera comer. No tendrían muchas posibilidades de sobrevivir. Así que, junto con las proteínas, grasa, azúcar y una dosis de hormonas, la leche contiene opiáceos que recompensan al bebé por nutrirse.

¿Te has fijado alguna vez en la cara de un bebé mientras come? El bebé tiene una expresión de gran intensidad y luego se queda dormido. Nosotros nos imaginamos que es por la hermosa conexión entre madre e hijo, por supuesto. Pero lo cierto es que la leche materna contiene una droga ligera para el bebé, aunque en una dosis benigna y agradable. Aunque esto suene a explicación fríamente biológica, vale la pena recordar que la naturaleza nunca deja nada al azar, especialmente algo tan importante para la supervivencia del bebé.

Los opiáceos tienen un efecto calmante y también hacen que el cerebro libere dopamina, que nos aporta una sensación de recompensa y de placer.

Una taza de leche tiene unos 7,7 gramos de proteínas, de las cuales, más o menos, el 80% es caseína. Transformarla en queso cheddar multiplica el contenido de proteínas por siete, es decir, 56 gramos. Es la forma de caseína más concentrada que existe en cualquier alimento que podamos comprar en la tienda.

Llamémoslo el *crac* lácteo. Del mismo modo que los traficantes de cocaína han encontrado la manera de convertir una droga adictiva (cocaína) en otra extremadamente adictiva (*crac*), los fabricantes de productos lácteos han encontrado la forma de hacer que repitas. En la Edad Media, los fabricantes de queso no tenían ni idea de que el queso tuviera propiedades adictivas. Pero actualmente la industria del queso lo sabe todo acerca del antojo de comer queso y está encantada de explotarlo, como veremos en el capítulo 8. Hace todo lo posible para provocar esos antojos en las personas vulnerables.

◇◇

ESNIFAR QUESO

El aeropuerto inglés de Mánchester invirtió aproximadamente 1.152.000 euros en construir unas instalaciones para albergar perros capaces de detectar drogas, y en 2016, el inspector jefe independiente de aduanas e inmigración informó sobre cómo estaba funcionando el nuevo programa de detección de drogas. Resultó que los perros no estaban especialmente interesados en encontrar heroína o cocaína. Durante todo el periodo de inspección no detectaron nada. ¿Qué es lo que buscaban? Queso y salchichas. Encontraron mucho de ambos productos en los equipajes de los ingleses que regresaban de sus vacaciones.[19]

◇◇

¿Por qué las personas se entusiasman con el amor, el vino y el roquefort?

Una peculiaridad sobre la dopamina: hace que te sientas atraído hacia aquello que la ha segregado. Para que entiendas lo que quiero decir, ¿recuerdas la primera vez que tomaste un sorbo de cerveza o le diste

---

19. D. Bolt, inspector jefe independiente de aduanas e inmigración, «An inspection of border force operations at Manchester Airport», de julio a octubre de 2015. Abril de 2016. Internet: http://icinspector.independent.gov.uk/wp-content/uploads/2016/04/An-Inspection-of-Border-Force-Operations-at-Manchester-Airport-July-October-2015.pdf. Consultado el 16 de abril de 2016.

una calada a un cigarrillo? Es más que probable que no te resultaran especialmente agradables. Pero a continuación del sabor amargo de la cerveza viene el efecto del alcohol que hace sus propias travesuras en el cerebro. Cuando el alcohol activa la secreción de dopamina, esta hace que valores y te guste lo que la ha provocado. Pronto, ese sabor amargo se vuelve atractivo, y en un tórrido día de verano, para un cervecero, no hay nada como una buena jarra de cerveza fría.

Lo mismo sucede con el tabaco. La primera vez que fumas, la bocanada es bastante desagradable. Pero cuando la nicotina llega al cerebro, activa la liberación de dopamina, y pronto el olor y el sabor del tabaco te resultan atractivos, incluso necesarios.

Así que, cuando las casomorfinas llegan al cerebro del lactante y producen una descarga de dopamina, este se aferra todavía más a su madre. Y si las casomorfinas, en vez de venir de mamá, vinieran de un trozo de queso, también resultaría atractivo.

Una cosa más: a veces, la dopamina nos hace confundir la adicción con la amistad. Del mismo modo en que los alcohólicos llaman amiga a la botella, y los amantes del chocolate recurren a él cuando se sienten solos, como si este pudiera compensar la falta de contacto humano. Eso son los efectos de la dopamina. Esta también puede conseguir que el olor a pies sucios de un queso fuerte, en lugar de parecernos repulsivo, nos parezca atractivo y nos convenza de que, aunque nuestros congéneres humanos nos den la espalda, esa viscosa carga de calorías seguirá cuidando de nosotros.

Pagar un precio

Sé de muchas, muchísimas personas que son adictas al queso. Algunas de ellas han participado en nuestros estudios. Cuando las ayudamos a cambiar sus dietas para afrontar sus problemas de peso, diabetes, colesterol o hipertensión, muchas nos dicen que prescindir del queso es más difícil que dejar de consumir otros alimentos.

Puede que a ti te suceda lo mismo. Voy a compartir las experiencias de algunas de esas personas. A ver si te resultan familiares.

Cheri

Cheri es ingeniera informática. Está casada y tiene tres hijos mayores.

—Me falta voluntad para dejar el queso. Cuando era pequeña, no comía queso. Entonces no había comida rápida, ni pizza, ni queso por todas partes como hay ahora. Pero cuando cumplí los trece o catorce años, empezamos a tener los sándwiches de queso calientes y los macarrones con queso Velveeta. Y me encantaba.

El queso empezó a estar presente siempre en la mesa de su casa. Mientras estuvo activa físicamente, su peso permaneció dentro de unos límites, pero, mediados los veinte años, las cosas empezaron a cambiar. Estaba criando a sus hijos, no hacía ejercicio y sus hábitos alimenticios le estaban pasando factura.

—Empecé a engordar unos 4,5 kilos al año, y al final llegué a pesar 144 kilos.

En un cuerpo de 1,67 metros, eso supone un índice de masa corporal de 53, lo que la situaba bien adentrada en la franja de la obesidad.

—Probé todas las dietas posibles, además de hacer ejercicio. Y perdía 4,5 o 9 kilos, y volvía a recuperarlos, así una y otra vez.

El queso le encantaba, y le sigue encantando.

—Me encanta el feta en la ensalada, el queso rallado al estilo mexicano en los tacos, las enchiladas o las quesadillas, y en las patatas al horno. Me encanta el Pepper Jack en sándwich, con *crackers* o, simplemente, solo.

Un día comentó que tenía una sensación rara en el pecho a su médico, quien enseguida le mandó hacer un electrocardiograma y un angiograma (una radiografía especial del corazón). Sus arterias coronarias se habían estrechado considerablemente. Ingresó en el hospital y salió de él con un *stent* en una arteria coronaria, junto con medicación para bajar el colesterol, la tensión sanguínea y la diabetes, enfermedad que, por cierto, no sabía que tenía.

—Fue una semana muy dura —me dijo.

Su médico también le pidió que dejara las dietas yoyó, porque los cambios de peso recurrentes podían perjudicar su corazón.

—Me di cuenta de que estaba siguiendo los pasos de mi padre. Tuvo un infarto cardíaco a los cuarenta nueve años y otro a los cincuenta y cinco. A los sesenta tuvo un accidente cerebrovascular que le dejó el lado derecho paralizado y sin poder hablar. Vivió con esa secuela durante veintidós años.

Un día vio un anuncio en su trabajo para un curso de nutrición vegana y clases de cocina. Había oído que la nutrición vegana podía revertir las enfermedades cardíacas, así que aprovechó la oportunidad. Y le encantó. Dejó de comer carne y huevos, y durante el año siguiente adelgazó casi 16 kilos. Le bajó el colesterol y su médico le suprimió la medicación al respecto; se encontraba de maravilla.

Pero había algo que la frenaba.

—No puedo prescindir del queso. Es algo compulsivo. A veces estoy semanas sin comer, hasta que llega un momento en que he de volver a comer. No sé qué hacer.

Los antojos de queso eran especialmente fuertes por la noche.

—Me pasa cuando estoy sola en casa, estoy aburrida y, quizás, me siento sola. Pongo un poco de queso a las palomitas o sobre una tortilla o, simplemente, me como el queso rallado.

En su nevera hay mucho queso para tentarla, que está ahí por su marido, que no la siguió en su aventura vegana. Él también tiene sobrepeso, diabetes y colesterol alto.

—Cuando lo como me siento mucho mejor, pero luego me siento culpable. Es como una adicción. Tiene algo que mi cuerpo anhela.

Ron

Ron es agente inmobiliario. Se crio en Houston y Phoenix, y durante esa época su dieta fue horrible. En su casa había montones de comida basura, y el queso era uno de los ingredientes importantes, nada imaginativo, solo muchos sándwiches de queso caliente, huevos y queso, pizza y cosas por el estilo.

De joven era atleta, jugaba al béisbol y era corredor de pista, y estaba en buena forma, salvo por una cosa: tenía graves alergias nasales.

—Padecía tremendos dolores de cabeza debidos a los senos nasales, siempre me goteaba la nariz, en la escuela me costaba concentrarme y padecía somnolencia.

También se resfriaba y tenía gripes a menudo.

—Tomaba medicamentos sin receta para la alergia, y cuando tenía dos o tres años y en la preadolescencia parece ser que siempre necesitaba penicilina. Pensaba que el problema era medioambiental, nunca lo relacioné con mi dieta.

Su pasión por el queso siguió cuando se hizo mayor, por el cheddar, el provolone, el brie, el suizo y cualquier tipo de queso curado.

—Me encantaba el provolone en los bocadillos de atún, el queso suizo en los de pavo, la pizza con doble ración de queso, el requesón, los sándwiches de queso americano con mayonesa, las hamburguesas de queso, los macarrones con queso, las patatas al gratén, la berenjena y el pollo a la parmesana, ya puedes hacerte una idea. Estaba riquísimo, y la textura era genial.

Pero un día cayó en sus manos un libro que aconsejaba evitar la carne y los lácteos. Y empezó a atar cabos. Empezó a experimentar haciendo algunas mejoras en la dieta, y observó dos cosas. En primer lugar, vio con toda claridad la conexión que tenían con su salud. Cuando evitaba los lácteos —especialmente, el queso— sus problemas de alergias nasales desaparecían, y también se dio cuenta de todo lo que la grasa, el colesterol y la sal del queso le habían estado haciendo a sus arterias. En segundo lugar, descubrió que no comer queso era *duro*.

—Si lo veía o lo olía, sentía que: «¡Oh, Dios mío! ¡He de comer un poco!». Es como la nicotina o cualquier otra cosa adictiva. Lo más difícil era pensar en renunciar a él.

Si iba a una fiesta donde servían queso, tenía que evitar acercarse a él. Los momentos en los que caía en la tentación le hicieron reconocer que para él, a todos los efectos, el queso era una adicción. El hecho de que su esposa estuviera lidiando con el mismo tema no le ayudaba demasiado. Ella consiguió pasarse a la leche de almendras y al yogur de soja, pero era adicta al queso. Sencillamente, no se podía imaginar la vida sin queso.

Sin embargo, con el paso del tiempo, a Ron le ha sido más fácil mantenerse firme en su resolución. Su motivación para mantenerse sano ha ido aumentando, y también se ha enterado del maltrato que sufren los animales en la industria láctea. (Veremos más sobre el tema en el capítulo 7.)

—Ahora, cuando veo a las personas comiendo queso, en lugar de tener ganas de comerlo, me preocupo por lo que se están haciendo a sí mismos. Me gustaría decirles: «¡Vamos a hablar!».

Cuando comía queso y otros alimentos basura siempre estaba adormilado, las alergias nasales eran continuas, y al final me di cuenta de que era por lo que estaba comiendo. Me costó romper el hábito, pero he notado un gran cambio.

Alan

Alan creció en la zona de la bahía de San Francisco, en una familia china. Las cenas en casa siempre incluían el tradicional arroz. Pero la hora de comer era al estilo occidental, muchas veces incluía pizza, y la nevera de casa estaba abarrotada de queso americano en lonchas o cheddar del supermercado. Durante su viaje a Francia y a Suiza con el instituto y, posteriormente, durante su año de estancia en Alemania, en un intercambio de estudiantes, conoció quesos que nunca había visto antes. Posteriormente, en la escuela para graduados, su esposa y él probaron muchos alimentos nuevos, y aumentó su afición por el queso.

—Me gusta el brie maduro o el camembert apestoso, un emmental o gruyere fuerte, un buen manchego, un P'tit Basque, un gouda viejo o cualquier queso azul. Supongo que son el sabor salado y fermentado y su textura lo que me gusta.

Por desgracia, lo pagó caro.

—Tengo el colesterol alto. Me medico para ello, pero apenas consigo mantenerlo en los valores normales. También tengo hipertensión, para lo cual también me medico.

El queso es uno de los factores clásicos que ocasionan tales problemas, por su carga de grasa saturada, colesterol y sodio, como veremos en el capítulo 5.

Luego, ¿qué te parece la idea de dejar de comer queso?

—¡Oh, no! Me gusta demasiado. ¿Soy adicto? No lo sé, pero me asusta una vida sin queso.

◇◇◇

QUESO, BEICON Y QUESO Y BEICON SOBRE UNA HAMBURGUESA

En 2015, la cadena de comida rápida Wendy's presentó un nuevo menú combo pensando para los adictos al queso. Por poco menos de 6 euros, podías llevarte a casa una hamburguesa con queso gouda, salsa de gruyere, tres tiras de beicon, cebollas, lechuga, tomate y alioli de ajo, acompañada de patatas fritas cubiertas de gruyere y rociadas con trocitos de beicon.

◇◇◇

Las casomorfinas y el cerebro

¿Son reales las casomorfinas? Sí, lo son. Pero algunos investigadores se han preguntado, y con razón, si estas pueden realmente afectar al cerebro. En primer lugar, para llegar al cerebro, antes han de llegar a la sangre. ¿Pueden hacer eso moléculas tan grandes como las casomorfinas?

Es una buena pregunta. Sin embargo, los llantos de los bebés humanos desvelaron una respuesta inquietante. Muchas madres que están dando de mamar reconocen que lo que comen puede provocar cólicos a su bebé, y uno de los principales causantes es la leche de vaca. Cuando la madre bebe leche de vaca, su bebé puede tener dolor de estómago.[20] Eso significa que las moléculas de alimento que pasan por el tracto digestivo llegan a la sangre y, al final, a su leche.

---

20. I. Jacobson y T. Lindberg, «Cow's milk proteins cause infantile colic in breast-fed infants: a double-blind crossover study», *Pediatrics* 71, 1983, pp. 268-271.

Los investigadores de la Universidad de Washington en San Luis confirmaron que hasta las moléculas de proteína muy grandes de la leche de vaca pueden pasar del tracto digestivo de la madre a su sangre, y de allí a su tejido mamario, y terminar en su propia leche, en cantidades lo suficientemente importantes como para provocarle un doloroso cólico a su bebé.[21]

Para ver si esto podía aplicarse a las casomorfinas, los investigadores hicieron estudios en probeta con células intestinales y descubrieron que, efectivamente, las casomorfinas podían atravesarlas.[22] En 2009, los investigadores descubrieron casomorfinas humanas en la sangre de bebés que estaban siendo amamantados y casomorfinas bovinas en los bebes que habían sido alimentados con biberón.[23] Lo estaban investigando por la posibilidad de que las casomorfinas bovinas pudieran tener alguna relación con trastornos cerebrales, como el autismo. Eso es otro tema. Estos hallazgos sugieren que, efectivamente, las proteínas de la leche —casomorfinas incluidas— pueden atravesar las paredes del tracto digestivo y llegar a la sangre al menos, bajo ciertas circunstancias.

Pero ¿pueden llegar al cerebro? Recientemente, fui a un congreso de salud en el que una periodista rechazó con indignación el concepto de la adicción al queso. Señaló que la *barrera hematoencefálica* impide que sustancias como los opiáceos de la leche lleguen al cerebro. Y es cierto que los diminutos vasos sanguíneos que recorren el cerebro no permiten que cualquier cosa llegue al cerebro. Las células que conforman esas delicadas paredes venosas son como las guardianas de la frontera, hacen todo lo posible para regular lo que pasa por ellas.

---

21. P. S. Clyne y A. Kulczycki Jr, «Human breast milk contains bovine IgG. Relationship to infant colic?», *Pediatrics* 87, 1991, pp. 439-444.

22. B. Jarmolowska, M. Teodorowicz, E. Fiedorowicz, E. Sienkiewicz-Szlapka, M. Matysiewicz y E. Kostyra, «Glucose and calcium ions may modulate the efficiency of bovine β-casomorphin-7 permeability through a monolayer of Caco-2 cells», *Peptides* 49, 2013, pp. 59-67.

23. N. V. Kost, O.Y. Sokolov, O.B. Kurasova, A. D. Dmitriev, J.N. Tarakanova, M. V. Gabaeva y col., «Beta-casomorphin-7 in infants on different types of feeding and different levels of psychomotor development», *Peptides* 30 (10), 2009, pp. 1854-1860.

No obstante, en 2009, la Autoridad Europea de Seguridad Alimentaria se planteó esta misma pregunta. ¿Pueden los opiáceos de la leche llegar al torrente sanguíneo y, desde allí, al cerebro? Y aunque llegaron a la conclusión de que ese campo de investigación no era, ni mucho menos, perfecto, descubrieron que, efectivamente, los opiáceos derivados de la leche podían atravesar las paredes del tracto digestivo y llegar a la sangre, y que es verdaderamente posible que desde allí pudieran llegar hasta el cerebro.[24]

El paso de las proteínas de la leche al cerebro también se ha estudiado de otro modo, de una forma que jamás hubieras podido imaginar: en las mujeres que padecen problemas psiquiátricos después del parto.

La leche materna y la psicosis posparto

Muchas mujeres padecen cambios de humor después del parto; no es de extrañar, dados los cambios hormonales, la falta de sueño y el dolor que han tenido que soportar. Pero una entre un millar sufre una reacción mucho más grave que se denomina *psicosis posparto*. Empieza a los pocos días o semanas después del parto, y cursa con insomnio, inquietud, irritabilidad y depresión, y puede cambiar rápidamente pasando a provocar delirios y alucinaciones.

En 1984, unos investigadores suecos analizaron muestras de líquido cefalorraquídeo de once mujeres con psicosis postparto. El líquido cefalorraquídeo es una sustancia clara y acuosa que baña el sistema nervioso central, desde el cerebro hasta la base de la médula espinal. Todas las mujeres, que tenían de veintiún a treinta y seis años, estaban amamantando. Las muestras de cuatro de las once revelaron altos niveles de opiáceos que resultaron ser casomorfinas.[25]

---

24. Autoridad Europea de Seguridad Alimentaria, «Review of the potentia l health impact of β-casomorphins and related peptides», informe del DATEX Working Group on β-casomorphins, EFSA Scientific Report 231, 2009, pp. 1-107.

25. L. H. Lindström, F. Nyberg, L. Terenius y col., «CSF and plasma β-casomorphin-like opioid peptides in postpartum psychosis», *American Journal of Psychiatry*, 141(9), 1984, pp.1059-166.

¿De dónde procedían esas casomorfinas? Los investigadores revisaron las muestras de sangre. Los análisis demostraron que también había casomorfinas. Aparentemente, pasaron de la sangre al líquido cefalorraquídeo y al cerebro.

Pero ¿cómo llegaron a la sangre?

Esto es lo que parece que ocurrió: las mujeres estaban produciendo leche, como es natural. Y en el interior de sus senos se habían roto las moléculas de caseína, produciendo casomorfinas que posteriormente pasaron de sus senos al tejido mamario, y de este a la sangre. Al final, se abrieron paso hasta el líquido cefalorraquídeo de las madres. Y la teoría es que esa fue la causa que desencadenó sus síntomas psicóticos.

Al revisar las muestras de un grupo más numeroso de madres que amamantaban, los investigadores descubrieron que las casomorfinas siempre aparecían en su sangre y su líquido cefalorraquídeo. Por consiguiente, en lo que a este tipo de opiáceos se refiere, la barrera hematoencefálica apenas tiene efecto protector. Las casomorfinas pasan fácilmente de la sangre al cerebro.[26]

Cuesta imaginar que el tejido mamario de una mujer pueda llegar a liberar tantas casomorfinas en la sangre como para afectar su cerebro, pero, según parece, se puede producir esa secuencia de acontecimientos. Más que un hecho accidental, el paso de casomorfinas de los senos al cerebro podría tener algunos beneficios biológicos, como tener un efecto tranquilizante, tanto en la madre como en el bebé. Y los investigadores suecos sugieren que esto podría ayudar a que la madre se concentrara más su atención en su bebé.

La psicosis posparto puede representar el efecto tóxico de que haya un exceso de casomorfinas en la sangre, o quizás el efecto de los opiáceos en personas con predisposición a la psicosis.

---

26. F. Nyberg, H. Lieberman, L. H. Lindström, S. Lyrenäs, G. Koch y L. Terenius, «Immunoreactive β-casomorphin-8 in cerebrospinal fluid from pregnant and lactating women: correlation with plasma levels», *Journal of Clinical Endocrinology and Metabolism* 68, 1989, pp. 283-289.

Enganchados al queso

Ni que decir tiene que la mayoría de las personas no están dando de mamar. Por lo tanto, no hay ninguna fábrica de tejido mamario que libere caseína en su sangre. Pero es cierto que muchas de ellas comen queso diariamente, y mucho. Es más que probable que trazas de casomorfinas pasen a su sangre y luego a su cerebro.

Esto no significa que el queso pueda provocarnos psicosis, puede que haga falta tener otras predisposiciones genéticas para que se produzca esa reacción. Pero lo que es seguro es que el queso tendrá el suficiente efecto sobre nuestro cerebro como para hacernos desear comer más. Y cuando tenemos la oportunidad de ponerle queso a un bocadillo, ensalada o pizza, en lugar de evitarlo, nuestro cerebro adicto al queso nos estará lanzando señales insistentemente, como un bebé que llora porque quiere mamar.

Entonces, ¿soy adicto al queso?

Vale, te apetece comer queso, y ahora sabes que no es solo por su sabor; que contiene opiáceos, sal y grasa, que son ingredientes adictivos. ¿Significa eso que eres adicto?

Bueno, digamos que es una palabra muy fuerte. Veamos cómo define la Asociación Estadounidense de Psiquiatría [APA por sus siglas en inglés] este tipo de cosas. En su *Manual de diagnóstico y estadísticas de los trastornos mentales* (5.ª edición), la APA enumera una extensa gama de trastornos por abuso de sustancias, otras drogas recreativas o por el juego.[27] Para diagnosticar el trastorno por uso de opiáceos has de cumplir con al menos dos criterios de la lista, que incluye los siguientes signos, entre otros:

---

27. Asociación Estadounidense de Psiquiatría (2013), *Diagnostic and Statistical Manual of Mental Disorders* (5.ª edición), Washington D. C.

- Ingerir más cantidad que la que pretendías.
- Deseo persistente o intentos infructuosos de reducir o controlar su uso.
- Antojo o deseo intenso de consumir la sustancia.
- Uso continuado, a pesar de tener un problema provocado o exacerbado por la sustancia.

Hay dos signos más graves, asimismo, para los casos más extremos, como la incapacidad para cumplir con nuestro trabajo debido al abuso de sustancias o el síndrome de abstinencia. Espero que no sea tu caso. Pero los aspectos más corrientes —comer más de la cuenta, deseo persistente, intentos inútiles de comer menos, antojos y el consumo continuado a pesar de las consecuencias negativas— ¿te resultan familiares? Es un poco como el antojo de pizza del que hablábamos al principio de este capítulo, ¿no te parece?

Muchas personas notan que son adictas a algunos alimentos —al chocolate, al azúcar o, simplemente, a comer— y algunos psiquiatras han escrito sobre este fenómeno.[28] Aunque algunos profesionales de la salud se resisten a afirmar que estar enganchado a ciertos alimentos se parece a estar enganchado a las drogas, muchas personas que tienen problemas con algunos alimentos dicen que realmente se parece mucho a cualquier otra adicción. Otros se atreven a decir que pretender ignorar las características adictivas de ciertos alimentos hace que sea mucho más difícil solucionar el problema.

En mi opinión, creo que ayuda dejar a un lado los aspectos moralistas y las posturas demasiado dogmáticas. Por el contrario, preguntémonos: ¿estoy enganchado a algo que me está perjudicando? Si este es tu caso, te basta con saber esto. Y si quieres distinguir entre *gustar* y *estar enganchado*, hazte estas tres preguntas.

1. ¿Lo tomas cada día, y especialmente hacia la misma hora?

---

28. M. M. Hetherington. J. I. MacDiarmid, «"Chocolate addiction": a preliminary study of its description and its relationship to problem eating», *Appetite* 21 (3), 1993, pp. 233-246.

2. ¿Sientes antojos de comerlo o lo echas en falta cuando no lo tienes?

3. ¿Estás pagando algún precio por comerlo, especialmente, en lo que respecta a tu salud?

Tal como indican estas preguntas, las adicciones suelen ser cíclicas. Todos los días caemos en patrones recurrentes. Conllevan antojos: el deseo intenso de comer algo o echarlo mucho en falta cuando no lo tenemos. Al final, nos hacen daño. Algunas cosas nos hacen un poco de daño, como los efectos del síndrome de abstinencia de la cafeína. Otras nos perjudican seriamente, como las drogas, el alcohol y el tabaco. Los problemas alimentarios van de menos a más, y en algunos casos pueden poner en riesgo nuestra vida. Eres tú quien decide si estás enganchado y cuánto te perjudica.

¿Por qué importa? Porque, si sientes que eres adicto, puedes aprovechar lo que todos sabemos sobre romper otros hábitos. Del mismo modo que los fumadores aprenden enseguida que es mucho más fácil evitar el tabaco que intentar fumar «con moderación», es probable que descubras que lo mismo sucede con los alimentos que te atraen. Puede que también te des cuenta de que el apoyo social es especialmente útil, como lo es evitar situaciones desencadenantes.

Afortunadamente, es fácil encontrar sustitutos deliciosos para alimentos nocivos. Lo veremos en el capítulo 10 y en la sección de recetas.

4

Los efectos hormonales ocultos

Cuando Katherine terminó su periodo de servicio en Irak, estaba delgada y razonablemente sana. Sinceramente, no es fácil engordar cuando trabajas duro a casi 50°. Katherine era ingeniera aeroespacial de las fuerzas aéreas, diseñaba misiles y bases militares y había sido una de las primeras en ir a Irak en 2003.

Regresar a casa supuso volver a los alimentos de la Luisiana de su infancia: *gumbo*,[29] langostinos y guisos cargados de queso. El queso ocupaba un lugar especial en su vida. Adquirió el peculiar hábito de comerse una hamburguesa de queso doble para desayunar y durante el día picaba Cheetos. Por no decir que le encantaban los macarrones con queso hechos con más mantequilla de la cuenta. Para Navidades, un amigo le regaló una caja entera de macarrones con queso de Kraft preparados —cuarenta y ocho paquetes— y se comió un paquete diario durante cuarenta y ocho días. En los restaurantes mexicanos le hincaba el diente al queso fundido salpicado con trocitos de carne y pimientos, así como nachos y quesadillas.

A decir verdad, su dieta no se diferenciaba mucho de la de otras personas que conocía, y sus raciones tampoco eran extraordinarias. Pero, como le sucedió a muchas de sus amistades, al cabo de un tiempo empezó a engordar. También empezó a tener molestias en el abdomen. Se le empezó a alterar el ciclo menstrual, hasta que empeoró bastante. Al final, su ginecólogo le recomendó hacerle una laparoscopia, que es una técnica para hacer una exploración abdominal mediante una pequeña incisión. Y gracias a ella tuvo un

---

29. Sopa o estofado de quingombó, hortalizas y marisco o carne. *(N. de la T.)*

diagnóstico. Padecía endometriosis —masas celulares del útero que proliferan por diferentes partes del abdomen, en su caso, enganchándose a los ovarios e incluso al intestino—. Como pueden atestiguar las mujeres que lo padecen, el dolor, a veces, puede ser insoportable. Levantarse de la cama puede ser una tarea difícil, por no hablar de ir a trabajar o salir con las amistades. También puede provocar infertilidad.

Katherine se encontraba fatal, y la situación no parecía mejorar. Su médico le dijo que la única solución era una histerectomía.

Vale, a ella le hubiera gustado tener hijos, pero si una histerectomía era la única solución a su problema, tendría que hacerlo. Empezó a hacerse las pruebas preoperatorias.

Entonces, una amiga le sugirió algo totalmente distinto. Al fin y al cabo, se sabe que todos los alimentos influyen en las hormonas de distintas formas. ¿Por qué no probar un cambio de dieta?

No demasiado convencida, pero sin otra opción, buscó la ayuda profesional de un experto en nutrición, que le aconsejó que dejara de tomar productos lácteos, carne y huevos, y que probara con una dieta vegana. También le recomendó una serie de productos tradicionales asiáticos: sopa de *miso*, arroz integral, bróquil y *azukis*.

Durante su experimento con la dieta echó en falta sus alimentos favoritos, especialmente el queso y todos los platos que hacía con él. Pero enseguida empezó a sentirse mejor. No solo empezó a perder kilos, sino que sus síntomas desaparecieron. Indudablemente, algo estaba sucediendo. Al cabo de seis semanas, volvió a su médico para repetir la laparoscopia y este se quedó perplejo. Había experimentado una mejoría increíble en su enfermedad, hasta tal punto que ya no necesitaba la histerectomía.

Cuando le dio la buena noticia, se echó a llorar. Esperaba que hubiera alguna otra explicación para su mejoría, aparte de los cambios de dieta que había realizado; alguna explicación que no implicara decir adiós definitivamente a sus alimentos favoritos, pero nocivos. Pero se dio cuenta de que el queso y la comida basura eran la *causa* de su problema. Esos alimentos implicaban dolor e infertilidad.

—Tenía que elegir entre comer queso o tener hijos. Me di cuenta de que yo era la causante de mi enfermedad, y tenía que decidir qué iba a hacer al respecto.

El médico le comunicó la buena noticia en la sala de espera, junto a su esposo. La endometriosis había desparecido. Y su esposo le dijo que le había sorprendido la rapidez con la que había actuado el cambio de dieta.

De ningún modo, respondió el médico. No podía deberse a los cambios dietéticos, no era posible. Los alimentos no provocan endometriosis; por consiguiente, un cambio de dieta nunca podría ser la causa de semejante mejoría. ¿De verdad? Entonces, el esposo le preguntó a qué se lo atribuía él. Su única explicación fue que debía haber sido un milagro.

Siempre se producen milagros, afirmó.

Milagro o no, Katherine siguió con su nueva forma de comer. Siguió adelgazando, perdió 25 kilos en seis meses. El colesterol le bajó 80 puntos. Sus dolorosos quistes mamarios desaparecieron. Y a medida que desaparecían sus síntomas también se sentía mejor emocionalmente. Se acabaron las montañas rusas.

De vez en cuando, hacía una excepción y le ponía una loncha de queso a una hamburguesa vegetal o comía algún producto que contuviera queso. Y, cuando lo hacía, enseguida volvían el dolor y la sensibilidad mamaria y su ciclo era más abundante. Se dio cuenta de que el acné, que había sido uno de sus problemas durante años, había desaparecido con su dieta saludable, pero enseguida reaparecía si flirteaba con el queso.

—Era como si mi cuerpo estuviera rechazando los productos lácteos y los expulsara de mi cuerpo.

Al final decidió ceñirse a su nueva forma de comer, y pronto empezaron a gustarle los nuevos alimentos y sabores que estaba descubriendo. ¿Y la operación? Nunca tuvo que hacérsela. Ya no la necesitaba.

Ahora tiene dos hijos, uno de tres y otro de cinco años. Sí, también les hace macarrones y otros platos favoritos de los niños, pero los prepara de otra forma. No pone ni una pizca de queso en ninguno de ellos. Les enseña los peligros que encierra el queso y les llena sus fiambreras con opciones más saludables. Consigue el sabor del queso con la levadura nutricional y otros ingredientes, y ha encontrado muchas otras formas de combinar lo mejor de los alimentos sanos con el mejor sabor. Tú también aprenderás a hacerlo con las recetas de este libro.

Comprender las hormonas

Una hormona es una sustancia química natural fabricada por el cuerpo, que controla la función de las células y de los órganos. La insulina, por ejemplo, la genera el páncreas. Llega hasta los músculos y el hígado para controlar el nivel de azúcar en sangre. Las glándulas adrenales, que están situadas justo encima de los riñones, fabrican epinefrina (también conocida como adrenalina) para acelerar el corazón, ensanchar las pupilas, elevar el nivel de azúcar en sangre y prepararte para la respuesta de lucha o huida si se produce algún peligro. Las hormonas son mensajeras químicas que informan a las células y órganos sobre lo que han de hacer.

Los estrógenos —hormonas sexuales femeninas— que produce el cuerpo femenino son los responsables del desarrollo de las mamas y de muchos de los cambios que tienen lugar en el ciclo menstrual. Es normal que en la sangre haya pequeñas cantidades de estrógenos, por supuesto. Pero, como veremos, ciertos alimentos pueden influir en la cantidad de estrógenos que hay en nuestro cuerpo, y un exceso de esta hormona en sangre puede indicar que algo no va bien, como se ha demostrado cuando se prescriben medicamentos con hormonas. En un estudio de salud de gran magnitud, financiado por el Gobierno de Estados Unidos, denominado Iniciativa para la Salud de la Mujer, las mujeres a las que se les prescribió terapia de «sustitución» hormonal tenían más probabilidades de desarrollar cáncer de mama que las mujeres que no tomaban hormonas (aproximadamente un 24% más).[30]

---

30. J. E. Manson, R. T. Chlebowski, M. L. Stefanick y col., «Menopausal hormone therapy and health outcomes during the intervention and extended post-stopping phases of the Women's Health Initiative randomized trials», *Journal of the American Medical Association* 310(13), 2013, pp. 1353-1368.

Si consultas las contraindicaciones del Premarin —un preparado hormonal común que se receta para los sofocos y otros síntomas de la menopausia— en el sitio web del fabricante, encontraras una larga lista de posibles riesgos de padecer cáncer de mama, de útero, accidentes cerebrovasculares, coágulos sanguíneos, infartos cardíacos y demencia.[31] El Premarin se hace con la orina de yeguas embarazadas (su nombre es una abreviatura de *pregnant mare's urine* [«orina de yegua embarazada»]), en lugar de vacas, pero creo que se puede suponer, sin riesgo a equivocarse, que los estrógenos de vacas embarazadas pueden conllevar contraindicaciones similares, dependiendo de la dosis. Veremos esto con más detenimiento a continuación.

Algunos de estos riesgos se conocen desde hace décadas. Los estrógenos se empezaron a fabricar en 1956, y se recetaban para retrasar el crecimiento de las adolescentes que parecía que se desarrollaban demasiado deprisa. Entonces se consideraba que una joven «podía crecer demasiado como para poder atraer a un esposo o trabajar de azafata». Las inyecciones de altas dosis de estrógenos retrasaron su crecimiento, pero provocaron graves efectos secundarios: pubertad prematura, aumento de peso, esterilidad, coágulos sanguíneos, problemas de hígado y cánceres relacionados con las hormonas.

Las hormonas femeninas también pueden perjudicar físicamente a los hombres. Del mismo modo que los estrógenos pueden provocar que la grasa se deposite en los senos de una joven adolescente, ese mismo proceso le puede suceder a un hombre si tiene demasiados estrógenos en sangre, como podrás comprobar en casi todas las playas de Estados Unidos.

Lo que quiero transmitir con todo esto es que la naturaleza fabrica hormonas en nuestro cuerpo en pequeñas cantidades para funciones específicas. Pequeños aumentos en ellas pueden provocar graves problemas, y grandes aumentos pueden provocar un desastre.

---

31. Premarin, página de inicio, Internet: https://www.premarin.com, consultado el 30 de noviembre de 2015.

Las hormonas de los productos lácteos

Los productos lácteos afectan a nuestra función hormonal de diversas formas, directa e indirectamente. Empecemos por los estrógenos. La leche que segrega la vaca y que te pones en tus cereales tiene estrógenos. No te lo dirán en los anuncios ni aparecerá en los paquetes de leche, porque la Administración de Alimentos y Medicamentos de Estados Unidos no le exige a la industria láctea que lo haga. Este es su razonamiento.

Vamos a recordar lo evidente: la mayor parte de las vacas no producen leche, como no lo hacen la mayoría de las mujeres. Producen leche si han estado embarazadas. Así que los ganaderos las fecundan cada año. Por extraño que parezca, gran parte de la leche que se utiliza en la fabricación de los productos lácteos que compramos —quizás la mayor parte— procede de vacas embarazadas. Así que cuando te tomas un vaso de leche, te tomas un helado o masticas un trozo de queso, estás ingiriendo trazas de las hormonas que genera el animal durante su embarazo.

Investigadores de la Universidad Estatal de Penn analizaron muestras de leche de vaca en busca de estrógenos, incluidos estrona, sulfato de estrona y estradiol.[32] En la primera etapa del embarazo, el contenido de hormonas en la leche es bajo, pero a medida que transcurren los meses aumenta rápidamente. Los investigadores de la Penn Estatal descubrieron que en el transcurso del embarazo la cantidad de estradiol en la leche aumentaba hasta 17 veces, y el de estrona, hasta cuarenta y cinco veces. La diferencia es tan alta que un laboratorio podría decir fácilmente si una remesa de leche procede de una vaca en su última fase del embarazo. Los fabricantes de productos lácteos y de quesos no hacen nada para eliminar estas hormonas. Y las ingerimos con la leche y con otros productos lácteos.

---

32. D. A. Pape-Zambito, A. L. Magliaro y R. S. Kensinger, «Beta-estradiol and estrone concentrations in plasma and milk during bovine pregnancy», *Journal of Dairy Science* 91(1), enero 2008, pp. 127-135; A. L. Macrina, T. L. Ott, R. F. Roberts y R. S. Kensinger, «Estrone and estrone sulfate concentrations in milk and milk fractions», *Journal of the Academy of Nutrition and Dietetics* 112(7), 2012, pp. 1088-1093.

◇◇◇

LA HORMONA DEL CRECIMIENTO BOVINA

Probablemente hayas oído que los ganaderos, a veces, inyectan la hormona del crecimiento bovina a su ganado para aumentar la producción de leche. También denominada *somatropina bovina recombinada* (rBST, por sus siglas en inglés), es un producto de ingeniería genética lanzado por Monsanto en 1994. La excusa para utilizarlo es que la producción máxima de leche de una vaca dura setenta días, y luego empieza a decrecer gradualmente, en parte debido a la disminución de las células productoras de leche en sus ubres. La hormona del crecimiento bovina aumenta el número de células productoras de leche en funcionamiento y dirige los nutrientes hacia la creación de leche.

La hormona del crecimiento que utilizan los atletas ilegalmente tiene efectos secundarios para ellos, como lo tiene para las vacas. En ocho estudios distintos de Monsanto, en los que se examinó a 487 vacas, las inyecciones de hormona del crecimiento provocaron un 50% de aumento de los casos de mastitis —inflamación de las ubres—, que normalmente requiere tratamiento con antibióticos, y que le acarrea otras complicaciones de salud a la vaca. En un programa de control posterior a la aprobación, se hizo seguimiento a veintiocho vacas, y se descubrió que la mastitis había aumentado un 32% en las vacas tratadas con hormonas. La mastitis provocada por las inyecciones de hormonas es difícil de tratar y conduce a una mayor ingesta de antibióticos, en comparación con los casos de mastitis típica que surgen esporádicamente.[33]

A raíz de estos y de otros problemas de salud, la hormona del crecimiento bovina está prohibida en Canadá, la Unión Europea, Australia, Nueva Zelanda, Japón e Israel. Pero todavía se usa en muchas granjas lecheras de Estados Unidos.

---

33. M. Hansen, J. M. Halloran, E. Groth y L. Y. Lefferts, «Potential public health impacts of the use of recombinant bovine somatropin in dairy production», Consumers Union, septiembe de 1997, Internet: http://consumersunion.org/news/potential-public-health-impacts-of-the-use-of-recombinant-bovine-somatotropin-in-dairy-production-part-1/. Consultado el 29 de marzo de 2016.

Ni que decir tiene que hay muchos consumidores a los que no les entusiasma beber leche de vacas a las que les han inyectado hormonas, y algunas empresas lecheras tienen sus propias normativas contra estas inyecciones. Sin embargo, en algunos estados es ilegal que los fabricantes etiqueten la leche como «libre de hormonas». La razón para ello es que toda la leche tiene hormonas. Y, por supuesto, es cierto: si bebes leche o comes queso, estás ingiriendo las hormonas de la vaca. Y estoy seguro de que, si las personas conocieran los hechos sobre las vacas tratadas con hormonas, posiblemente no comprarían el producto.

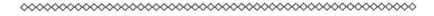

Aun así, la cantidad de hormonas femeninas en la leche no es exagerada, es decir, no lo suficiente alta como para afectar a nuestra salud, ¿no es cierto? Pues no está muy claro. Unos investigadores australianos midieron los niveles hormonales de 766 mujeres postmenopáusicas. Aquellas cuyas dietas incluían más productos lácteos tenían un nivel de estradiol en sangre un 15% más elevado, en comparación con las mujeres que consumían menos productos lácteos.[34]

Los investigadores de Kaiser Permanente de Oakland, California, revisaron las dietas de 1.893 mujeres que participaron en el estudio Epidemiología de la Vida después del Cáncer; a todas ellas les habían diagnosticado cáncer de mama invasivo en una fase temprana. En los doce años siguientes, las que tomaban un promedio de media ración a una ración de productos lácteos ricos en grasa diariamente observaron que tenían un 20% más de probabilidades de morir de cáncer de mama, en comparación con las que tomaban poca cantidad de lácteos o no los consumían en absoluto. Y para las que consumían un poco más —al menos una ración completa de pro-

---

34. M. T. Brinkman, L. Baglietto, K. Krishnan y col., «Consumption of animal products, their nutrient components and postmenopausal circulating steroid hormone concentrations», *European Journal of Clinical Nutrition* 64(2), 2010, pp. 176-183.

ductos lácteos grasos cada día— el riesgo de desarrollar cáncer de mama era un 49% mayor.[35]

Los investigadores de la Universidad de Rochester estudiaron los efectos en los hombres. Observaron la ingesta diaria de 189 alumnos universitarios varones, y luego tomaron muestras de esperma a cada uno. El resultado fue que entre los que consumían más productos lácteos, especialmente, queso y otros grasos lácteos, había más que presentaban anormalidades en su esperma. Concretamente, la morfología y la movilidad —la forma y el movimiento— de su esperma eran anormales. Los investigadores observaron[36] que los problemas de esterilidad masculina han ido aumentado gradualmente. ¿Podría tener alguna relación el aumento paralelo del consumo de queso?

Los investigadores de Rochester también examinaron a los hombres que iban a las clínicas de fertilidad, y se centraron especialmente en el queso. Los hombres que comían más queso (de una a dos raciones y media al día) tenían una concentración de esperma 28 veces menor, en comparación con los hombres que tomaban menos de media ración al día. Su esperma también tenía peor movilidad y morfología.[37]

<><><><><><><><><><><><><><><><><><><><><><><><><><><><><><><><><>

GRASA, FIBRA Y HORMONAS

Los productos lácteos contienen hormonas. Pero hay otras formas en que los productos lácteos pueden afectar a nuestro equilibrio hormonal.

---

35. C. H. Kroenke, M. L. Kwan, C. Sweeney, A. Castillo y B. J. Caan, «High- and low-fat dairy intake, recurrence, and mortality after breast cancer diagnosis», *Journal of the National Cancer Institute* 105, 2013, pp. 610-623.

36. M. Afeiche, P. L. Williams, J. Mendiola, A. J. Gaskins, N. Jørgensen, S. H. Swan y J. E. Chavarro, «Dairy food intake in relation to semen quality and reproductive hormone levels among physically active young men», *Human Reproduction* 28(8), 2013, pp. 2265-2275.

37. M. C. Afeiche, N. D. Bridges, P. L. Williams y col., «Dairy intake and semen quality among men attending a fertility clinic», *Fertility and Sterility* 101(5), 2014, pp. 1280-1287.

En primer lugar, la grasa corporal crea hormonas. La grasa corporal no es una sustancia inerte. Es tejido vivo, y una de las cosas que hace es crear estrógenos. Si el queso te hace engordar, esa grasa corporal añadida genera estrógenos. En los hombres, eso puede suponer desarrollo visible de las mamas, entre otros problemas.

En segundo lugar, la fibra te ayuda a eliminar hormonas. Cada minuto del día, el hígado filtra la sangre, elimina toxinas y todo lo que tu cuerpo no necesita. Eso incluye el exceso de hormonas. El hígado envía estos compuestos no deseados a través de un tubo denominado conducto biliar, que desemboca en el tracto intestinal. Una vez allí, la fibra (fibra vegetal) los empapa y los conduce fuera del cuerpo, junto con los desechos.

Si tu dieta incluye muchas hortalizas, frutas, legumbres y cereales integrales, este sistema funciona correctamente. Tendrás la fibra necesaria para librarte del exceso de hormonas. Pero el queso no es una planta; por lo tanto, no tiene fibra. Lo mismo sucede con cualquier otro producto animal. Y eso implica que, si tu dieta está muy cargada de productos animales, a tu cuerpo le faltará la fibra que necesita para eliminar las hormonas no deseadas.

Los investigadores del cáncer creen que, en parte, esta es la razón por la que suele haber una mayor incidencia de ciertos tipos de cáncer entre las personas cuyas dietas se basan en productos animales, y por la que la fibra reduce el riesgo de desarrollar esta enfermedad. La fibra ayuda a mantener los niveles hormonales dentro de sus límites.

◇◇

Darle la vuelta a la salud

A pesar de que estos problemas parezcan meramente teóricos, voy a mencionar el caso de una mujer que participó en un estudio que realizó nuestro equipo. Queríamos investigar si los cambios dietéticos podían reducir los dolores menstruales. Muchas mujeres padecen dismenorrea cada mes, por supuesto, y en su mayoría son molestias soportables. Pero para algunas, sin embargo, el dolor puede ser tan intenso que les puede resultar muy difícil hacer vida normal. A la mitad de las participantes les pedimos que no comieran productos de origen animal —ni carne, ni queso u otros productos lácteos, ni huevos, y muy poca grasa de cualquier tipo— durante dos meses, y que luego volvieran a su antigua forma de comer durante otros dos meses. La otra mitad se alimentó a la inversa: en primer lugar, su dieta habitual, y en segundo, la dieta vegana.

Los resultados no se hicieron esperar. Las mujeres que siguieron con su dieta habitual no obtuvieron ningún beneficio, como cabía esperar. Pero, cuando empezaron con la dieta vegana, muchas notaron mejoría en sus dolores o incluso desaparecieron. En el grupo que empezó con la dieta vegana, muchas de las participantes mejoraron tanto que no quisieron volver a sus anteriores hábitos alimenticios cuando los investigadores se lo solicitaron. Se encontraban tan bien con su nueva forma de comer que no quisieron volver a tomar los alimentos que durante tantos años les habían estado perjudicando.[38]

Durante el estudio queríamos asegurarnos de que nuestras voluntarias no tomaban la píldora, porque los efectos hormonales de esta podían haber alterado los resultados del estudio. Así que les pedimos que utilizaran otro método anticonceptivo, cualquier otro. Una de las participantes nos dijo que ella no necesitaba ningún método anticonceptivo porque era estéril. Su esposo y ella llevaban años intentando tener hijos. Se habían hecho muchas pruebas y el problema no venía por parte de su esposo. Ella no era fértil, y ya lo tenía asumido.

Por las cosas del destino, al poco de iniciar la nueva dieta me dijo que tenía que comunicarme algo.

—Tengo buenas y malas noticias. La mala es que no voy a poder seguir en el estudio. La buena es que estoy embarazada.

Está de más decir que los dos estaban exultantes. Ella siguió con la dieta saludable, y al cabo de unos años asistió a una de mis conferencias y me presentó a sus tres hijos.

---

38. N. D. Barnard, A. R. Scialli, D. Hurlock y P. Bertron, «Diet and sex-hormone binding globulin, dysmenorrhea, and premenstrual symptoms», *Obstetrics and Gynecology* 95, febrero de 2000, pp. 245-250.

¿Qué fue lo que produjo el cambio? ¿Se debió a que eliminó el queso de su dieta? Sí, creo que, en parte, esa la respuesta. Pero también, porque su dieta era muy rica en fibra saludable, sus hormonas tuvieron la oportunidad de equilibrarse.

◇◇

¿QUÉ PASA CON LA SOJA?

Algunas personas no tienen en cuenta las hormonas de la leche de vaca; sin embargo, parecen estar muy preocupadas por la idea de que los sustitutos lácteos, especialmente la leche de soja, puedan llevarlas. Este es su razonamiento.

Las habas de soja y muchos otros alimentos contienen compuestos naturales denominados *isoflavonas*. Puesto que su estructura química se asemeja vagamente a las hormonas sexuales, algunos les han puesto el nombre de *fitoestrógenos*, que significa «estrógenos vegetales» (*fito* procede del griego y significa «planta»), y han sugerido que los productos de soja pueden provocar cáncer de mama o empeorar un cáncer.

Pues resulta que es justamente al contrario. Los productos de soja, en vez de provocar cáncer, parece ser que ayudan a evitarlo. En 2008, los investigadores examinaron la relación entre los productos de soja y el cáncer de mama, combinando los resultados de ocho estudios anteriores, en un detallado metaanálisis.[39] Se centraron específicamente en los estudios con asiáticos y asiaticoamericanos, para quienes la leche de soja y el tofu son alimentos habituales. Observaron que las mujeres que consumían más soja tenían un 29% *menos* de probabilidades de desarrollar cáncer de mama, en comparación con las que no consumían productos de soja. En 2014, se realizó otro metaanálisis, esta vez combinando los resultados de 35 estudios anteriores sobre el cáncer, y

---

39. A. H. Wu, M. C. Yu, C. C. Tseng y M. C. Pike, «Epidemiology of soy exposures and breast cancer risk», *British Journal of Cancer* 98, 2008, pp. 9-14.

otra vez se observó que la soja tenía un efecto de prevención que reducía en un 41% el riesgo de desarrollarlo.[40]

Los investigadores también estudiaron sus efectos en las mujeres que ya tenían cáncer. A muchas mujeres que han recibido tratamiento para el cáncer de mama, sus médicos les han aconsejado, bienintencionadamente, que no tomaran productos de soja, por la teoría de que la soja «tiene estrógenos que pueden fomentar el desarrollo del cáncer». Los investigadores han examinado detenidamente este asunto. En 2012, se presentaron los resultados de 9.514 supervivientes de cáncer de mama. Y se pudo observar que las que consumían mayor cantidad de productos de soja tenían un 30% *menos* de probabilidades de que su cáncer se reprodujera, en comparación con las que consumían poco o nada de soja.[41] Estos estudios demuestran que la leche de soja, el tofu y otros productos de soja, en lugar de fomentar el desarrollo del cáncer, en realidad ayudan a prevenirlo.

En mi opinión, los productos de soja no son esenciales. Pero son muy prácticos como sustitutos de la leche, el queso, la carne y otros productos que conllevan graves riesgos para la salud. Y, si algún efecto tiene la soja, es el de ayudar a prevenir el cáncer de mama, y ayudar a las mujeres que han recibido tratamiento a reducir las probabilidades de que este se reproduzca.

◇◇

La leche, la vitamina D y el cáncer

Los productos lácteos también están implicados en el cáncer masculino. El cáncer de próstata es muy común, hasta el extremo de que, cuan-

40. M. Chen, Y. Rao, Y. Zheng y col., «Association between soy isoflavone intake and breast cancer risk for pre and post-menopausal women: a meta-analysis of epidemiological studies», *PLoS One* 9(2); 2014:e89288.

41. S. J. Nechuta, B. J. Caan, W. Y. Chen y col., «Soy food intake after diagnosis of breast cancer and survival: an in-depth analysis of combined evidence from cohort studies of US and Chinese woman», *American Journal of Clinical Nutrition* 96, 2012, pp. 123-132.

do estaba en la Facultad de Medicina, nos enseñaron que *todos* los hombres tendríamos cáncer de próstata, si vivíamos lo suficiente. Eso era una exageración, pero es para que te hagas a la idea.

Si estudiamos un mapa mundial de incidencia de cáncer de próstata, pronto nos daremos cuenta de que esta enfermedad es bastante rara en países como Japón, Tailandia y Hong Kong, donde no hay tradición de tomar productos lácteos (o, al menos, lo *era* antes de que estos países empezaran a adoptar hábitos alimentarios occidentales). Sin embargo, es común en países donde los productos lácteos forman parte de la dieta tradicional como Suiza, Francia, Noruega, Suecia, Canadá y Estados Unidos, entre otros.[42]

Los investigadores de Harvard quisieron averiguar si también se producía esta asociación dentro de Estados Unidos, y si los hombres que todavía no tenían cáncer tenían más probabilidades de desarrollarlo si consumían productos lácteos. En el Estudio de Salud de los Médicos se estudió a 20.885 hombres, ninguno de los cuales padecía cáncer al inicio de él.[43] Los investigadores anotaron minuciosamente cómo eran sus dietas y les hicieron un seguimiento durante once años. Efectivamente, los que consumían al menos dos raciones y media de lácteos al día tenían un 34% más de riesgo de desarrollar cáncer de próstata.

En un segundo estudio, también realizado en Harvard, con un grupo más grande —en este participaron 47.781 hombres— se llegó a una conclusión similar.[44] En el Estudio de Seguimiento de los Profesionales de la Salud, los hombres que tomaban más de dos raciones de leche al día tenían un 60% más de probabilidades de desarrollar cáncer de próstata.

---

42. D. Ganmaa, X. Li, J. Wang, L. Qin, P. Wang y A. Sato, «Incidence and mortality of testicular and prostatic cancers in relation to world dietary practices», *International Journal of Cancer* 98, 2002, pp. 262-267.

43. J. M. Chan, M. J. Stampfer, J. Ma, P. H. Gann, J. M. Gaziano y E. L. Giovannucci, «Dairy products, calcium and prostate cancer risk in the Physicians' Health Study», *American Journal of Clinical Nutrition* 74, 2001, pp. 549-554.

44. E. Giovannucci, E. B. Rimm, A. Wolk y col., «Calcium and fructose intake in relation to risk of prostate cancer, *Cancer Research* 58, 1998, pp. 442-447.

¿Por qué están vinculados al cáncer los productos lácteos? Bien, basta con recordar para qué es la leche: para ayudar a crecer a un bebé. Esto lo consigue aportando no solo proteínas, azúcar (lactosa) y grasa, sino que también estimula la producción de compuestos que fomentan el crecimiento en el cuerpo del bebé.

El *factor de crecimiento insulínico* tipo 1 o IGF-I es una sustancia que se encuentra en la sangre y que favorece el crecimiento, como su nombre indica. Parte del IGF-I se produce espontáneamente en el cuerpo del bebé, y la leche estimula el aumento de su producción. Lo mismo sucede en los adultos. Beber leche estimula los niveles de IGF-I en sangre. Robert Heaney, un investigador de la Universidad de Creighton, pidió a un grupo de hombres y de mujeres, de edades comprendidas entre los cincuenta y cinco y los ochenta y cinco años, que tomaran tres vasos de leche al día. El promedio fue un aumento de casi el 10% de sus niveles de IGF-I.[45] Y eso es preocupante, porque los estudios en probeta demuestran que el IGF-I hace que las células cancerígenas se desarrollen rápidamente.

De nuevo en Harvard, los investigadores habían tomado muestras de sangre de los participantes del Estudio de Salud de los Médicos, en los inicios de este. Resultó que los hombres que posteriormente desarrollaron cáncer tenían más IGF-I en su sangre al inicio del estudio diez años antes.[46] La diferencia en los niveles de IGF-I entre los que tenían cáncer y los que no lo tenían era de aproximadamente un 10%, que coincidía con la diferencia de los niveles de IGF-I entre las personas que tomaban productos lácteos y las que no. Es decir, las pruebas parecen indicar que la leche y otros productos lácteos estimulan la producción de IGF-I en sangre, y que el IGF-I, a su vez, favorece el crecimiento de células cancerígenas.

45. R. P. Heaney, D. A. McCarron, B. Dawson-Hughes y col., «Dietary changes favorably affect bone remodeling in older adults», *Journal of the American Dietetic Association* 99, 1999, pp. 1228-1233.

46. J. M. Chan, M. J. Stampfer, E. Giovannucci y col., «Plasma insulin-like growth factor-I and prostate cancer risk: a prospective study», *Science* 279, 1998, pp. 563-566.

La vitamina D y el cáncer

Los productos lácteos pueden aumentar el riesgo de cáncer a través de un segundo mecanismo, esta vez relacionado con la vitamina D. La vitamina D la produce el sol al entrar en contacto con la piel. Luego se activa en el hígado y en los riñones, y, desde allí, pasa al torrente sanguíneo.

La función más conocida de la vitamina D es la de que favorece la absorción del calcio. Cuando nos falta calcio, nuestro cuerpo activa más vitamina D para ayudar al tracto intestinal a absorber más calcio de los alimentos que ingerimos. Cuando tenemos calcio de sobra, nuestro cuerpo retrasa la activación de la vitamina D, y absorbemos menos calcio.

Por ahora, todo bien. Pero la vitamina D tiene otra función, que es la de protegernos del cáncer, según creen los científicos. Los productos lácteos perjudican. Si tomamos queso, leche y otros productos lácteos, estamos ingiriendo más calcio del que necesita nuestro cuerpo. Con toda esa cantidad de calcio en nuestra sangre, *nuestro cuerpo retrasa la activación de la vitamina D*, y con menos vitamina D aumenta el riesgo de cáncer. Al menos esta es una de las principales explicaciones de la asociación entre productos lácteos y cáncer de próstata.

El papel de los alimentos en el cáncer de próstata adquirió protagonismo en un estudio realizado en 2005 y dirigido por el doctor Dean Ornish. El doctor Ornish ya había demostrado que una dieta sana rica en hortalizas, como parte de un estilo de vida saludable, podía revertir las enfermedades cardíacas, así que probó un régimen similar para hombres con problemas de cáncer de próstata.[47]

Los hombres que participaron en el estudio tenían cáncer en una fase inicial, por consiguiente, todavía podían postergar su tratamiento, siempre y cuando estuvieran bajo la supervisión de sus médicos, que los irían controlando mediante análisis de sangre para controlar su antígeno prostático específico o PSA. Si los niveles de PSA permanecen

---

47. D. Ornish, G. Weidner, W. R. Fair y col., «Intensive lifestyle changes may affect the progression of prostate cancer», Journal of *Urology* 174, 2005, pp. 1065-1069.

bajos, no es necesaria la cirugía u otros tratamientos. Pero si el PSA sube rápidamente, puede que sea necesario el tratamiento para el cáncer (p. ej.: la extirpación de la próstata).

El doctor Ornish invitó a noventa y tres hombres a que participaran en el estudio. La mitad inicio una dieta vegana baja en grasa, a la vez que se le recomendó que hiciera ejercicio aeróbico moderado y técnicas para manejar el estrés, mientras que la otra mitad siguió con su dieta habitual. En el grupo que siguió con su dieta habitual, los niveles de PSA fueron empeorando gradualmente, lo cual es normal en hombres con cáncer de próstata. Para el participante medio, el aumento del PSA en un año fue del 6%. Pero en el grupo vegano los niveles de PSA, en general, no subieron. De hecho, descendieron más de un 4% en un año. Y, mientras seis de los participantes del grupo que seguían su dieta habitual tuvieron que abandonar el estudio para seguir tratamiento para su cáncer, ninguno de los del grupo vegano necesitó tratamiento durante el tiempo que duró el estudio.

¿Por qué funcionó el cambio de dieta? Una dieta sin lácteos, rica en fibra y baja en grasa, puede equilibrar las hormonas que provocan el cáncer de próstata.

Contrarrestar el cáncer

El poder de la alimentación puede ser mucho mayor de lo que imaginabas. Voy a compartir la historia de Ruth Heidrich. Ruth tenía cuarenta y siete años y vivía en Hawái, y estaba trabajando en su doctorado de psicología. Un día, mientras se estaba duchando, notó algo que ninguna mujer desea notar, un bulto en su mama derecha.

Fue a su especialista, que enseguida le prescribió una mamografía. Para su alivio, la prueba reveló que no era cáncer. Pero, por seguridad, el ginecólogo le recomendó hacerse una mamografía cada año. Al año siguiente, la prueba volvió a dar negativo.

Por desgracia, al tercer año la mamografía volvió a revelar el quiste. Este había crecido lentamente, hasta el extremo de que lo que en un principio había parecido inofensivo, ahora estaba revelando su verdadera naturaleza. Era cáncer de mama, y lo había sido desde el principio.

Se sometió a una operación para que le extrajeran el quiste. Pero el cáncer ya se había extendido a los huesos, a su pulmón izquierdo y al hígado. Y no había forma de extirpar el cáncer letal que había hecho metástasis por su cuerpo. El médico le recomendó quimioterapia y radioterapia. No había cura, pero podía ayudarle a ganar algo de tiempo.

Pero, entonces, sucedió algo extraordinario. Ruth leyó un artículo en un periódico sobre la investigación acerca del papel de la dieta en el cáncer de mama. El investigador, el doctor John McDougall, explicaba que estaba investigando si una dieta totalmente vegana —sin productos animales— podía tratar el cáncer de mama con mayor eficacia que la quimioterapia y la radioterapia. Se basaba en la idea de que los alimentos afectan a los niveles hormonales: unas veces, a favor; otras, en contra. Echando por la borda los alimentos que suelen incrementar las hormonas perjudiciales y consumiendo los que ayudan al cuerpo a deshacerse de hormonas, quizás las pacientes de cáncer podrían encontrar mejoría.

Ruth optó por no someterse ni a la quimioterapia ni a la radioterapia, y eligió cambiar de dieta. Resultó ser fácil: muchas hortalizas, frutas, arroz integral, panes con cereales integrales, avena y otros alimentos saludables.

También empezó un nuevo programa de ejercicio físico. Ya estaba en forma, pero se esforzó por estarlo todavía más.

Pasados dos meses, el cáncer empezó a desaparecer. Al poco tiempo, los resultados de sus análisis hepáticos eran normales. Nunca se sometió ni a la quimioterapia ni a la radioterapia. Y recobró su salud.

Ruth se convirtió en una auténtica defensora de la salud. Siguió una dieta vegana, corrió sesenta y siete maratones y seis triatlones Ironman, y cuenta con varios récords mundiales por grupo de edad. Ha escrito cuatro libros para dar a conocer a la gente su experiencia y el poder de la alimentación sobre la salud. Ahora, después de más de tres décadas, sigue activa y sana, y continúa siendo una ardiente defensora de la dieta saludable.

Katherine, al igual que Ruth, empezó a compartir lo que había aprendido. Se hizo instructora de cocina y empezó a dar clases de cocina a mujeres y hombres, muchos de los cuales se habían enfrentado a problemas que podían mejorar notablemente con un cambio de dieta.

Las sorpresas de la salud

Podemos decir que Katherine, Ruth y muchas otras personas como ellas se sorprendieron al descubrir el poder que pueden tener los alimentos. Y la serie de condiciones vinculadas concretamente al queso va mucho más allá que las que hemos tratado hasta ahora. ¿Podrían deberse tus dolores de cabeza, dolores articulares o tu piel poco saludable al queso? Veremos esto en el capítulo siguiente.

5

Problemas de salud
con los que no contabas

Ya hemos visto que comer queso a diario puede hacernos ganar peso y
volver locas a nuestras hormonas. Pero también puede provocar una sorprendente gama de problemas de salud, algunos sutiles, y otros potencialmente letales. Y en la mayoría de los casos nunca habrías adivinado la
causa. En este capítulo te presentaré a Chad, Elizabeth, Lauren, Irene,
Karen, Amy y Ann, todas ellas personas reales, cuyas vidas se transfor-
maron cuando aprendieron los secretos que desvelo en este libro. Si te
ves reflejado o ves reflejado a algún conocido en estas personas, te animo
a que utilices sus experiencias para transformar tu propia salud.

Una observación antes de empezar: observarás que la mayoría de
los problemas de salud que describo en este capítulo no tienen que ver
con la grasa o con el colesterol, que son los trastornos habituales relacionados con el queso y con los productos lácteos. Estos temas los veremos en el capítulo siguiente. Los problemas que vamos a tratar tienen que ver con las *proteínas*. Efectivamente, con las proteínas lácteas,
que están concentradas en el queso, y que se sospecha que son una de
las principales causas de una increíble gama de sensibilidades.

Eliminar las alergias y el asma

Chad Sarno se crio cerca de Portsmouth, Nuevo Hampshire, al norte
de Boston y justo a la orilla del mar. Italiano por parte de padre y cana-

diense francés por parte de madre, heredó su gusto por la buena mesa. Su bisabuelo Rocco, cuando llegó a la isla de Ellis, trajo consigo la afición por los *manicotti* rellenos de ricota y muchos otros platos favoritos de la familia.

Chad, de joven, era muy buen deportista —especialmente, en fútbol—, pero tenía un problema que hacía que sus partidos quedaran interrumpidos.

—Padecía un asma terrible. Las alergias me hacían resollar y toser, y me provocaban el ataque de asma. —Cuando aparecía el asma, era terrible—. Era como si tuviera el torno de la mesa de trabajo de mi padre en mis pulmones. Me imaginaba que se debía parecer a un infarto cardíaco.

El asma es una enfermedad grave. Lo que experimentaba Chad como un torno oprimiendo sus pulmones, en realidad, eran cientos de tornos microscópicos, eran músculos que contraían las vías respiratorias todos a la vez. El 10% de los estadounidenses tiene asma, y cada día mueren nueve personas a causa de esta enfermedad.

Chad tomaba albuterol, prednisona y teofilina. Pero su asma no desaparecía. Un día, en casa de un amigo, la caspa de su perro le desencadenó un ataque de asma tan grave que tuvieron que llamar a una ambulancia. Fue hospitalizado hasta una docena de veces.

A veces, los ataques de asma aparecen sin más, pero también los puede provocar hacer ejercicio. Sin embargo, la causa más frecuente es una alergia. La alergia se produce cuando el sistema inmunitario se activa injustificadamente. Millones de leucocitos que se supone que han de atacar a virus y bacterias se equivocan de objetivo y te atacan a ti. Lo hacen enviando anticuerpos, «torpedos» de proteínas que provocan todo tipo de reacciones desagradables en tu cuerpo: una erupción, picor, estornudos y asma.

¿Cómo se relaciona todo esto con el queso? En primer lugar, algunas personas son alérgicas a la leche y a otros productos lácteos, como pueden serlo a los huevos, los cacahuetes, los frutos secos, el pescado, el trigo o los productos de soja, entre otros alimentos. Pero hay algo más. Algunas personas han observado que los productos lácteos *parece* que empeoran otras *alergias*, y que evitar su consumo parece que las mejora o las hace desaparecer. Algunas personas que han dejado de tomar lácteos han observado que su alergia a la caspa de los animales, por ejemplo, disminuye, o incluso desaparece.

Cuando Chad tenía unos diecisiete años, le oyó decir a un amigo que los productos lácteos podían provocar problemas respiratorios. En otras palabras, los culpables podían ser sus adorados *manicotti* y otras especialidades de la familia confeccionadas con lácteos. Entonces empezó a atar cabos. Recordó que de niño, cuando comía helado por la tarde, tosía y jadeaba por la noche. Decidió hacer una prueba. Dejó de tomar leche, queso y todo aquello que contuviera trazas de lácteos.

—No fue fácil, pero quería probarlo. ¿Qué más podía hacer?

El resultado fue espectacular.

—En un par de meses desaparecieron mis alergias y dejé de jadear. Cuanto más tiempo pasaba, mejor se sentía.

—Al final fue como si jamás hubiera tenido asma. Fue liberador.

Chad animó a sus padres a que también lo probaran. Su madre dejó de comer productos animales. El colesterol le bajó en picado, y empezó a compartir recetas vegetarianas e ideas de platos con Chad, puesto que a los dos les encanta comer.

¿Por qué no me lo había dicho nadie?

Chad tardó mucho en relacionar su consumo de productos lácteos con su asma, y me atrevería a decir que la mayoría de las personas que padecen este problema tampoco han oído nada al respecto. ¿Por qué no?

Probemos con Google y busquemos «asma lácteos». El resultado de la búsqueda da, como primero de la lista, un sitio web del Consejo Nacional del Asma de Australia, una «organización sin ánimo de lucro que trabaja para mejorar la salud y la calidad de vida de las personas con asma». Suena muy bien. Y, de hecho, pasa enseguida a una sección que lleva por título «Los productos lácteos y el asma». Esto es lo que dice:

A menudo se ha sugerido que los productos lácteos pueden desencadenar el asma, pero no hay muchas pruebas científicas que respalden este mito. En una revisión donde se hacía un compendio de todas las pruebas disponibles de la relación entre la leche y el asma se llegó a la siguiente conclusión: «las pruebas actuales no relacionan directamente el consumo de leche con el asma». El Consejo Nacional del Asma de Australia tampoco recomienda habitualmente evitar los productos lácteos como tratamiento del asma. También afirman que ni la leche ni los productos lácteos aumentan la mucosidad.[48]

De modo que esta organización sin ánimo de lucro no tiene en cuenta ninguna posible relación entre los productos lácteos y el asma. Pero prosigue:

Por desgracia, la mayoría de los australianos se pierden los beneficios para la salud de consumir leche, queso y yogur, puesto que no incluyen suficientes productos lácteos en su dieta. Se calcula que ocho de cada diez australianos adultos y la mayoría de los niños necesitarían aumentar la dosis de alimentos lácteos para cumplir con las Directrices Dietéticas Australianas.

Ummm. Esto empieza a ser sospechoso. Cliquemos en el listado de patrocinadores del consejo corporativo de la página web. Hay ocho: uno es Dairy Australia [Lácteos Australianos]. El resto son empresas farmacéuticas: AstraZeneca, Boehringer Ingelheim, GlaxoSmithKline, Meda, Menarini, Mundipharma y Novartis. O sea, que los patrocinadores de este sitio web son las organizaciones que ganan dinero si continúas consumiendo productos lácteos o necesitando medicación.

Hay una inquietante tendencia en el mundo de la medicina, en la que las empresas alimentarias y farmacéuticas financian organizaciones relacionadas con la salud que restan importancia —o a veces, inclu-

48. National Asthma Council Australia, «Dairy products», Internet: http://www.nationalasthma.org.au/publication/dairy-products, consultado el 22 de febrero de 2016.

so niegan rotundamente— a propuestas que pueden resolver problemas médicos. Podemos observar esto con la diabetes, el alzhéimer y muchas otras patologías. Las elevadas cifras de las ganancias que obtienen estas organizaciones les han hecho perder el norte.

Esto no quiere decir que los cambios dietéticos siempre resuelvan el problema o que los medicamentos no sirvan para nada. Pero si un sencillo cambio en la dieta puede mejorar la salud o salvar una vida, es difícil justificar que sigan ocultándolo.

Muy bien, ¿qué pasa con las pruebas científicas de las que hablaba el Consejo Nacional del Asma de Australia? ¿Es realmente un mito la relación lácteos-asma? Vamos a verlo.

La revisión científica a la que se refería el consejo se publicó en *Canadian Family Physician*, en 2012.[49] La revisión citaba varios estudios, uno de los cuales se realizó en Nueva York. Once adultos con asma bebieron leche entera, descremada o agua en diferentes días, y los investigadores midieron el paso de oxígeno desde sus pulmones hasta la sangre.[50] Cuando los participantes bebieron leche entera, los resultados iban empeorando progresivamente durante las tres horas que duraba la prueba. Los investigadores llegaron a la conclusión de que, efectivamente, había algo en la grasa de la leche que interfería en la función pulmonar en las personas que padecían asma.

La revisión también mencionaba un estudio inglés que se realizó con veintidós niños. Los investigadores evaluaron cuidadosamente la capacidad respiratoria de los niños, que calcularon mediante la *tasa de flujo espiratorio máximo* o TFEM. Es una prueba sencilla. Un niño (o adulto) sopla a través de un tubo, y este indica la rapidez con la que exhala. En el asma, a la persona le cuesta respirar, y esta prueba indica lo lenta que se ha vuelto la respiración. A los niños se les empezó a dar

49. G. Thiara y R. D. Goldman, «Milk consumption and mucus production in children with asthma», *Canadian Family Physician* 58, 2012, pp. 165-166.

50. F. Haas, M. C. Bishop, J. Salazar-Schicchi, K. V. Axen, D. Lieberman y K. Axen, «Effect of milk ingestion on pulmonary function in healthy and asthmatic subjects», *Journal of Asthma* 28 (5), 1991, pp. 349-355.

una dieta sin lácteos ni huevos. A los ocho días se les repitió la prueba. Los resultados fueron impresionantes: la función pulmonar de los niños había mejorado una media del 22%.[51] (Casualmente, el estudio coincidió con que se realizó en Semana Santa, así que los investigadores dieron a los niños conejos de chocolate de D&D Chocolates, una empresa de chocolate que no utiliza lácteos, que se encuentra en la ciudad que tiene el oportuno nombre de Nuneaton.[52])

Ninguno de estos estudios era demasiado grande. Pero, en lugar de restarle importancia al papel de los lácteos en el asma, sus resultados coinciden con la experiencia de muchas personas, que es que evitar el consumo de estos productos puede ayudar realmente. Por cierto, los efectos de un cambio de dieta no se ven de la noche a la mañana. Lleva algún tiempo y la razón no es difícil de entender: cuando los alérgenos desencadenan la producción de anticuerpos, hacen falta semanas para que desaparezcan. Esto es importante. Los estudios donde se eliminan los lácteos solo durante una semana o dos, o que prueban los efectos de un solo vaso de leche, es probable que no den ningún resultado.[53] Parece que son efectos que se ven a más largo plazo.

◇◇

UNA LECCIÓN PARA TODO AQUEL A QUIEN LE GUSTE RESPIRAR

El aparente efecto de los productos lácteos sobre la función pulmonar encierra una lección para las personas que no tienen asma, pero que quieren

---

51. N. A. Yusoff, S. M. Hampton, J. W. Dickerson y J. B. Morgan, «The effects of exclusion of dietary egg and milk in the management of asthmatic children: a pilot study», *Journal of the Royal Society for the Promotion of Health* 124(2), 2004, pp. 74-80.

52. En inglés «Nun» se pronunciaría «non»; si lo desglosamos quedaría como «non eat on», que significa «no sigas comiendo». (*N. de la T.*)

53. R. K. Woods, J. M. Weiner, M. Abramson, F. Thien y E. H. Walters, «Do dairy products induce bronchoconstriction in adults with asthma?», *Journal of Allergy and Clinical Immunology* 101 (1 parte 1), 1998, pp-45-50; M. T. Nguyen, «Effect of cow milk on pulmonary function in atopic asthmatic patients», *Annals of Allergy, Asthma & Immunology* 79(1), 1997, pp. 62-64.

gozar de una salud óptima. Como hemos visto anteriormente, a los voluntarios del estudio de Nueva York tomar un vaso de leche entera les restringió el paso del oxígeno desde sus pulmones hasta la sangre. Otros estudios han demostrado que, una vez que la grasa llega a la sangre —tanto si procedía del queso como del beicon o de cualquier otra fuente—, dificulta el paso del oxígeno desde los pulmones al torrente sanguíneo.[54] El efecto es temporal y sutil, y la mayoría de las personas apenas lo notará. Pero si la resistencia y la energía te importan, es bueno que sepas que los alimentos grasos parece ser que interfieren en la oxigenación.

Los investigadores de Nueva York supusieron que podía existir algún problema en particular con las grasas de la leche de vaca. Sugirieron que la grasa de los lácteos, podía aumentar la producción de ciertas prostaglandinas (compuestos que desempeñan un papel importante en la inflamación) en los pulmones, que interferían con la oxigenación.

Los investigadores de Nueva York supusieron que podía existir algún problema en particular con las grasas de la leche de vaca. Sugirieron que la grasa de los lácteos podía aumentar la producción de ciertas prostaglandinas (compuestos que desempeñan un papel importante en la inflamación) en los pulmones, que interferían con la oxigenación.[55]

◇◇

Entonces, ¿por qué el queso?

Los productos lácteos se comercializan de muchas formas, como todos sabemos. Pero el queso cuenta con su propia categoría. Como ahora ya sabes, el proceso de fabricación concentra la grasa y las proteínas de la leche (así como colesterol, sodio y calorías). Aquí tienes las cifras: una taza

---

54. H. L. Greene, D. Hazlett y R. Demaree, «Relation between Intralipid-induced hiperlipemia and pulmonary function», *American Journal of Clinical Nutrition* 29, 1976, pp. 127-135; G. Sundström, C. W. Zauner y M. Aborelius Jr., «Decrease in pulmonary diffusing capacity during lipid infusion in healthy men», *Journal of Applied Physiology* 34, 1973, pp. 816-820.

55. F. Haas, M. C. Bishop, J. Salazar-Schicchi, K. V. Axen, D. Lieberman y K. Axen, «Effect of milk ingestion on pulmonary function in healthy and asthmatic subjects», *Journal of Asthma* 28(5), 1991, pp. 349-355.

de leche tiene 7,7 gramos de proteínas, pero una taza de queso cheddar fundido tiene 56. Una taza de leche tiene 7,9 gramos de grasa, mientras que una de cheddar tiene 81. Luego, si las proteínas lácteas desencadenan alergias o hacen que empeoren las existentes, o si la grasa de la leche perjudica la función pulmonar, como indicaba el estudio de Nueva York, el queso se encontraría al principio de la lista problemática.

Adiós al asma

Chad, después de comprobar el poder de los alimentos como origen y cura de su asma, se interesó seriamente por la nutrición y empezó a estudiar artes culinarias. Buscó formas de adaptar los platos favoritos de su familia y descubrió que era posible hacer «quesos» con frutos secos y otros ingredientes comunes. Con anacardos, cultivos de bacterias y un poco de tiempo, descubrió que podía hacer un delicioso queso para untar.

Al final, Chad abrió un restaurante, y luego otro, y otro, cinco en total; además, es cofundador, junto con su hermano Derek, de un sitio web dedicado a la comida sana, que se llama Wicked Healthy, ha diseñado un curso de cocina vegana con certificación profesional para Rouxbe, ha creado una escuela de cocina *online* y ha ayudado a confeccionar un programa de instrucciones culinarias para que los médicos lo recomienden a sus pacientes que se llama Culinary Rx (https://plantrician.rouxbe.com).

Actualmente, su esposa y él viven con su hija de diez años, un niño recién nacido, un boxer al que llaman Rocky y un gato que se llama Milo.

—Ya no tengo alergias. Ni a los animales, ni a las estaciones, ni a ninguna otra cosa.

Otros problemas respiratorios

A unos 5.600 kilómetros de distancia, Elizabeth tenía un problema muy parecido. Se crio en Inglaterra y de pequeña solía leer cuentos de Heidi, la huérfana suiza que ordeñaba cabras y comía pan recién salido del horno con queso.

—Cuando era niña, creía que sería fabuloso pasear libremente por las montañas y comer como lo hacía ella.

Elizabeth empezaba el día con un dedo de leche condensada («condenny»[56]) en una taza en la que vertía té hirviendo. Más adelante, su padre le enseñó a amar el queso. Nada de Velveeta, sino wensleydale, cheshire, danés azul o cheddar con pan francés y mantequilla.

Cada pocos meses se le llenaba el pecho de flema. Tenía brotes de tos que degeneraban en incapacidad para respirar y al final terminaba en la cama, hasta que los antibióticos la ayudaban a recuperarse. Su madre padecía los mismos brotes debilitadores de bronquitis y neumonía, pero ninguna de las dos los relacionaba con nada que tuviera que ver con la cocina.

Cuando cumplió los veinte dejó de comer carne por razones éticas. Pero siguió con su afición por el queso. Frecuentaba tiendas especializadas para comprar quesos ingleses duros y azules, y le encantaba su sabor salado, deseaba saborearlos en un trozo solo o en loncha dentro de un bocadillo. Sus problemas respiratorios también continuaron. Cada pocos meses tenía que quedarse en la cama, sin poder ir a trabajar.

Un día una amiga le habló de dónde procedía la carne de ternera. Ya sabía que las terneras para carne crecían encerradas en pequeños cajones, y que a veces hacen que estén anémicas para conseguir que su carne siga siendo pálida y tierna. La industria es tan cruel que su madre se negaba a preparar esa carne, aunque el *cordon bleu* de ternera fuera el plato favorito de su padre. Pero su amiga le explicó que las terneras para carne proceden de las granjas de leche. Las vacas son fecundadas para producir leche, pronto tienen a sus terneros, los machos son la carne. De hecho, su amiga le dijo que hay un poco de carne de ternera en cada vaso de leche y en cada trozo de queso.

Eso fue todo. Llegó a la conclusión de que los productos lácteos también tenían que desaparecer de su dieta. Punto final para el queso,

---

56. Juego de palabras con *condensed* «condensada» y *denny* «negación», en el sentido de que era una forma de negar la verdadera cantidad de leche que consumía, pues al estar condensada ocupaba menos. *(N. de la T.)*

la leche condensada y todo el conjunto de lácteos. Dejó de comprarlos y, al poco tiempo, dejó de echarlos en falta.

Aproximadamente al cabo de un año, se dio cuenta: sus problemas respiratorios habían desaparecido. Desde que había eliminado los productos lácteos de su dieta, no había tenido ni un solo brote de bronquitis. Y se enteró de que a muchas otras personas les había sucedido lo mismo.

Los problemas respiratorios pueden manifestarse en diferentes zonas desde los pulmones hasta los senos nasales, incluso en los oídos. Muchos niños pequeños padecen otitis media, una dolorosa inflamación del oído medio que suele empezar como una infección respiratoria de vías altas y congestión en las trompas de Eustaquio. A medida que las secreciones del oído medio se van acumulando, se convierten en un caldo de cultivo para las infecciones.

¿Por qué desencadenan estos problemas las proteínas lácteas? ¿Es que el sistema inmunitario humano reconoce las proteínas de la leche como intrusas y lanza un ataque inflamatorio para intentar eliminarlas? La inflamación explicaría el goteo nasal y la congestión.

Yo opino que todavía no está del todo claro por qué evitar la ingesta de lácteos suele ser tan útil para la otitis media u otras condiciones inflamatorias.[57] La buena noticia es que no es necesario que esperes a que los investigadores encuentren la razón fisiológica. No hay riesgo alguno por dejar de tomar lácteos. Si tienes problemas respiratorios, no tomar productos lácteos es realmente una buena idea. Pronto notarás los beneficios.

Tratar las migrañas

Lauren tenía veintitrés años cuando padeció su primera migraña. Le empezó como un fenómeno visual raro: de pronto se redujo su campo

---

57. J. M. Bernstein, «The role of IgE-mediated hypersensitivity in the development of otitis media with effusion», *Otolaryngologic Clinics of North America* 25(1), 1992, pp. 197-211; J. M. James, «Common respiratory manifestation of food allergy: a critical focus on otitis media», *Current Allergy and Asthma Reports* 4(4), 2004, pp. 294-301.

de visión. Luego le vino el dolor, y no fue un dolor de cabeza corriente debido al estrés. Fue como si le estuvieran dando con un mazo de hierro. Además del dolor de cabeza, se le revolvió el estómago, le vinieron náuseas y vomitó. Tuvo fotofobia, lo cual le obligó a confinarse a una habitación a oscuras a esperar a que terminara el castigo.

Por terrible que fuera, esa primera migraña no le vino del todo por sorpresa, su prima también las padecía. Y en los meses siguientes se fueron repitiendo. Aunque a muchas personas se les va la migraña cuando se van a dormir, las de Lauren eran más persistentes por la noche. Un dolor de cabeza que hubiera empezado el lunes no desaparecía hasta la *segunda* noche de sueño, es decir, el miércoles por la mañana. Estudiaba derecho y era una alumna aplicada, pero cuando le atacaba el dolor de cabeza era incapaz de estudiar o de hacer poco más que esperar a que se le fuera.

Un día, durante una entrevista para un trabajo de verano —una de esas prácticas imprescindibles que los estudiantes de derecho esperan que les ayuden a hacer despegar su carrera—, Lauren estaba haciendo todo lo posible para impresionar a su futuro jefe con sus reflexiones, habilidades y resiliencia, cuando una migraña la obligó a tener que interrumpir la entrevista para ir a vomitar al cuarto de baño (no consiguió el trabajo).

Un neurólogo le recetó una medicación que no le hacía mucho efecto, sino que le posponía los dolores; al final, estos volvían todavía con más fuerza. Y la medicación le hacía sentirse muy rara físicamente, como si estuviera flotando. Esa no era la solución.

¿Qué es una migraña?

Una migraña no es simplemente un dolor de cabeza fuerte. Es un dolor palpitante, y dura horas. Curiosamente, suele producirse solo en un lado de la cabeza, que es de donde le viene el nombre (del griego *hemikrania*, que significa «medio lado de la cabeza»).

El dolor, a veces, va precedido de un aura de luces destellantes, punto ciego u otros fenómenos sensoriales, como le pasó a Lauren con su visión reducida. Además de todo esto, te sientes mareado. Las luces y los sonidos molestan, lo que obliga a muchos que la padecen a tumbarse en una habitación a oscuras a esperar a que desaparezca.

El diagnóstico suele ser rotundo. El médico se guía por los siguientes criterios, que fueron establecidos por la Sociedad Internacional para el Dolor de Cabeza:

1. Cinco o más ataques (o solo dos, si van acompañados del aura).
2. Duración de entre cuatro horas hasta tres días.
3. Al menos dos de los siguientes síntomas:
   a. Solo de un lado.
   b. Pulsátil.
   c. De intensidad de moderada a aguda.
   d. Se agrava por la actividad rutinaria física o hace que se evite.
4. Una a dos de las siguientes cosas:
   a. Náuseas o vómitos.
   b. Sensibilidad a la luz y al ruido.

Los medicamentos pueden reducir la frecuencia de la migraña, tratarla cuando aparece, y en algunas ocasiones pueden ser nuestra salvación. Sin embargo, como pudo comprobar Lauren, sus beneficios son limitados y tienen efectos secundarios. Por otra parte, paradójicamente, el uso frecuente de analgésicos puede conducir a tener dolores de cabeza crónicos.

Entonces, ¿cuál es la causa de estos horribles dolores? Todavía no se sabe la respuesta. A pesar del hecho de que las migrañas son muy habituales, vagamente se sabe que su mecanismo se basa en la combinación de ciertos cambios en los vasos sanguíneos, los tejidos cerebrales y los neurotransmisores.

Las migrañas suelen aparecer cuando estamos estresados o hemos dormido poco, si nos saltamos una comida o, en las mujeres, si están a punto de tener su ciclo menstrual. Los cambios de tiempo y los olores raros también pueden desencadenarlas. Y la alimentación juega un papel muy importante.

El queso es un desencadenante para muchas personas —especialmente, los quesos curados—, como lo era para Lauren. Y eso no fue bien recibido. A ella, que era de ascendencia italiana, le encantaban los *cannoli* (una caña hecha de masa enrollada, rellena de ricota), y la ricota recién salida del envoltorio, así como la pizza nadando en mozzarella y mascarpone, además de brie, camembert y queso azul, le encantaban todos.

Lauren descubrió que un poco de requesón podía ser inofensivo, pero que el queso caro artesanal y curado, el orgullo y la alegría de cualquier fabricante de quesos, indudablemente, conseguía incapacitarla. Incluso un poco de parmesano le producía dolor de cabeza. Cuando no tomaba quesos curados ni café, tenía menos dolores de cabeza. Pero no desaparecían por completo. Seguía teniéndolos cada dos semanas aproximadamente.

Los alimentos y la migraña

¿Qué pasa con el queso? ¿Por qué provoca migrañas? La explicación habitual es que se debe a la *tiramina*, un componente que se encuentra en los quesos curados, así como en algunas carnes, el chocolate, la salsa de soja, el chucrut y otros alimentos. La tiramina se produce a partir del aminoácido *tirosina*, que se encuentra en cada uno de los alimentos que he mencionado. Durante la fermentación, la tirosina se transforma en tiramina, la presunta culpable de la migraña.

Pero la tiramina puede que no sea la única culpable. Muchas personas que padecen migraña encuentran que los productos lácteos, en general (incluidos los no fermentados), pueden provocarles dolores de cabeza, así como muchos otros alimentos, con una variación considerable según cada persona.

En 1983, los investigadores del Hospital de Londres para Niños Enfermos probaron una dieta especial para niños que padecían migrañas. Lo que pretendían era eliminar una amplia gama de desencadenantes comunes. Lo más extraordinario fue que, de ochenta y ocho niños, setenta y ocho se recuperaron por completo, y otros cuatro experimentaron una notable mejoría.[58] En los adultos, las dietas de eliminación no habían dado

---

58. J. Egger, C. M. Carter, J. Wilson, M. W. Turner y J. F. Soothill, «Is migraine food allergy? A double-blind controlled trial of oligoantigenic diet treatment», *The Lancet* 2, 1983, pp. 865-869.

unos resultados tan contundentes, pero, aun así, las dietas exentas de alimentos desencadenantes ayudan a muchas personas, hasta casi la mitad de los participantes en los estudios.[59] Evitar alimentos grasos también ayuda a reducir la frecuencia y la intensidad de los dolores de cabeza.[60]

Los alimentos también pueden ayudar indirectamente. Nuestro equipo de investigación descubrió que una dieta baja en grasa y principalmente vegetariana puede tener un gran efecto en las hormonas, reducir la dismenorrea y el síndrome premenstrual, como hemos visto en el capítulo.[61] Y eso implica que los mismos cambios dietéticos deberían ayudar a evitar las migrañas premenstruales.

Despedirse del dolor de cabeza

El punto de inflexión en la vida de Lauren llegó cuando oyó un anuncio en la radio sobre un estudio que estaba realizando nuestro equipo.[62] Vino a nuestro centro para informarse más sobre el tema.

Nos habíamos propuesto ayudar a las personas que padecen migraña, a identificar los alimentos que se las desencadenaban y a eliminarlos. La mayoría ya había oído alguna vez que el queso curado, el chocolate, el vino tinto y las carnes procesadas podían provocar dolor de cabeza, pero también parecía que había otros desencadenantes comunes. Les pedimos a los participantes que evitaran todos los alimentos potencialmente desencadenantes, con la lista que les proporcionamos. Entonces, cuando desaparecieron sus dolores de cabeza o estaban a

---

59. L. E. Mansfeld, T. R. Vaughan, S. F. Waller, R. W. Haverly y S. Ting, «Food allergy and adult migraine: double-blind and mediator confirmation of an allergic etiology, *Annals of Allergy, Asthma & Immunology*, 55, 1983, pp. 126-129.

60. Z. Bic, G. G. Blix, H. P. Hopp, F. M. Leslie y M. J. Schell, «The influence of low-fat diet on incidence and severity of migraine headaches», *Journal of Women's Health & Gender Based Medicine 8*, 1999, pp. 623-630.

61. N. D. Barnard, A. R. Scialli, D. Hurlock y P. Bertron, «Diet and sex hormone binding globulin, dysmenorrhea, and premenstrual symptoms», *Obstetrics and Gynecology 95*, febrero de 2000, pp. 245-250.

62. A. E. Bunner, U. Agarwal, J. F. Gonzales, F. Valente y N. D. Barnard, «Nutrition intervention for migraine: a randomized crossover trial», *Journal of Headache Pain 15*, 23 de octubre de 2014, p. 69.

punto de desaparecer, les pedimos que incluyeran los alimentos de la lista en su dieta, de uno en uno, para comprobar cuáles les provocaban dolor y cuáles no.

Lauren se lo tomó muy en serio. En los dos meses siguientes, sus dolores de cabeza fueron cada vez menos frecuentes. Hasta que al final desaparecieron. Para ella, la clave fue no eliminar solo los quesos curados, sino el queso en general y todos los productos lácteos. Al principio le costó un poco, pero al final dejó de apetecerle el queso. En realidad, a nadie le gusta tener la sensación de que te están dando martillazos en la cabeza. En lugar de añadirle queso a la ensalada, lo sustituyó por aguacate, y se dio cuenta de que podía añadirle sabor a la pasta con un buen aceite de oliva y sal.

El chocolate también era un desencadenante para ella, pero no tan fuerte. Descubrió que le ocasionaba un dolor soportable, pero no una migraña demoledora.

Ahora ya no tiene migrañas y se encuentra de maravilla. Está casada y trabaja en Capitol Hill, donde ocupa un puesto de responsabilidad y maneja complejos asuntos financieros. Aunque el suyo es un trabajo muy exigente que podría ocasionar dolor de cabeza a cualquiera, Lauren dice: «Ni siquiera me acuerdo de las migrañas. Es increíble, siento que me he curado. Ya no me duele la cabeza».

Si quieres probar la misma dieta de rastreo de tus desencadenantes que usó Lauren, verás los detalles en el apéndice.

Conquistar el dolor de las articulaciones

¿Puede un sándwich de queso hacer que te duelan las articulaciones? La artritis es una enfermedad que atribuimos a la edad o, quizás, a la herencia genética de nuestros padres. Pero la artritis reumatoide es una enfermedad inflamatoria: no solo duelen las articulaciones, sino que están hinchadas y muy sensibles, y eso significa que hay algo que desencadena ese ataque. Y si es así, significa que deberíamos poder identificar la causa y eliminarla.

Voy a compartir la experiencia de Irene. Irene era enfermera y vivía en Richmond. Era joven y siempre había estado muy activa, pero empezó a notar dolor en sus articulaciones. Con el tiempo, el dolor empeoró, y además iba acompañado de rigidez, especialmente por la mañana. Cada vez necesitaba más tiempo para flexibilizar lo suficiente sus articulaciones, como para poder funcionar. Cuanto más tiempo pasaba, más incapacitada estaba.

—Me costaba mucho caminar. Las caderas y los codos me mataban. No podía coger en brazos a mi hija. Simplemente, no podía hacer las cosas que quería hacer, y notaba que se me estaba escapando la vida.

El reumatólogo le recetó prednisona, un esteroide que alivia los síntomas, pero que tiene demasiados efectos secundarios —insomnio, problemas digestivos y aumento de peso, entre otros— como para querer tomarlo durante más tiempo del necesario. Así que el doctor le recetó metotrexato, un fármaco que se suele recetar en la quimioterapia para el cáncer y que ahora se receta también para la artritis. También tiene efectos secundarios. Esto no quiere decir que nunca tengamos que tomar estos medicamentos. Han ayudado a mucha gente. Pero Irene tenía dolor incluso con el tratamiento. Y lo que quería era llegar a la *raíz* del problema.

Navegando por Internet, encontró información sobre alimentos y dolor articular. Concretamente, leyó que seguir una dieta vegetariana podía ayudar. Se lo dijo a su reumatólogo, al cual no le entusiasmó nada la idea. Básicamente le vino a decir que estaba loca, según recuerda. Pero, aun sin su apoyo, decidió cambiar de dieta. No tenía nada que perder.

Rápidamente, empezó a sentirse mejor. Poco a poco, los dolores fueron remitiendo. Y, casi sin darse cuenta, podía caminar sin rigidez o dolor. Pudo montar en bicicleta, hasta saltar en la cama elástica que tenía en su jardín trasero. No era la imagen de una paciente que tenía que quedarse en cama por el dolor. De hecho, se sentía mejor que en muchos años.

—En el momento en que consigues librarte del dolor, ves la vida de un modo totalmente distinto. Cuesta creer que la alimentación pueda condicionar tanto tu vida. Y lo hace. He recuperado mi vida. Vivo bien. Doy gracias por lo que tengo.

Conozcamos también la experiencia de Karen. Tenía cuarenta y siete años, vivía en Ohio y empezó a sentir dolor y rigidez en el cuello.

Todos tenemos un poco de rigidez de vez en cuando (por pasarnos haciendo ejercicio o por haber dormido mal), pero su caso era distinto.

Aunque los achaques van y vienen, su cuello empeoraba gradualmente. Cuando intentaba conducir, no podía girar la cabeza hacia los lados para cambiar de carril y tenía que llevar a alguien al lado para que le fuera indicando. Con el tiempo, el dolor le irradiaba hacia los brazos y le llegaba hasta los dedos.

Fue a su médico, quien le prescribió una RMI (resonancia magnética por imagen) para que le exploraran a fondo los huesos y las articulaciones. Tenía las vértebras muy inflamadas, y esto reducía drásticamente su capacidad de movimiento. Por suerte, había un tratamiento que podía funcionar. La operación le costaría 42.383 euros, pero su médico estaba a punto de programarla y su seguro médico de extender el cheque. Quizás fuera lo mejor, porque su vida se había vuelto insoportable.

Sin embargo, Karen fue a consultar a otro médico, que le sugirió que probara primero con un cambio de dieta. Este le aconsejó que, para reducir la inflamación y darle a su cuerpo la oportunidad de curarse, dejara de tomar lácteos. Ya puestos, ¿por qué no dejar también de comer carne? Así lo hizo: al cabo de una semana, empezó a encontrarse mejor. El dolor empezó a remitir. Al cabo de dos meses, había desaparecido. No ha vuelto a tener dolor desde entonces, ni a tomar una aspirina, ibuprofeno ni cualquier otro analgésico. La rigidez y la inmovilidad desaparecieron, y no tuvo que someterse a la operación que le habían recomendado. Y por raro que parezca, su compañía de seguros que estaba dispuesta a pagarle la costosa operación de 42.383 euros no quiso cubrirle los gastos del dietista.

Combatir la artritis con la alimentación

La artritis se presenta de muchas formas. La *osteoartritis* es una patología común que se produce por el uso y el desgaste de los cartílagos de las articulaciones y de los huesos. La *artritis reumatoide* es un trastorno autoinmune, lo que significa que el cuerpo está creando anticuerpos que atacan a los tejidos de su propio cuerpo. Provoca inflamación en las articulaciones de las manos y de los pies, y al final llega a las muñecas, los codos, los hombros, los tobillos, las rodillas y las caderas. Las articulaciones duelen y están inflamadas, suelen estar rígidas por la mañana. La artritis psoriática es una patología en la que duelen las articulaciones, y además, a veces, se producen escamas y picores en la piel, lo que se denomina *psoriasis*.

Si tienes artritis reumatoide, psoriasis, artritis psoriática o cualquier tipo de condición inflamatoria, no esperes ni un segundo más para iniciar una dieta vegetariana y sin productos lácteos. Los investigadores saben desde hace tiempo que estos trastornos tienen un patrón geográfico; históricamente eran muy raros en China y en Japón, pero comunes en Europa y Estados Unidos.[63] Las diferencias geográficas suelen reflejar diferencias en las dietas. En Japón o en China no es fácil encontrar pastel de queso, al menos, no por tradición. Lo mismo sucede con los productos lácteos, en general. No formaban parte de su cultura, hasta que la occidentalización los introdujo en las últimas décadas. Y ahora, en Asia, igual que en los países occidentales, la psoriasis es cada vez más frecuente, a medida que empeora la dieta colectiva.[64]

Los investigadores han observado desde hace tiempo que los alimentos contribuyen a la aparición de la artritis reumatoide y que los cambios en la dieta pueden ayudar a paliarla. En 1991, investigadores noruegos estudiaron los efectos de la dieta sin lácteos y sin carne en un grupo de personas que padecían artritis reumatoide. Al cabo de un mes, los participantes observaron mejoría en la inflamación y dolor de sus articulaciones, así como en la rigidez matinal. Los análisis de sangre confirmaron que realmente la inflamación estaba desapareciendo.[65] Otros estudios han demostrado beneficios similares.[66] El doctor

---

63. V. Chandran y S. P. Raychaudhuri, «Geoepidemilogy and environmental factors of psoriasis and psoriatic arthritis», *Journal of Autoimmunology* 34(3), 2010, pp. J314-321.

64. V. Chandran y S. P. Raychaudhuri, «Geoepidemilogy and environmental factors of psoriasis and psoriatic arthritis», *Journal of Autoimmunology* 34(3), 2010, pp. J314-321.

65. J. Kjedsen-Kragh, M. Haugen, C. F. Borchgrevink y col., «Controlled trial of fasting and one-year vegetarian diet in rheumatoid arthritis», *The Lancet* 338(8772), 1991, pp. 899-902.

66. I. Hafström, B. Ringertz, A. Spangberg y col., «A vegan diet free of gluten improves the signs and symptoms of rheumatoid arthritis: the effects on arthritis correlate with a reduction in antibodies to food antigens», *Rheumatology (Oxford)* 40(10), 2001, 1175-1179.

John McDougall descubrió que la inflamación podía mejorar en tan solo cuatro semanas siguiendo una dieta baja en grasas, sin lácteos y vegana. El dolor, la rigidez, la inflamación articular y la sensibilidad mejoraron.[67]

<><><><><><><><><><><><><><><><><><><><><><><><><><><><><><><><><><><><><>

LA ARTRITIS PSORIÁTICA

El término «artritis psoriática» se dio a conocer cuando la estrella del golf Phil Mickelson tuvo que lidiar con ella justo antes del Open de Estados Unidos de 2010. Empezó con un dolor en el tobillo que le dificultaba el caminar. Y luego empezó a notar como si se hubiera torcido el índice de la mano izquierda y la muñeca derecha. Al principio atribuyó esos dolores a los años de práctica, y pensó que se le pasarían pronto. Pero un día su dolor articular era tan intenso que apenas podía levantarse de la cama.

Con la ayuda de un reumatólogo pudo volver a ponerse en pie. Entonces decidió probar si hacer un cambio de dieta podría ayudarle a evitar futuros ataques. Anunció a sus compañeros de golf y a la prensa que iba a hacerse vegetariano.

«¿Cómo?» En el conservador mundo del golf, donde el estilo de vestir y las normas de afiliación a los clubes se actualizan a regañadientes, y los filetes, la cerveza, la diabetes y las enfermedades cardíacas son el precio que se ha de pagar por estar en el campo de golf, una dieta vegetariana era algo nuevo. Tampoco ayudaba mucho que Phil Mickelson fuera copropietario de la cadena de hamburgueserías Five Guys.

Sus preferencias alimentarias, no precisamente saludables, propiciaron e instigaron comentarios nada solidarios por parte de los reporteros deportivos, dando a entender que su resolución de cambiar de

---

67. J. McDougall, B. Bruce, G. Spiller, J. Westerdahl y M. McDougall, «Effects of a very low-fat, vegan diet in subjects with rheumatoid arthritis», *Journal of Alternative and Complementary Medicine* 8(1), 2002, pp. 71-75.

dieta no fue lo que podía haber sido. Acabó firmando un contrato para ser portavoz de *Enbrel*, el medicamento inyectable que cuesta 30.000 euros al año, y que actúa inhabilitando parcialmente el sistema inmunitario. Realmente, acalla al sistema inmunitario cuando este ataca a las articulaciones, pero, como verás en los anuncios de la televisión que hace el fabricante, también te hace más susceptible a contraer infecciones peligrosas, incluida la tuberculosis.

◇◇

Tratar la tendinitis

Aunque hemos estado hablando de los problemas ortopédicos, los alimentos también pueden afectar a los tendones —esas bandas fibrosas que unen los músculos a los huesos—, como el tendón de Aquiles, que une el músculo de la pantorrilla con el talón. Cuando estos se inflaman, esta condición recibe el nombre de *tendinitis*.

Este problema se suele atribuir al sobreesfuerzo. Pero es evidente que hay más factores en juego. En primer lugar, las personas diabéticas son propensas a la tendinitis, lo que indica que hay algo en nuestra química corporal que contribuye al problema. En segundo lugar, los investigadores de la Universidad Monash de Australia descubrieron un vínculo con el colesterol: observaron que las personas que tienen problemas con los tendones, generalmente, tienen más «colesterol malo» (es decir, la lipoproteína de baja densidad o colesterol LDL) en la sangre.[68] También tienen menos «colesterol bueno» (lipoproteína de alta densidad o colesterol HDL).

Ya sabemos que el queso es la fuente de la grasa y que el colesterol puede aumentar el nivel de «colesterol malo» en la sangre, y parece ser que, del mismo modo que los niveles no deseados de colesterol pueden

---

68. B. J. Tilley, J. L. Cook, S. I. Docking y J. E. Gaida, «Is higher serum cholesterol associated with altered tendon structure or tendon pain? A systematic review», *British Journal of Sports Medicine* 49 (23), 2015 pp. 1504-1509.

contribuir al desarrollo de enfermedades cardiovasculares, este también se asocia a los problemas con los tendones.

Nadie sabe más sobre la tendinitis que David Carter. En 2014, era un jugador de fútbol profesional que pesaba casi 130 kilos y padecía dolor. Su tendinitis era tan grave que apenas se las arreglaba para salir solo de la bañera. Un día viendo un documental sobre nutrición y salud, se enteró de que los productos lácteos podían ser parte del problema. Es decir, parte de los alimentos que había estado comiendo para crear musculatura podían haber contribuido a la inflamación. Los tiró y adoptó una dieta totalmente vegana, y su vida se transformó. A los dos meses, el dolor había desaparecido. Mejoró en fuerza y velocidad. ¡El único problema era mantener el peso de *linebacker* siguiendo la dieta más eficaz del mundo para adelgazar!

En 2016, el *quarterback* de los Green Bay Packers, Aaron Rodgers, anunció que iba a eliminar el queso de su dieta. ¿Cuál podía ser la razón para que el atleta favorito de los Cheesehead[69] dejara de tomar lácteos?

—Simplemente, quiero estar más sano —dijo Rodgers.

A sus treinta y dos años estaba dispuesto a alargar su vida profesional, y dejar de tomar productos lácteos era parte de su programa de alimentación sana.

—La inflamación se puede reducir a través de la alimentación… Y arrastraba un problema de rodilla desde hacía tiempo; en realidad, todo empezó después de la operación, cuando me puse a reflexionar detenidamente sobre qué iba a comer durante las dos primeras semanas después de la operación para controlar la inflamación de mi rodilla, y seguí esa dieta durante toda la temporada baja.[70]

---

69. *Cheesehead*, apodo por el que se conoce a los residentes del estado de Wisconsin, uno de los grandes productores de queso de Estados Unidos. Los fans de este equipo llevan sombreros en forma de queso en los partidos, de ahí el nombre de Cheesehead («cabezas de queso»). (*N. de la T.*)

70. Rob Demovsky, «Aaron Rodgers cuts dairy products out of diet, now down to "218-ish"». ESPN. Internet: http://www.espn.com/nfl/story/_/id/16002518/aaron-rodgers-green-bay-packers-cuts-dairy-diet, consultado el 9 de junio de 2016.

Piel sana

¿Qué me dices de la piel? Si el queso y otros productos lácteos pueden afectar a los pulmones y a las articulaciones, ¿podrían también inflamar la piel? ¿Podrían contribuir al acné? Veamos lo que le sucedió a Amy.

Cuando Amy tenía cinco años, un día pensó que se iba a morir, como también lo creyeron los médicos. Tres días antes, su familia la había llevado a comer una Happy Meal en un McDonald's de Pittsburgh. Los síntomas empezaron en cuestión de horas —mareos, náuseas y diarrea— y empeoraron con mucha rapidez. Sus padres la llevaron a urgencias de un hospital, donde la ingresaron. Pero, a pesar de los cuidados médicos, empeoraba rápidamente.

Se trataba de un síndrome hemolítico urémico provocado por una infección bacteriana que se origina en el ganado vacuno y que años más tarde se hizo famoso cuando los niños que comían en la zona Jack in the Box, de Seattle, enfermaron. En la epidemia masiva, fueron hospitalizadas más de cien personas, y murieron cuatro niños.

Cuando Amy fue hospitalizada en Pittsburgh, esta enfermedad era de sobra conocida. Cuando fallaron sus riñones, necesitó diálisis y luego pasó a la lista de personas que necesitaban un trasplante. Un día, oyó decir a los médicos que no era probable que sobreviviera.

Sin embargo, sobrevivió. Tardó tres meses, pero, al final, mejoró lo suficiente para poder salir del hospital.

Al poco de su salida del hospital, su padre llevó a la familia de viaje en coche por la zona rural de Pensilvania. Le sentó bien estar al aire libre, respirar aire puro y pasar por los campos y los bosques.

Al doblar por una carretera, su padre pisó bruscamente el pedal del freno. Había una vaca cruzando y estuvieron a punto de tener un accidente. Bordearon cuidadosamente al animal y continuaron su viaje a salvo. Pero en la discusión que tuvieron a continuación, Amy, con sus solo cinco años, reflexionó sobre el hecho de que aquella vaca había estado a punto de morir, como le había sucedido a ella. Y pensó que aquella vaca estaba destinada a convertirse en una hamburguesa, y que eso no era bueno para nadie. Ese día tomo la decisión, propia de un adulto, de dejar de comer carne.

La idea fue buena, salvo por el hecho de que eliminar la carne supuso sustituirla por un montón de cosas igualmente nocivas.

—Siempre estaba comiendo pizza con doble ración de queso. Muchos Doritos y comida basura.

Y no se encontraba bien. A los doce años, cuando empezó a tener la menstruación, tenía un sangrado muy abundante y su ciclo le duraba de dos a tres semanas. Empezó a tener migrañas menstruales y problemas de acné. Ya sabemos que el acné es normal durante la adolescencia, pero en el caso de Amy era exagerado.

—Tenía un acné horroroso por toda la cara, y me bajaba por los hombros y por la espalda.

A los catorce años, tomó otra decisión. Fuera el queso, la leche y demás productos lácteos, y bienvenida la leche de soja y de arroz. Le ponía hortalizas y salsa de tomate a la pizza, en lugar de queso. Aunque durante dos o tres semanas tuvo antojos de comer queso, no sucumbió a la tentación.

—En cuestión de unas pocas semanas, todo empezó a cambiar.

La piel se le limpió. La hinchazón y otros síntomas desaparecieron.

—Fue extraordinario.

Actualmente, todavía le gusta el queso, pero me refiero al queso de anacardo o macarrones con queso vegano, en lugar de las fórmulas hechas con productos animales. Su hija de cuatro años nunca ha probado la carne, el queso o cualquier otro producto animal, y goza de una salud perfecta.

—Al principio el cambio fue un poco duro, pero valió la pena.

Los productos lácteos y el acné

Hasta hace muy poco tiempo, la mayoría de los especialistas negaban que la alimentación tuviera nada que ver con el acné. La causa de los granos no es el queso, el chocolate o la grasa, sino las hormonas. Y es cierto, los cambios hormonales contribuyen a la aparición de brotes.

No obstante, el estudio de culturas tradicionales ayudó a que se adoptara una nueva visión sobre este tema. Los habitantes de Papúa Nueva Guinea, los achés de Paraguay, los inuits del norte de Canadá y los okinawaes antes de la Segunda Guerra Mundial apenas padecían acné mientras seguían sus dietas tradicionales. Pero cuando sus dietas se occidentalizaron o «modernizaron», e incluyeron hamburguesas con queso y pizza, el acné también empezó a ser un problema habitual.[71]

En 2005, investigadores de la Universidad de Harvard encuestaron a más de 47.000 asistentes técnicos sanitarios sobre qué habían comido de adolescentes y si habían tenido acné.[72] Revisando las estadísticas, resultó que el chocolate fue absuelto. Ídem con los refrescos, las patatas fritas y la pizza. El alimento que hizo sonar la alarma en las estadísticas fue la leche. Los que habían bebido leche habitualmente habían tenido más acné, y el grado del problema dependía del contenido de grasa. Los que principalmente habían tomado leche entera, tenían un 12% más de probabilidades de tener acné purulento, mientras que los que habían tomado principalmente leche *descremada* tenían un *44%* más de probabilidades de haber padecido acné grave. O sea, la leche con grasa era mala, pero la leche descremada parecía ser peor.

Los investigadores se dieron cuenta de que los recuerdos de las personas sobre lo que habían comido de adolescentes puede que no fueran muy exactos. De modo que hicieron un nuevo estudio y fueron más al grano. Hicieron un seguimiento de 4.273 chicos y 6.094 chicas, de entre nueve y quince años, durante un periodo de trece años, observando lo que comían y si les salía acné o no. Los resultados reflejaron lo mismo que el estudio anterior. Cuanta más leche bebían, más probabilidades tenían de padecer acné. Y la leche descremada afectaba, al menos,

---

71. L. Cordain, S. Lindeberg, M. Hurtado, K. Hill, S. B Eaton y J. Brand-Miller, «Acne vulgaris: a disease of Western civilization», *Archives of Dermatology* 138(12), 2002, pp. 1584-1590.

72. C. A. Adebamowo, D. Spiegelman, F. W. Danby, A. L. Frazier, W. C. Willett y M. D. Holmes, «High school dietary intake and teenage acne», *Journal of the American Academy of Dermatology* 52, 205, pp. 207-214.

tanto como la leche entera.[73] La descremada, evidentemente, tiene mucha menos grasa, pero tiene más proteína y azúcar (lactosa).

Entonces, aunque la grasa de la leche pueda hacernos aumentar de peso y crear todo tipo de problemas, en lo que al acné se refiere, el principal problema parece ser la proteína láctea.

La ciencia de la alimentación y el acné todavía está en sus comienzos. Pero la experiencia más común que han compartido las personas que han dejado de tomar leche es que su piel ha mejorado, lo cual implica que suprimir los lácteos puede valer la pena.

Mejorar la digestión

Hasta el momento hemos visto el asma y otros problemas respiratorios, alergias, dolores de cabeza, dolores articulares y problemas de la piel, y cómo pueden mejorar notablemente cuando las personas que los padecen deciden prescindir del queso y de otros productos lácteos. Todavía queda otra parte de nuestro cuerpo que merece que le prestemos atención en este capítulo: nuestro frecuentemente torturado tracto digestivo.

Ann Wheat se crio en una familia que trabajaba en la industria láctea. Su padre era procesador de leche. A medida que llegaban las cubas de leche, las transformaba en nata para montar, leche con fresas o chocolate y helados con frutas y nueces. Ella era la *soda jerk*,[74] se encargaba de hacer los batidos de leche y los cucuruchos de los helados en verano.

Pero no estaba sana. De pequeña había tenido problemas respiratorios, incluidos graves brotes de neumonía. Tenía dolores de oído y

73. C. A. Adebamowo, D. Spiegelman, C. S. Berkey y col., «Milk consumption and acne in adolescent girls», *Dermatology Online Journal* 12(4) 2006, pp. 1-13; C. A. Adebamowo, D. Spiegelman, C. S. Berkey y col., «Milk consumption and acne in teenaged boys», *Journal of the American Academy of Dermatology* 58(5), 2008, pp. 787-793.

74. En Estados Unidos, por allá en los años cuarenta se puso de moda la preparación de una bebida compuesta por soda y helado. Se ponía sirope de sabores en vasos altos, agua con gas por último el helado. El *soda jerk* «batidor de soda» era la persona que hacía esta mezcla y manejaba los surtidores de soda. (*N. de la T.*)

dolor de cabeza, y a los cinco años tuvieron que hacerle una amigdalec-
tomía. Nunca se le ocurrió a nadie que sus problemas inflamatorios en
oídos, garganta y pulmones pudieran deberse, en parte, a las proteínas
de la leche. Cuando los médicos le diagnosticaron anemia, nadie les
dijo que quizás los productos lácteos podrían estar reduciendo su capacidad para absorber el hierro.

No obstante, lo peor es que padecía trastornos digestivos crónicos.
Durante su tierna infancia, su madre y su abuela —ambas enfermeras— estaban preocupadas por su estreñimiento agudo. A los ocho
años, sus constantes problemas digestivos consiguieron que su abuela
tomara la decisión de llevarla a la Clínica Mayo. Pero las radiografías y
los análisis de sangre no mostraron ninguna anomalía. Prueba a llevarla al psiquiatra, le aconsejaron los médicos.

Aunque los investigadores saben desde hace mucho tiempo que los
productos lácteos pueden favorecer el estreñimiento en los niños, parecer ser que muchos pediatras no se han enterado.[75] Hasta los cuarenta
y dos años no encontró un médico que le recomendó que eliminara los
productos lácteos. En cuanto puso en práctica su recomendación, sus
problemas digestivos pasaron a formar parte del pasado.

—¿Por qué no me lo había dicho nadie antes? —se preguntaba—.
Me habría ahorrado muchos años de sufrimiento y dolores, y no hubiera tenido que ver con frustración cómo mis hijos padecían los mismos
problemas.

Al igual que muchas otras personas que descubrieron la respuesta
a sus problemas de salud, se sintió muy motivada a compartir lo que
había descubierto. Junto con su esposo Larry, Ann ayudó a montar un
restaurante llamado Millenium, donde se sirven comidas veganas y sin
lácteos que rápidamente se convirtió en leyenda en San Francisco.

—Me gustaría compartir este mensaje con todo el mundo. No so-
porto ver sufrir a otras personas, especialmente a los niños. Los productos lácteos deberían venir con etiquetas de peligro.

---

75. G. Iacono, F. Cavataio, G. Montalto y col., «Intolerance of cow's milk and chronic consti-
pation in children», *The New England Journal of Medicine* 339, 1998, pp. 1100-1104.

Prevenir la diabetes de tipo 1

La diabetes de tipo 1 es una patología en la que el páncreas deja de fabricar insulina, la hormona que transporta la glucosa (azúcar) desde la sangre hasta las células. Sin insulina, la glucosa se acumula en la sangre. Se suele diagnosticar en la infancia o en la juventud. Esta enfermedad aumenta el riesgo de enfermedades cardiovasculares, problemas de visión, pérdida de la función renal, amputaciones y otros problemas graves. Las inyecciones de insulina son imprescindibles para tenerla controlada.

Desde hace muchos años, los investigadores saben que los bebés que toman biberón con leche infantil de vaca tienen mayor riesgo de desarrollar diabetes, en comparación con los bebés amamantados por la madre. Supuestamente, el sistema inmunitario del bebé identifica las proteínas de la leche como cuerpos extraños y reacciona produciendo anticuerpos contra estos. Estos anticuerpos, a su vez, atacan involuntariamente al páncreas del bebé, exterminando las células que generan la insulina.

En 1992, *The New England Journal of Medicine* publicó los resultados de las pruebas realizadas a 142 niños a los que les acababan de diagnosticar diabetes de tipo 1.[76] Todos los bebés tenían anticuerpos contra las proteínas de la leche de vaca. En otras pruebas, una porción de la proteína de la leche de vaca resultó ser una réplica bioquímica de una proteína de las células encargadas de fabricar la insulina en el páncreas. De modo que los anticuerpos contra la leche, al menos en teoría, deberían atacar y destruir estas células: un desastroso caso de «fuego amigo».

En un estudio piloto se investigó si evitando la leche infantil de vaca se podía prevenir la diabetes de tipo 1. Revisaron a 242 bebés que estaban en riesgo de desarrollar diabetes (todos tenían un primer grado de esta condición). Los investigadores animaron a las madres a que amamantaran a sus bebés, y después, cuando las madres ya estaban listas para destetarlos y darles el biberón, pidieron a la mitad de las parti-

76. J. Karjalainen, J. M. Martin, M. Nip y col., «A bovine albumin peptide as a possible trigger of insulin-dependent diabetes mellitus», *The New England Journal of Medicine* 32, 1992, pp. 302-307.

cipantes que utilizaran una fórmula especial en la que las proteínas de
la leche se habían roto en aminoácidos individuales. La otra mitad les
alimentó con la fórmula habitual, hecha con leche de vaca.[77] Hicieron
un seguimiento de los niños durante seis u ocho años, y pudieron comprobar que la fórmula modificada parecía haber tenido algún efecto en
reducir su riesgo de diabetes. En el momento en que escribí este libro,
todavía no estaban publicados todos los resultados de las pruebas.

Dicho esto, en mi opinión todavía tenemos que avanzar mucho
más en este campo. En este estudio piloto se restringió el consumo de
leche solo durante los primeros meses de vida, y no se les pidió a las
madres que amamantaban que suprimieran la leche de sus dietas. Así
que estas transmitían trazas de proteínas de leche de vaca a sus lactan-
tes cada vez que los amamantaban, y posteriormente también los ali-
mentaron con productos lácteos.

Si las proteínas de la leche son las causantes de la diabetes de tipo 1,
la forma de evitarlas es 1) no tomar productos lácteos durante la infancia, y 2) pedirles a las madres que ellas también eviten los productos lácteos mientras están amamantando, para evitar transmitirles las proteínas de los productos lácteos a sus hijos a través de su propia leche. El
queso está el primero en la lista de prohibidos, porque en él las proteínas
lácteas están especialmente concentradas. No hay ningún peligro por
no comer queso, y potencialmente conlleva grandes beneficios.

Desenmascarar a los culpables

Como hemos visto, el queso propicia una sorprendente gama de trastornos de salud. Aunque en este capítulo he tratado muchos temas de salud
graves, algunos de los más importantes son los que trataré en el capítulo
siguiente, cuando veamos los increíbles y desconcertantes problemas
que provocan la grasa y el colesterol que contiene una loncha de queso.

---

77. H. K. Akerblom, S. M. Virtanen, J. Ilonen y col., «Dietary manipulation of beta cell autoimmu-
nity in infants at increased risk of type 1 diabetes: a pilot study», *Diabetologia* 48, 2005, pp. 829-837.

6

Las enfermedades cardiovasculares, la diabetes y la paradoja francesa

En aquellos tiempos, pesar 129 kilos no era tan malo.

Marc Ramirez nació en McAllen, Texas, cerca de la frontera mexicana. Cuando tenía siete años, su madre se divorció de su padre, que era traficante de drogas; al final, la familia se trasladó a un nuevo hogar al norte de Chicago.

Iban justos de dinero y eso repercutía en que su dieta no fuera todo lo saludable que debería haber sido.

—Mi madre recibía una ayuda social. Y recuerdo esos más de dos kilos de trozos de queso. Sumergíamos la comida en queso. Lo poníamos en todas las tortillas, enchiladas y tacos. En las quesadillas. Entonces no teníamos ni idea de las consecuencias.

Eso, sumado a otros temas dietéticos, supuso un considerable aumento de peso para Marc.

Cuando terminó sus estudios en el instituto, pesaba 129 kilos. A pesar de medir 1,88 metros, se encontraba sobradamente dentro de la categoría de obesidad. Eso sería preocupante en casi cualquier otra circunstancia. Pero Marc era fuerte y había aprendido a jugar bien al fútbol. Así que la Universidad de Míchigan —que tenía uno de los mejores equipos de fútbol universitario del país— le fichó y le concedió una beca con todos los gastos pagados. Marc era *right guard* en la línea ofensiva, es decir, que su función era crear barreras en las defensas de sus oponentes para que los corredores de su equipo pudieran pasar.

Mantenía su peso al alza comiendo pizza, hamburguesas, filetes y pollo frito. Las hortalizas eran un extra ocasional.

—Si alguna vez me comía una ensalada, era bañada en salsa ranchera.

Cuando terminó los estudios, sucedió lo inevitable. Desarrolló diabetes de tipo 2. También tenía el colesterol alto, hipertensión, ardor de estómago, psoriasis y disfunción eréctil. El peso que le había servido para romper una línea defensiva se había vuelto en su contra. Su salud, su energía e incluso su función sexual se habían ido al traste.

Sabía muy bien lo que era la diabetes. Su madre la padecía; murió a los sesenta y un años, y se había tenido que someter a una operación del corazón, además de tener graves problemas de visión e insuficiencia renal. Su hermano menor había perdido la vista, la función renal y la pierna derecha por la enfermedad. Su hermano gemelo también padecía diabetes, y sus dos hermanas.

—Cuando me lo diagnosticaron, pensé en lo que le había sucedido a mi madre y a mi hermano pequeño. Me veía yendo por el mismo camino. Recuerdo cuando el médico de mi madre nos llamó uno a uno a su consulta para ver si podíamos donarle un riñón. Entonces, tomé la determinación de que no estaba dispuesto a que mi familia pasara por lo mismo. No quería que, dentro de unos años, mi familia tuviera que ir a visitarme a un hospital; quería estar con ella en el campo de fútbol.

Pero, con su dieta cargada de queso y carne, las cosas no iban por buen camino. Tomó medicación oral para la diabetes, además de inyectarse dos veces al día insulina, junto con pastillas para el colesterol y la presión sanguínea.

—Le pregunté a mi médico si alguna vez podría dejar de pincharme. Pero me explicó que necesitaba la insulina para proteger mis órganos, y que tendría que hacerlo el resto de mi vida.

Comprender la diabetes

La diabetes significa que hay demasiado azúcar —glucosa— en la sangre. En el capítulo anterior, vimos la diabetes de tipo 1 y cómo las proteínas de la leche pueden influir en la destrucción de las células pancreáticas que fabrican la insulina. En la diabetes más común (tipo 2), el páncreas todavía fabrica insulina, pero las células del cuerpo no responden con normalidad. Cuando la insulina no puede conseguir que la glucosa llegue a las células, se acumula en la sangre.

Existen suficientes pruebas científicas que demuestran que uno de los factores clave de esta disfunción de la insulina es la grasa. Las partículas microscópicas de grasa, que se acumulan *dentro de los músculos y de las células hepáticas,* impiden que la insulina trabaje correctamente. Este proceso tiene lugar con una rapidez extraordinaria. En las pruebas controladas, los investigadores inyectan mezclas de grasa en la sangre de los voluntarios, lo que provoca que la insulina chisporrotee y deje de funcionar en tan solo cuestión de horas.[78] Afortunadamente, ese proceso es reversible, pero nos estamos adelantando. La *grasa saturada* (la que predomina en la carne y en el queso) parece afectar más a la función de la insulina que la grasa insaturada (la de los aceites vegetales).[79]

No es necesario que te inyecten grasa por vía intravenosa para tener diabetes. Te puede suceder lo mismo con los alimentos grasos. El queso tiene mucha grasa, como bien sabes, y las personas que comen queso y otros alimentos grasos poseen un riesgo mucho más alto de desarrollar diabetes, en comparación con las personas que los evitan.

Revertir la diabetes

Marc se tomó muy en serio sus problemas. Hizo dieta. Contó calorías e hizo más ejercicio. Pero sus éxitos eran escasos. Tras muchos intentos, se dio cuenta de que adelgazar no era tan fácil.

En 2011, se enteró de un planteamiento totalmente distinto. En lugar de contar calorías, se trataba de evitar los productos animales. Pen-

---

78. M. Roden, T. B. Price, G. Perseghin, K. Falk-Petersen, G. W. Cline, D. L. Rothman y G. I. Shulman, «Mechanism of free fatty acid-induced insulin resistance in humans», *The Journal of Clinical Investigation* 97, 1996, pp. 2859-2865.

79. S. M. Hirabara, R. Curi y P. Maechler, «Saturated fatty acid-induced insulin resistance is associated with mitochondrial dysfunction in skeletal muscle cells», *Journal of Cellular Physiology* 222, 2010, pp. 187-194.

só que eliminando la grasa animal y el colesterol tendría una oportunidad para mejorar su salud.

Nuestro equipo de investigación había sido pionero en este método, y había descubierto que la diabetes suele mejorar notablemente y, a veces, incluso desaparecer. Tiene lógica: si las partículas de grasa del interior de las células impiden que la insulina funcione correctamente, ¿qué mejor que evitar las grasas animales y dar a las células la posibilidad de limpiarse? También demostró ser muy eficaz para mejorar el peso corporal, el colesterol y la presión sanguínea.

Marc y su esposa, Kim, decidieron darle un voto de confianza. Nada de queso, y nada de carne. Se propusieron comer alimentos sanos a partir de ese momento. Aunque les costó algún tiempo acostumbrarse, tampoco fue tan difícil, y descubrieron una gran variedad de alimentos sanos y atractivos.

—Para desayunar comíamos copos de avena con canela espolvoreada, plátanos y trocitos de nueces pecanas o nueces normales. Para comer tomábamos burritos de alubias y burritos en plato (sin la tortilla), tacos de alubias negras, salteados o fajitas de hortalizas. De postre tomábamos una macedonia de frutas con plátanos, fresas y arándanos negros, o un batido de chocolate nirvana como recompensa.

Encontraron muchos libros, sitios web y otras fuentes, y a medida que pasaba el tiempo les iba resultando cada vez más fácil encontrar los alimentos saludables que estaban buscando.

—Es fácil. Podemos comer en todas partes.

Los resultados no se hicieron esperar.

—En tres meses adelgacé casi 23 kilos, y mi nivel de azúcar en sangre bajó en picado.

Los medicamentos para el colesterol también le habían reducido sus niveles a 164. Pero veintiséis días de dieta vegetariana le habían hecho bajar a 104. El colesterol LDL (malo) le bajó de 87 a 44. Los triglicéridos pasaron de 191 a 111.

—Al cabo de menos de dos meses ya no me inyectaba insulina, ni tomaba ninguno de los medicamentos para la diabetes. Había estado tomando lisinopril para la hipertensión y simvastatina para el colesterol, y mi médico me dijo que dejara de tomarlos.

—Eres mi paciente estrella —le dijo.

El ardor de estómago, la psoriasis y la disfunción eréctil desaparecieron.

—Era un hombre nuevo.

Y ha servido de inspiración a su familia. Su hija se graduó en la Universidad de Míchigan y ahora es maestra de tercer grado. Su hijo estudia en la universidad. Y poco a poco fueron comprobando el valor de los cambios dietéticos que habían hecho sus padres, y empezaron a cambiar su dieta.

Y todo ese queso y carne, ¿los echa de menos?

—Sé que puede resultar extraño. Pero ahora esos alimentos me dan asco. Me recuerdan cuando estaba gordo y enfermo. No los echo en falta en absoluto.

El queso y las enfermedades cardiovasculares

Eliminar el queso y otros productos hace algo más que tratar la diabetes. También tiene un poderoso efecto sobre las enfermedades cardíacas. En 1990, el doctor Dean Ornish publicó los resultados de un estudio de referencia.[80] Había pedido a un grupo de pacientes del corazón que empezara una dieta vegetariana baja en grasa, además de realizar otros cambios de estilo de vida saludables: hacer un poco de ejercicio, reducir el estrés y dejar de fumar. Al cabo de un año midió las placas de sus arterias coronarias mediante un *angiograma* —una radiografía especial del corazón— y comparó los resultados con la misma prueba que les había hecho al comienzo del estudio.

Los resultaron hicieron historia en la medicina. Las arterias estrechadas habían empezado a reabrirse hasta tal extremo que se podía percibir una clara diferencia en el 82% de los participantes en el primer año. Hasta entonces, la mayoría de los médicos daban por hecho que

---

80. D. Ornish, S. E. Brown, L. W. Scherwitz, J. H. Billings, W. T. Armstrong, T. A. Ports y col., «Can lifestyle changes reverse coronary heart disease? *The Lancet,* 336, 1990, pp. 129-133.

las enfermedades cardíacas eran irreversibles. Pero con la dieta y el estilo de vida correctos, los pacientes tienen un poder que no tenían antes. Pueden reducir el colesterol, la presión sanguínea, el peso corporal, reabrir las arterias y reducir notablemente las posibilidades de volver a padecer un infarto de miocardio.[81]

Voy a citar algunas características esenciales de las enfermedades cardiovasculares.

Las enfermedades cardiovasculares comunes se producen cuando las partículas de colesterol de la sangre se adhieren a las paredes arteriales y forman *placas*, grumos de grasa, colesterol y proliferación de células musculares que estrechan el paso de la sangre. Una placa se puede romper y abrir como si fuera una ampolla. Cuando sucede eso, puede formar un coágulo sanguíneo, como si fuera un tapón de corcho en la arteria. La sangre no puede fluir. Y sin aporte sanguíneo, el músculo del corazón muere; eso es lo que se llama *infarto de miocardio* o ataque al corazón.

¿De dónde salen todas estas partículas? Un buen número de ellas proceden de nuestro plato. Los productos lácteos, la carne y los huevos tienen colesterol, y una gran parte de este pasa a la sangre, sumándose al colesterol existente. Pero lo más importante es que la grasa *saturada* (mala) de los productos lácteos y de las carnes aumenta el colesterol en la sangre.

Si tuvieras que prescindir de los productos animales —queso, carne y todos los demás—, tendrías muy poca grasa saturada y prácticamente nada de colesterol en tu plato, y tu nivel de colesterol bajaría en picado.

---

81. D. Ornish, L. W. Scherwitz, J. H. Billings, S. E. Brown, K. L. Gould, T. A. Merritt, S. Sparler, W. T. Armstrong, T. A. Ports, R. L. Kirkeeide, C. Hogeboom y R. J. Brand, «Intensive lifestyle changes for reversal of coronary heart disease», *Journal of the American Medical Association* 280, 1998, pp. 2001-2007; Y. Yokoyama, K. Nishimura, N. D. Barnard, M. Takegami, M. Watanabe, A. Sekikawa, T. Okamura y Y. Miyamoto, «Vegetarian diets and blood pressure: a meta-analysis», *Journal of the American Medical Association Internal Medicine* 174(4), 2014, pp. 577-587; N. D. Barnard, S. M. Levin y Y. Yokoyama, «A systematic review and meta-analysis of changes in body weight in clinical trials of vegetarian diets», *Journal of the Academy of Nutrition and Dietetics* 115(6), junio de 2015, pp. 954-969.

Nuestro cuerpo fabrica todo el colesterol que necesitamos

Nuestro cuerpo suele fabricar cantidades diminutas de colesterol, que cumplen varias funciones. En primer lugar, las partículas de colesterol mantienen la flexibilidad de las células. Imagínatelas como si fueran pequeñas bisagras de las membranas celulares. Nuestro cuerpo también usa el colesterol como materia prima para fabricar hormonas —testosterona, estrógenos y otras— y los ácidos biliares que favorecen la digestión. Por consiguiente, nuestro cuerpo siempre está fabricando un poco de colesterol para cubrir estas necesidades.

Pero esta es la clave: nuestro cuerpo fabrica todo el colesterol que necesita. Si ingieres alimentos que contienen colesterol o que contienen las grasas que aumentan tus niveles de colesterol en sangre, terminas con más colesterol del que necesitas y tienes mayor riesgo de tener problemas de salud.

Luego, no comer carne, productos lácteos y alimentos grasos, en general, es una buena idea. Pero ¿hasta qué extremo es nocivo el queso? ¿Va realmente a poner en riesgo a mi corazón?

Bueno, veamos qué contiene una ración típica de 60 gramos de queso, la que se suele usar para un bocadillo.

En primer lugar, grasa: la grasa saturada sube el colesterol en sangre, y el queso y otros productos lácteos son la principal fuente de grasa saturada de la dieta estadounidense, como verás en el diagrama que viene a continuación. Una ración de 60 gramos de cheddar tiene tanta grasa saturada (mala) como *ocho* lonchas de beicon (11 gramos cada una).[82]

Por si te lo estás preguntando, el queso de cabra no es mejor. De hecho, la razón por la que, en parte, lo eligen algunas personas es porque tiene una textura un poco más grasienta que los quesos de vaca. Veamos el queso de cabra semitierno en el sitio web del USDA [Departamento de Agricultura de Estados Unidos;] descubriremos que 60 gramos tienen 12 gramos de grasa saturada. Si se trata de queso de cabra duro, la cifra se acerca a los 14 gramos. Eso equivale a comer ocho salchichas pequeñas.

---

82. U. S. Department of Agriculture National Agricultural Library, Internet: http://ndb.nal. usda.gov/ndb/foods/list.

FUENTE DE GRASA SATURADAS
EN ESTADOS UNIDOS, 2005-2006

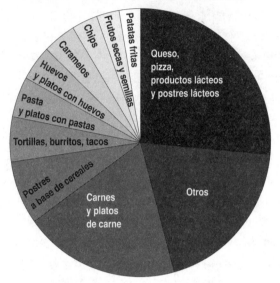

Fuente: Instituto Nacional para el Cáncer. Fuentes de grasas saturadas en la dieta de la población estadounidense a partir de los dos años, NHANES (National Health and Nutrition Examination Survey) 2005-2006. Monitorización y Métodos del Factor de Riesgo. Control del Cáncer y Ciencias de la Población. http://riskfactor.cancer.gov/diet/foodsources/sat_fat/sf.html, consultado el 14 de noviembre de 2015.

En segundo lugar, colesterol: esos 60 gramos de cheddar también incluyen 5 miligramos de colesterol.[83] Eso es tanto o más que lo que encuentras en las carnes típicas.

En tercer lugar, sodio: el sodio sube la presión sanguínea, que a su vez aumenta el riesgo de enfermedades cardiovasculares. En el capítulo 1 hemos dicho que la sal era esencial en el procesamiento del queso. Los fabricantes de queso emplean mucha. Estas son las cifras.

---

83. U. S. Department of Agriculture Agricultural Research Service, «USDA Food Composition Databases». Internet: http://ndb.nal.usda.gov/ndb/foods/list, consultado el 12 de septiembre de 2016.

Para que podamos comparar: una manzana de tamaño mediano contiene un miligramo de sodio. Una naranja, dos. Una patata tiene 13, hasta que se convierte en patatas saladas chips, en cuyo caso una ración de 60 gramos contiene 330 miligramos. En el capítulo 2 vimos que 60 gramos de cheddar o muenster contienen más de 350 miligramos, y que el Velveeta contiene la exagerada cantidad de *800 miligramos de sodio*: dispuestos a subir la presión, forzar al corazón y contribuir a la insuficiencia cardíaca.

Los alimentos grasos como el queso «espesan» la sangre —es decir, la vuelven más viscosa— y el corazón y los vasos sanguíneos han de hacer más esfuerzo para hacerla circular. La consecuencia es que sube la presión.

Sí, el queso sube la presión.

Malo para el corazón, malo para el cerebro

Los alimentos grasos y ricos en colesterol son perjudiciales para el corazón y aumentan el riesgo de diabetes. Pero pueden hacer algo peor. A medida que las personas nos hacemos mayores, muchas sucumben al alzhéimer, pierden la capacidad de razonar, de recordar y de funcionar en el día a día. En 1993, el Proyecto de Chicago para la Salud y el Envejecimiento se propuso averiguar si este devastador problema tenía alguna relación con la alimentación. Los investigadores analizaron detenidamente los hábitos alimenticios de un amplio grupo de voluntarios, luego dejaron pasar el tiempo para comprobar cuáles desarrollaban alzhéimer y cuáles no.

Diez años después publicaron un descubrimiento sorprendente. La misma «grasa mala» (saturada) que estaba implicada en las enfermedades cardiovasculares también lo estaba en el alzhéimer. Concretamente, los que comían más grasas saturadas (o sea, queso, carne, etc., diariamente) tenían dos o tres veces más riesgo, en comparación con los que tomaban menos de estos productos.[84]

84. M. C. Morris, E. A. Evans, J. L. Bienias y col., «Dietary fats and the risk of incident Alzheimer's disease», *Archives of Neurology* 60, 2003, pp. 194-200.

Un equipo de investigadores finlandeses se concentró en problemas de memoria menos graves y hallaron una conexión similar con la «grasa mala». En un grupo de 1.341 adultos, los que incluían más grasas saturadas en sus dietas tenían más del doble de probabilidades de tener problemas de memoria al hacerse mayores, en comparación con los que consumían menos.[85]

¿Por qué están el queso y los productos similares relacionados con el alzhéimer? La razón podría ser el colesterol. Investigadores del seguro de salud Kaiser Permanente hicieron un seguimiento de los niveles de colesterol de 9.844 asegurados y descubrieron que cuanto más alto era el colesterol de una persona, más probabilidades tenía de desarrollar la enfermedad.[86] El colesterol parece tener alguna influencia en los cambios del cerebro, como sucede en las enfermedades cardíacas.

También existen otros factores que desempeñan papeles importantes en las enfermedades cerebrales. Las grasas trans —las que se encuentran en los *donuts* y otros tentempiés— están relacionadas con el alzhéimer, como lo están las grasas saturadas. Hay algunos factores que parecen ser protectores: los alimentos ricos en vitamina E y hacer ejercicio. Si estás interesado en conocer más detalles, te invito a que leas mi libro anterior, *Power Foods for the Brain*.

La industria vuelve a contraatacar...

La industria alimentaria no se ha quedado sentada a escuchar las críticas. Ha ingeniado sofisticadas formas de controlar el riesgo de que se dañe la reputación del queso y de otros alimentos nocivos. Puesto que los mitos de la industria han invadido los medios y la sabiduría popular, me gusta-

---

85. M. H. Eskelinen, «Fat intake at midlife and cognitive impairment later in life: a population-based study», *International Journal of Geriatric Psychiatry* 23, 2008, pp. 741-747.

86. A. Solomon, M. Kivipelto, B. Wolozin, J. Zhou y R. A. Whitmer, «Midlife serum cholesterol and increased risk of Alzheimer's and vascular dementia three decades later», *Dementia and Geriatric Cognitive Disorders* 28, 2009, pp. 75-80.

ría dedicar algo más de tiempo a aclarar las cosas, y empezaré por unos de los mitos favoritos mundiales sobre la nutrición…

La paradoja francesa

¡Oh, la la! Los franceses comen mucho queso, mantequilla y nata, pero tienen un riesgo envidiablemente bajo de padecer enfermedades cardiovasculares. ¡Veamos esto con más detalle!

El término «paradoja francesa» fue acuñado en 1986 por la Organización Internacional de la Viña y el Vino —los viticultores franceses— y las estadísticas fueron impresionantes: en Francia, las muertes por enfermedades cardiovasculares eran una cuarta parte de las que se producían en Gran Bretaña.[87] La conclusión a la que se llegó con todo esto se plasmó en las etiquetas de las tiendas de alimentos *gourmet* en las que ponía: «De cualquier peligro que pueda albergar el queso o la nata, una botella de vino francés te protegerá». La paradoja francesa era la estrella de los productores de vino, quesos y cualquier otro producto que necesitara lavar su reputación.

Los franceses, realmente, bebían mucho vino. O, más bien, los bebedores franceses solían atiborrarse más que los bebedores de vino ingleses: en 1988, en Francia, la cifra era 13,1 litros por persona al año, mientras que en Inglaterra era de 8,5 litros anuales por persona.[88] Y a los franceses les encanta el queso: emmental, camembert, brie, roquefort y muchos otros.

Pero tanto el queso como las estadísticas tienen agujeros, y estamos a punto de desvelarlos. Casi inmediatamente después de que se lanzara esta idea, empezó a encallarse. El primer problema era que las autoridades médicas francesas interpretaron las estadísticas de otro modo. Una muerte por cardiopatía isquémica, es decir, la forma de enfermedad cardíaca común que conduce al infarto, en Inglaterra se denomina

---

87. M. Law y N. Wald, «Why heart disease mortality is low in France: the time lag explanation», *British Medical Journal* 318, 1999, pp. 1471-1476.

88. M. Law y N. Wald, «Why heart disease mortality is low in France: the time lag explanation», *British Medical Journal* 318, 1999, pp. 1471-1476.

así, mientras que en Francia se clasificaría como muerte por causas desconocidas o inespecíficas.[89]

El segundo factor era el tabaco. Cuando empezó la idea de la «paradoja», a finales de la década de 1980, había un número relativamente bajo de mujeres fumadoras (9%) en comparación con las inglesas (30%). Esa diferencia dio a las francesas una gran ventaja, en cuanto a salud cardíaca, que nada tenía que ver con el vino, el queso o con cualquier otra cosa. Para los hombres, el índice de tabaquismo era similar en los dos países.

Pero el tema principal, según los investigadores de la Real Escuela de Medicina y Odontología de Londres, era que la dieta francesa había cambiado con el tiempo.[90] En 1988, en Francia e Inglaterra, la dieta era muy similar. Las grasas animales suponían el 25,7% de calorías en Francia, y el 27% en Inglaterra. Pero un análisis más profundo reveló que los franceses acababan de alcanzar esa cifra más alta. Tiempo atrás, la ingesta de grasa animal era considerablemente más baja, y la menor incidencia de enfermedades cardíacas en Francia no hacía más que reflejar el hecho de que su riesgo de cardiopatías todavía no se había equiparado al empeoramiento de la dieta.

De hecho, en realidad, no existe una «dieta francesa». Los hábitos alimentarios franceses están muy condicionados a la influencia de las tradiciones de cada región. Seguramente habrás oído decir que en el norte de Europa se cocina con mantequilla, mientras que en el sur se utiliza el aceite de oliva. Sin embargo, las diferencias son mucho más profundas, y el mapa más complicado.

En un sitio web dedicado a temas femeninos, una mujer escribió que se crio en el sur de Francia, y que en aquellos tiempos, las hortalizas eran la base de la dieta. En cada comida se tomaban cuatro o cinco tipos de hortalizas, y siempre se tomaba sopa. La carne solo se tomaba en pequeñas cantidades, a excepción de cuando había invitados.

---

89. M. Law y N. Wald, «Why heart disease mortality is low in France: the time lag explanation», *British Medical Journal* 318, 1999, pp. 1471-1476.

90. M. Law y N. Wald, «Why heart disease mortality is low in France: the time lag explanation», *British Medical Journal* 318, 1999, pp. 1471-1476.

Cuando se casó con un hombre de la región la Lorena, al noroeste de Francia, se quedó impresionada por su forma de comer. Las comidas se basaban en los productos de charcutería, es decir, en el cerdo. «Tardé años en convencerle de que no comiera tanto cerdo», escribió.[91]

Otra mujer respondió contando una experiencia idéntica. «Lo que has escrito me ha hecho mucha gracia —escribió—. Yo también me crie en el campo y todas las noches comíamos sopa, y carne solo una o dos veces a la semana.» Pero cuando se casó con un hombre de Lorraine (como la primera mujer), «aluciné al ver que su familia *comía carne* dos veces *al día*, y mucho cerdo». En Inglaterra o Estados Unidos, comer carne dos veces al día es lo habitual desde hace mucho tiempo.

Francia ha disfrutado de las tradiciones mediterráneas en el sur, con influencias italianas procedentes del sudeste y españolas procedentes del sudoeste, además de la influencia africana desde las cercanas Argelia y Marruecos. El norte y el este de Francia han estado más bajo la influencia de las tradiciones alemana, suiza, holandesa y belga.

Así que no solo no había una única «dieta francesa», sino que en algunas partes de Francia la carne era una excepción. En cuanto a que en Francia había menor incidencia de cardiopatías, no se debía precisamente a que el queso fuera menos nocivo o que el vino fuera beneficioso, sino más bien a que la mayoría de los franceses no devoraban tanta grasa animal como hasta hace poco, y a que sus estadísticas respecto a las cardiopatías todavía no se habían puesto al día, como les sucedía a sus homólogos británicos, con una larga tradición de ingerir grasas.[92]

---

91. «Cuisine française les principales différences entre les régions, help! Aufeminin». Internet: http://forum.aufeminin.com/forum/cuisine1/_f11892_cuisine-Cuisine-francaise-les-principales-différences-entre-les-régions-help.html, consultado el 9 de junio de 2016.

92. M. Law y N. Wald, «Why heart disease mortality is low in France: the time lag explanation», *British Medical Journal* 318, 1999, pp. 1471-1476.

Las mujeres francesas también se engordan

Por cierto, los cambios en los hábitos alimentarios que se han producido en Francia con el tiempo también han conducido a la obesidad, como en el resto del mundo. En una encuesta de realizada por la TNS Sofres Healthcare y la compañía farmacéutica suiza Roche, el 26% de las mujeres francesas tenían sobrepeso, y un 15% eran obesas. Lo mismo sucedía con los hombres: el 39% tenían sobrepeso, y el 14% eran obesos.

Aunque Mireille Guiliano, en su libro publicado en 2004, alegaba que *Las francesas no engordan,* las mujeres francesas han ido sumando kilos paulatinamente. En un estudio realizado en 2009 se demostró que, en los últimos doce años, la persona media francesa había engordado 3 kilos y aumentado unos 5 centímetros de cintura.[93]

Según parece, en Francia padecen del corazón, así como de otras enfermedades relacionadas con el queso u otros productos lácteos.

¿Podemos comer mantequilla?

La paradoja francesa fue una pequeña parte, especialmente memorable, de la mitología de la nutrición. Pero no fue, en modo alguno, la última. El 23 de junio de 2014, la revista *Time* publicó en portada, en letras grandes, «Come mantequilla», y presentaba la mantequilla formando un remolino muy artístico. Hubo algunas otras publicaciones, como el *New York Times,* el *Wall Street Journal,* el *New Scientist* y otras, que publicaron historias similares. Los expertos se han estado equivocando todo este tiempo, reivindicaban los artículos. A fin de cuentas, la grasa no es mala. El bistec y las chuletas de cerdo no te harán daño. ¡Adelante, consúmelos!

Algunos de estos artículos se basaban en un libro, *La grasa no es como la pintan. Mitos, historia y realidades del alimento que tu cuerpo necesita.* Su autora, Nina Teicholz, había emprendido la inexplicablemente apasio-

---

93. Vicky Buffery, «Real French women really do get fat», Reuters, 1 de noviembre de 2009, Internet: http://www.reuters.com/article/lifestyleMolt/idUSTRE5A93I220091110, consultado el 9 de junio de 2016.

nada misión de defender la mantequilla, la carne y el queso. Así que empezó con las poblaciones de esquimales e inuits del lejano norte. Estos pueblos apenas padecen del corazón, alegaba ella, a pesar de que toman mucho pescado y grasa. Por consiguiente, la grasa no te hará daño.

Resultó ser que estaba equivocada. Un estudio del Instituto del Corazón de la Universidad de Ottawa demostró que las enfermedades cardiovasculares eran tan frecuentes entre los nativos del norte como en las personas de otras regiones.[94] Los accidentes cerebrovaculares eran especialmente habituales, y la esperanza de vida era, como mínimo, diez años inferior con respecto a otras personas. Las enfermedades cardíacas *parecía* que no eran frecuentes entre los nativos del norte, principalmente, porque, en general, dichos problemas de salud no quedaban registrados.

Entonces, Teicholz recurrió a los masáis, un pueblo africano que supuestamente no padece enfermedades cardiovasculares a pesar de que su dieta consiste en carne, leche y sangre.

Se volvió a equivocar. El investigador George V. Mann escribió en 1978: «Hemos recopilado corazones y aortas de 50 varones de raza auténticamente masái que habían fallecido por algún traumatismo, y hemos observado una gran cantidad de ateroesclerosis».[95] En otras palabras, tenían graves problemas cardiovasculares.

Muy bien, las arterias de los masáis están plagadas de placas de ateroma. Pero no tenían infartos de miocardio, alegaba Teicholz, de modo que la carne y la leche han de ser buenos.

Una vez más, su razonamiento no se sostenía por ninguna parte. Las placas que se generan en las arterias se pueden romper, como hemos visto antes. Esto favorece la formación de coágulos que obstruyen la circulación sanguínea y provocan ataques al corazón. Teicholz sostenía que, aunque los masáis tuvieran placas, estas no se rompían, eran como bom-

---

94. G. J. Fodor, E. Helis, N. Yazdekhasti y B. Vohnout, «"Fishing" for the origins of the "Eskimos and heart disease" story: facts or wishful thinking? A review», *Canadian Journal of Cardiology* 30(8), 2104, pp. 864-868.

95. G. V. Mann, «The Masai, mil and the yogurt factor: an alternative explanation», *Atherosclerosis* 29, 1978, pp. 265.

bas que nunca explotan. Esto es muy improbable. Una explicación más lógica para la falta de constancia de infartos de miocardio entre los masáis, podría ser su corta esperanza de vida. Si la vida se interrumpe a los cuarenta y pocos, por un accidente o por una infección, las placas no han tenido tiempo para romperse. Además, en una población rural con escasos servicios médicos y pocos informes, los infartos cardíacos puede que ni siquiera se reconozcan o queden registrados en ninguna parte. El concepto de comer alimentos que provocan placas de ateroma y luego tener la pretensión de que estas nunca se rompan es jugar con fuego. Es correr un riesgo absurdo.

Ancel Keys y el Estudio de los Siete Países

Los que pretendían conseguir que la grasa pareciera buena hacían alusión, especialmente, a Ancel Keys, el famoso investigador de la Universidad de Minnesota, que en la década de 1950 fue el que identificó los peligros de los alimentos grasos. Recopiló datos de seis países que contaban con registros médicos y dietéticos fiables, y descubrió una clara asociación entre la ingesta de grasas y los fallecimientos por enfermedades cardiovasculares.[96]

El estadístico de la Universidad de California en Berkeley Jacob Yerushalmy señaló que, si Keys se hubiera concentrado en más de seis países, la relación entre la grasa saturada y las enfermedades cardiovasculares le habría parecido menos sólida.[97] Así fue. Incluir más países alteró la correlación entre la grasa y las muertes por enfermedades cardiovasculares, porque en aquellos tiempos muchos de esos países tenían pocos datos sobre dieta y servicios médicos. Aun así, la correlación entre grasa y muertes por problemas cardíacos siguió siendo alta, y la correlación entre proteína animal y fallecimientos por cardiopatías era aún mayor.

---

96. A. Keys, «Atherosclerosis: a problem in newer public health», *Journal of the Mount Sinau Hospital, New York* 20, 15, pp. 118-139.

97. J. Yerushalmy y H. E. Hilleboe, «Fat in the diet and mortality from heart disease: a methodologic note», *New York State Journal of Medicine* 57, 1957, pp. 2343-2354.

Jugar con las estadísticas

Lo que realmente acaparó la atención de los titulares fue un metaanálisis publicado a principios de 2014 por *Annals of Internal Medicine*.[98] El metaanálisis combinaba setenta y dos estudios menores en los que no se había encontrado que, en general, las grasas saturadas supusieran algún riesgo para el corazón. Según el *lobby* de la grasa, eso probaba que, después de todo, la «grasa mala» no perjudicaba el corazón.

Si lo contemplamos más detenidamente, veremos algo muy distinto. Los metaanálisis combinan datos de muchos estudios diferentes. Cuando en dichos estudios se emplean métodos similares, tiene sentido agruparlos. Pero cuando los métodos son muy diferentes, combinarlos puede confundirnos.

Uno de los estudios del metaanálisis de *Annals* era el Estudio Vegetariano de Oxford,[99] que incluía a 11.000 personas, entre las cuales había veganas, ovolácteovegetarianas, carnívoras, con una ingesta de grasas saturadas que iba desde tan solo el 6% de calorías hasta el 13% de calorías. En ese estudio se observó que en las personas cuyas dietas eran más grasas se triplicaba el riesgo de morir por una cardiopatía, en comparación con las que tomaban muy pocas grasas saturadas.

Pero el metaanálisis también incluía un estudio sueco en el que *no* había grupos con dietas bajas en grasa todos los grupos del estudio ingerían una media de más del 13% de calorías, procedentes de grasas saturadas. No es de extrañar que en el estudio no se pudiera identificar ningún beneficio de evitar las grasas saturadas, porque no había nadie que siguiera una dieta baja en grasas.[100]

------

98. R. Chowdhury, S. Warnakula, S. Kunutsor y col., «Association of dietary, circulating, and supplement fatty acids with coronary risk: a systematic review and meta-analysis», *Annals of Internal Medicine* 160, 2014, pp. 398-406.

99. P. N. Appleby, M. Thorogood, J. I. Mann, T. J. A. Key, «The Oxford Vegetarian Study: an overview», *American Journal of Clinical Nutrition* 70 (supl.), 1999, pp. 525S-531S.

100. P. Wallström, E. Sonestedt, J. Hlebowicz, U. Ericson, I. Drake, M. Persson y col., «Dietary fiber and saturated fat intake associations with cardiovascular disease differ by sex in the Malmö y Cancer Cohort: a prospective study», *PLos One*, 2012, 7:e31637.

Cuando se combinaron los estudios, los que no estaban tan bien hechos falsearon los resultados de los estudios de más calidad. Esto no implica que, de pronto, la «grasa mala» sea segura.

La confusión sobre el colesterol

Vale, un poco más sobre falsos mitos; este tiene que ver con el colesterol. Concretamente, ¿importa realmente el colesterol que puedan tener algunos alimentos? Sí, en el queso hay mucho, pero ¿puede perjudicarnos?

En 2015, el Comité de Asesoramiento sobre Directrices Dietéticas, que tenía la misión de revisar las directrices sobre alimentación saludable en Estados Unidos, afirmó que el colesterol que tienen los alimentos no conlleva ningún riesgo. Los periódicos de todas partes proclamaron, de pronto, que la orden del día era comer lo que se nos antojase. El *Chicago Tribune* escribió:

> El equipo de asesoramiento nutricional más importante de la nación ha retirado los cargos contra el colesterol de los alimentos, y nos dice que ya no es necesario que lo consideremos «una preocupación alimentaria». La nueva forma de pensar: prescindir de las delicias alimentarias saturadas de colesterol, en muchas personas, no parece tener ningún efecto significativo en el nivel de colesterol en sangre.[101]

En el *New York Times*, Mark Bittman escribió:

> Al final, se ha dicho que el colesterol que ingerimos en los alimentos no es tan problemático; ya podemos olvidarnos de contar miligramos. ¡Piensa en todos los huevos que te has perdido![102]

---

101. Editorial: «Scientists get egg on their faces», *Chicago Tribune*, Internet: http://www.chicagotribune.com/news/opinion/editorials/ct-cholesterol-guidelines-edit-0223-20150220-story.html, consultado el 9 de noviembre de 2016.

102. Mark Bittman, «How should we eat?», *New York Times*, Internet: http://www.nytimes.com/2015/02/25/opinion/how-should-we-eat.html, consultado el 17 de junio de 2016.

El público se tragó las noticias. Una encuesta realizada por Gallup posteriormente, ese mismo año, reflejaba que muchas personas parecían estar convencidas de que no era necesario intentar comer sano. En comparación con el año anterior, el número de estadounidenses que evitaban la grasa en su dieta había bajado del 56% al 47%, y el número de los que evitaban el exceso de sal había bajado del 46% al 39%. ¡Qué caray! ¡Come lo que te apetezca! La comida no importa. El colesterol, la grasa y la sal no pueden perjudicarte.

Si viste estas nuevas versiones y te creíste el mito de que «el colesterol no importa», ha llegado la hora de que vuelvas a la realidad. De hecho, el colesterol de los alimentos sube el nivel de colesterol en sangre, lo cual aumenta el riesgo de padecer problemas cardiovasculares. En 2002, el Instituto de Medicina mostró delicadamente la prueba de que el colesterol que ingerimos —en los huevos, el queso, el pollo, la carne de buey o cualquier otro alimento— aumenta nuestro nivel de colesterol en sangre.[103] La prueba era sólida e irrebatible.

Pues bien, ¿qué hizo el Comité de Asesoramiento sobre las Directrices Dietéticas? Resultó que ni el público, ni los medios, ni la mayor parte de los miembros del comité se dieron cuenta de que el intento de lavar la cara al colesterol fue, en su mayor parte, orquestado por la industria. La industria del huevo en su intento de rehabilitar la imagen del colesterol se opuso todo lo que pudo al Comité de Asesoramiento sobre Directrices Dietéticas. Propuso a un científico que fue introducido en el comité, pagó la investigación a otro e hizo un cheque de más de 84.767 euros para financiar investigaciones a la universidad a la que pertenecían, al menos, dos de los miembros del comité. La industria del huevo también ha financiado la mayor parte de las investigaciones recientes sobre los efectos del colesterol en la salud, y ha diseñado estudios de tal modo que se puedan minimizar los aparentes riesgos del colesterol.

---

103. Food and Nutrition Board, Institute of Medicine. *Dietary References Intakes for Energy, Carbohydrate, Fiber, Fat, Fatty Acids, Cholesterol, Protein, and Amino Acids.* Washington DC.: National Academies Press, 2002/2005.

La buena noticia es que, al final, el intento de dicha industria por disfrazar los efectos nocivos del colesterol ha fracasado. El Gobierno rechazó la idea del comité de que el «colesterol es seguro» y dijo que, de hecho, las personas deberían comer la menor cantidad posible. Por desgracia, muchas personas todavía recuerdan los titulares que anunciaban que no era necesario preocuparse por los riesgos del colesterol.

Volver a sentirse de maravilla

A Marc y a Kim les encanta su nueva vida. Tienen más energía que nunca. Van a hacer kayak al norte de Míchigan y les quedan fuerzas para hacer ejercicio siempre que les apetece. Y, desde que desapareció la disfunción eréctil de Marc, también queman más calorías en el dormitorio. Estar activo es un placer, no una carga.

Decidieron compartir lo que habían descubierto. Ahora se dedican a dar clases de nutrición y salud, e invitan a médicos, chefs y otros conferenciantes para que impartan sus conocimientos en sus reuniones habituales, que van dirigidas a todas aquellas personas que deseen mejorar sus hábitos alimentarios. Marc y Kim suelen aparecer en las noticias de su localidad y han abierto un divertido e informativo sitio web, que se llama Chickpea and Bean (ChickpeaAndBean.com), donde comparten recetas, noticias e información sobre las próximas actividades.

Ahora, supongo que ya debes tener claro que eliminar el queso de tu dieta puede mejorar mucho tu salud. Y lo que elegimos comer también suscita otros temas, entre los cuales se incluyen las consecuencias para los animales y para el medioambiente, como veremos en el capítulo siguiente.

7

Lo que han de soportar los animales

Era un hermoso día de verano en Amagansett, una pequeña ciudad de Long Island donde van a jugar los ricos. Mi organización, el Comité de Médicos para una Medicina Responsable, estaba haciendo una recolecta de fondos en una preciosa casa junto al mar y, para hacer honor a la ocasión, Michael Schwarz presentó una primicia, su queso *Treeline*.

Michael es un abogado intelectual de derecho inmobiliario que ha emprendido una nueva aventura. Por razones que enseguida voy a describir, ha montado una empresa para fabricar quesos sin leche que pretenden competir con las variedades tradicionales. Después de meses de pruebas y de perfeccionamiento, llegó el momento de degustarlo.

Michael cortó un queso curado aderezado con pimienta negra, y los invitados, entre los cuales se encontraba el actor Alec Baldwin, se lanzaron a probarlo. Al principio dudaron de que un queso tan sabroso pudiera estar hecho sin leche. Pero así era, indudablemente. Este nuevo queso era delicioso, y estaba hecho sin una sola gota de leche.

Yo estaba demasiado ocupado hablando con los invitados como para poder probar nada. Pero Michael me guardo un trozo para que lo probara más tarde. Esa noche, mientras iba en coche al aeropuerto, lo encontré en mi bolsillo, saqué un trozo y me lo puse en la boca. Fue maravilloso. El sabor perfecto, la textura perfecta, el aderezo perfecto. Me comí toda la ración sin darme cuenta.

Te estoy presentando a Michael porque su trabajo está relacionado con un aspecto del queso que todavía no hemos tratado. Es un tema del que a los fabricantes de queso no les gusta hablar. Pero es importante, y no empieza en Nueva York o Wisconsin, sino en Johannesburgo.

El padre de Michael, Harry Schwarz, emigró a Sudáfrica de pequeño, huyó de Alemania con su familia cuando los nazis subieron al poder. Al no hablar ni inglés ni afrikáans, sus compañeros se burlaban de
él y le acosaban. Pero era un buen estudiante y creció rápido. Tras gra-
duarse en 1943, se alistó en las fuerzas aéreas de Sudáfrica para combatir a los nazis en el norte de África, Creta e Italia.

Cuando terminó la Segunda Guerra Mundial, regresó a su hogar de
adopción en Sudáfrica, donde se encontró que se estaban fraguando
nuevos problemas. El Partido Nacional estaba en auge y trataba de im-
poner el *apartheid*. Anteriormente también habían existido políticas
raciales injustas, pero este nuevo sistema de segregación era lo más extremo que había conocido jamás el país. Para Harry, el *apartheid* se parecía a los prejuicios raciales y étnicos que había visto en Alemania y
contra los que había luchado en la guerra. Junto con otros veteranos,
organizó manifestaciones de protesta, en un intento de frenar todo
aquello. Fracasaron y el *apartheid* se institucionalizó en 1948.

Fue a la Facultad de Derecho, donde conoció a Nelson Mandela y
entabló una amistad con él que duraría toda su vida; posteriormente,
fue uno de los abogados defensores de uno de los acusados en el ahora
considerado infame Proceso de Rivonia. Su esposa, Anette, compartía
sus convicciones éticas. En aquellos tiempos trabajaba en un sindicato
de trabajadores cuando a los negros no se les permitía estar sindicados,
y su sindicato fue uno de los que defendió sus derechos.

Michael guarda amargos recuerdos de la segregación racial. Recuerda ir sentado en un autobús, después de un acontecimiento depor-
tivo en su escuela solo para blancos, y que los otros niños sacaban sus
cabezas por la ventanilla para escupir a los trabajadores negros que regresaban a pie a sus casas. También le afectaba profundamente ver
cómo todo el sistema del *apartheid* destrozaba familias, obligando a los
padres a dejar a sus hijos en sus «patrias» lejanas porque no se les permitía llevarlos consigo a las zonas para blancos donde trabajaban, y esa
era su única opción si querían ganar suficiente dinero como para man-
tenerlos. En el año que fue representante de su escuela en el Consejo de
Jóvenes de la Ciudad de Johannesburgo, cuando tenía dieciséis años,

intentó hacer todo lo que pudo para cambiar las cosas. Hizo constar en acta que los negros deberían poder ser miembros del consejo y que el *apartheid* tenía que terminar. Su propuesta fue rotundamente rechazada, y cuando recibió su diploma a final de año fue abucheado por sus compañeros.

Durante sus años universitarios siguieron los tiempos turbulentos, mientras Michael protestaba contra el *apartheid* y hacía todo lo posible por liberar a Mandela. Un día, a su padre, que ahora era portavoz de la oposición en el parlamento, el jefe de policía de la seguridad nacional le puso sobre aviso de que él y su hijo estaban siendo vigilados.

En 1991, cuando por fin terminó el *apartheid*, Harry Schwarz fue nombrado embajador de Sudáfrica en Estados Unidos, el primer embajador que se opuso abiertamente al *apartheid*. Se negó rotundamente a ser el embajador de solo los cinco millones de blancos que vivían en Sudáfrica: «He dejado claro que quiero ser el embajador de los treinta y siete millones de sudafricanos».

Los valores éticos que le infundieron a Michael desde su infancia afectaron a muchos otros aspectos de su vida, incluida su alimentación. A los veintisiete años, se quedó horrorizado por el destino de los animales en las granjas y en los mataderos. Él decía que la gente no necesitaba comer carne. ¿Por qué condenar a los animales a una existencia desoladora para convertirlos en una hamburguesa o una costilla de cerdo?

Sin embargo, las vacas lecheras no estaban dentro de su radar ético; al menos, aún no. Más bien al contrario. Tenía gratos recuerdos del pan con queso tostado galés y de los sándwiches de queso caliente que le hacía su madre cuando regresaba de la escuela. Cuando su padre volvía de sus viajes de negocios por Europa, siempre traía un delicioso paquete de queso francés, que todos disfrutaban comiendo juntos. Le gustaba el sabor del gorgonzola sobre pan con jamón o miel y parmesano rallado en un plato de pasta o directamente del paquete. Más adelante, Michael viajaría a Francia y a Italia por motivos profesionales y probaría los quesos regionales: fontina, camembert y otros.

De dónde viene la leche

A los cuarenta años, Michael se enteró de algunos hechos desagradables.

Vamos a repetir lo evidente, las vacas producen leche para alimentar a sus crías. Al igual que una madre produce suficiente leche para alimentar a su bebé, no a todo el vecindario, una vaca, normalmente, produce la leche que necesita su ternero, no en cantidad extra para fabricar queso y helado.

Pero una granja lechera no puede ganar dinero de ese modo. Así que los productores de leche hacen varias cosas. En primer lugar, fecundan a las vacas anualmente y les quitan sus crías para que ellos puedan quitarles *toda* la leche. En segundo lugar, mediante la crianza y, a veces, también usando productos farmacéuticos fuerzan que las vacas produzcan más leche. En tercer lugar, cuando no producen suficiente leche, se convierten en hamburguesa y son sustituidas por otras más jóvenes, que inician el ciclo de embarazos y lactancia.

Veamos más detenidamente lo que preocupó a Michael, y empezaremos con un viaje al noroeste de Indiana.

Fair Oaks Farms es una explotación lechera masiva. Pero es más que eso. También es un escaparate perfecto para esta industria. Acoge visitantes y tiene sofisticadas exposiciones, un restaurante y zonas de juego para los niños, hace que el proceso de la fabricación de la leche parezca una especie de Disneylandia.

En el camino de entrada a los terrenos de Fair Oaks Farms hallamos la respuesta a la pregunta que planteamos en el capítulo 1: ¿por qué hay tan pocas vacas en los campos de la región del Medio Oeste? Es porque están todas recluidas en el interior: 32.000 vacas.

Subes al autocar y empiezas el *tour*. El guía de Fair Oaks Farms te enseñará orgulloso los «establos abiertos» donde hay algunas vacas sentadas en «libertad», es decir, están en recintos cerrados en grupos reducidos, en lugar de estar en establos individuales.

En una de las exposiciones de Fair Oaks se muestra un vídeo que enseña de donde vienen las crías. Empieza con la inseminación artificial. No, las vacas no eligen a sus parejas. En el sumamente mecanizado proceso de crianza de una explotación lechera, cada aspecto de la reproducción está controlado por el personal de la granja, y el vídeo muestra el procedimiento con todo detalle.

No te permitirán ver el proceso en persona. Pero a Mike Rowe, sí le facilitó esa posibilidad, para su programa *Dirty Jobs* [Trabajos sucios] del Discovery Channel. Durante ocho temporadas, el programa mostró todo tipo de trabajos difíciles e indeseables, y este estaba entre los peores.

En primer lugar, Mike nos presenta a Joe, que es el que proporciona el semen de toro. Sí, por sorprendente que parezca, hay personas como Joe que dedican toda su vida a conseguir el semen de los toros. Joe conoce a sus toros y selecciona sus muestras basándose en las características físicas de las vacas. Una vaca pequeña recibirá el semen de un toro grande, por ejemplo, para conseguir un ternero de tamaño mediano que pueda usar la explotación. Puede incluso elegir las muestras de esperma que lleven cromosomas X o cromosomas Y, para engendrar terneros y terneras respectivamente.

Cuando llega el momento de la inseminación aparece Tony. Este lleva las muestras de semen seleccionadas, en grandes recipientes, en la parte posterior de su camión. Las descongela una a una y las carga en una pistola de inseminación, que se parece a una larga aguja para hacer punto. Tony se pone una larga manga de plástico en el brazo, manchada con las heces de las otras vacas a las que ya ha inseminado.

Las vacas están alineadas una al lado de la otra, como los clientes que hacen cola en el mostrador de un banco. Ahora descubrimos de dónde vienen las heces. Tony selecciona una vaca e introduce su brazo izquierdo, hasta el fondo, por el recto de la vaca. Palpa el útero a través de la pared rectal. Con la mano derecha, le agarra la cola de la vaca que tiene al lado y la usa para limpiar las heces que gotean por los lados del orificio anal. Luego coge la pistola inseminadora y la introduce en la vagina de la vaca, a través de cuello uterino, para inyectarle el semen.

Misión cumplida; saca la pistola, saca su brazo, se sacude las heces y escribe la fecha en el flanco de la vaca con un gran marcador. Mike intenta seguir el ejemplo; al fin y al cabo, ese es el objetivo del programa, pero tiene que parar varias veces ante la repugnante tarea antes de que, por fin, logre hacer el trabajo lo mejor que puede.

Si quieres conocer los detalles del proceso, la Organización para la Alimentación y la Agricultura de las Naciones Unidas muestra el proceso en su *Small-Scale Dairy Farming Manual* [Manual de ganadería lechera a pequeña escala],[104] donde lo ilustra con sencillos comics. Se recoge el semen del toro utilizando una «vagina» artificial y se introduce en la vaca con el procedimiento que hemos descrito en Fair Oaks Farms.

En otra parte de la granja, las vacas que habían fecundado nueve meses antes ahora están pariendo. Una está tumbada, gimiendo. Vemos asomar una diminuta pezuña, luego otra, y aparece la cabeza de la cría. El ternero no tarda en nacer. La madre lame a su cría, que empieza a respirar y mira con asombro este extraño nuevo mundo. Aquí nacen terneros cada día durante todo el día, y algunas de las vacas que están pariendo son expuestas en una vitrina, en un anfiteatro, para que el público pueda observarlas.

¿Qué falta aquí?

Mike Rowe, en *Dirty Jobs*, muestra una ternera recién nacida en una carretilla. Está intentando levantarse y se cae patosamente. Es evidente que su madre no está. De hecho, no se ve a ninguna madre. Solo vemos terneritos recién nacidos desorientados.

«Una vez que las madres los han lamido, las terneras son llevadas a la "sección de maternidad", donde tienen veinticuatro horas para aclimatarse a la vida», nos cuenta Mike. Las terneras son colocadas en cel-

---

104. Food and Agriculture Organization of the United Nations. *Small-ScaleDairyFarming-Manual,* 2008, Internet: http://www.fao.org/docrep/011/t1265e/t1265e.htm., consultado el 30 de abril de 2016. Con permiso de reproducción.

das individuales y, al cabo de uno o dos días, serán enviadas fuera de ese recinto para su engorde durante trece meses, tras los cuales serán fecundadas por Tony u otro empleado, como lo fue su madre.

En el *tour* guiado de Fair Oaks te enseñarán a las terneras. Te llevan por un camino donde se encuentran los animales. No están con sus madres. Están en celdas individuales que forman una larga hilera, una junto a otra.

Lo que no te dicen en el *tour* de Fair Oaks, y lo que no mostró *Dirty Jobs*, es la reacción de las madres cuando les sacan a sus crías. Las vacas no ceden voluntariamente a sus bebés. Mientras los empleados las cargan en las carretillas, las madres gimen e intentan en vano seguirlas hasta que las echan atrás. La fuerza del vínculo entre madre e hijo es evidente, mientras las vacas los llaman inconsolablemente.

◇◇

LOS LAMENTOS DE LA MADRE

El 23 de octubre de 2013, el *Daily News* de Newburyport, Massachusetts, publicó esta historia:[105]

> NEWBURY. Ruidos extraños se oyen desde High Road, cerca de la Sunshine Dairy Farm, desde el lunes por la noche hasta ayer por la mañana, cuando acudió la policía local para comunicar a los residentes que no estaba sucediendo nada espeluznante ni terrorífico.
>
> Según la sargento Patty Fisher, de Newbury, los ruidos procedían de los lamentos de las vacas a las que acababan de separar de sus crías.
>
> «Sucede cada año, en la misma época», dijo.

---

105. Dave Rogers, «Strange noises turn out to be cows missing their calves, *Daily News*, Newburyport, Massachusetts, Internet: http://www.newburyportnews.com/news/local_news/strange-noises-turn-out-to-be-cows-missing-their-calves/article_d872e4da-b318-5e90-870e-51266f8eea7f.html, consultado el 27 de marzo de 2016.

La historia del periódico la titularon: «Los ruidos extraños resultaron ser las vacas que echaban de menos a sus
crías».

William Shakespeare utilizó palabras parecidas cuatro siglos antes,
en la segunda parte de *Enrique VI:*

Nunca les hiciste daño, ni se lo hiciste a nadie, y al igual que
el carnicero se lleva al ternero, ata al desdichado y le pega
cuando se descarría, y lo sostiene en el sangriento matadero,
habiéndolo llevado despiadadamente hasta allí, y mientras
tanto la madre corre arriba y abajo, mirando el camino por el
que se fue su inofensivo pequeño, y no puede hacer más que
lamentar la pérdida de su querido…

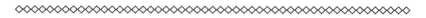

La ternera de la carretilla de Mike Rowe terminará formando parte del rebaño lechero. Los terneros, sin embargo, tienen otro destino.
Durante dieciocho o veinte semanas se les alimentará con un sustituto
de la leche, hecho de suero lácteo o de proteína de soja, y luego serán
llevados al matadero, colgados por una de sus patas traseras, y degolla-
dos. Su estómago será conservado por su cuajo, el que habría utilizado
para digerir la leche de su madre de haber tenido la oportunidad de
beberla.

Para las hembras, las cosas no han hecho más que empezar. Se les
sacan los cuernos, normalmente, sin anestesia, a través de un proceso
denominado *descornar* (la amputación total desde su base con un cuchillo o cauterización), salvo que haya tenido la suerte de ser un cruce
para que no tenga cuernos.

Será fecundada anualmente y le quitarán todos los terneros. A eso
de los cuatro años, su producción de leche ya no justificará el coste de
su manutención y será cargada en un camión y enviada al matadero,
como los terneros machos a los que dio a luz.

Muchas personas que están en contra de la matanza de vacas o de otros animales piensan que no se mata a las vacas lecheras. Pero, por supuesto, también las matan. Primero han de soportar varios ciclos de embarazos, el nacimiento y la pérdida de sus crías y la producción de leche, y, por último, son sacrificadas para comercializar su carne y su piel.

La leche y el estiércol

Volvamos a Indiana; veamos ahora el proceso de ordeñar. Si te imaginas a un granjero sentado en un taburete para ordeñar, estás muy equivocado. Un largo pasillo cubierto de estiércol conduce a un gigantesco aparato rotatorio. Es una enorme plataforma giratoria con capacidad para setenta y dos vacas a la vez. Cada vaca se coloca en una plaza.

Hay estiércol por todas partes, bajo las pezuñas, en las patas de la vaca y en las manos y la ropa de los empleados. Para evitar que esta se quede pegada en el vello de las ubres de las vacas, los veterinarios queman las puntas del vello con una llamita. Mientras la vaca patea, los hombres discuten si la llama les hace daño o no.

Luego se les coloca la maquina de ordeñar, y en ocho minutos y medio la plataforma hace un giro completo y el proceso ha terminado. A las vacas se las ordeña tres veces al día —quinientas vacas cada hora—, día y noche.

Por cada 3,7 litros de leche, la vaca media produce unos ocho litros de estiércol (es decir, unos 30 litros de leche y unos 56 litros de estiércol diarios). Si te estás preguntando si el estiércol llega a la leche, más bien deberías preguntarte *cuánta* cantidad llega a la leche. En la granja se recogen 1.324.894 litros de leche diarios, y montañas y montañas de estiércol.

La gestión del estiércol es un problema para la industria láctea, hasta el extremo de que existe una revista dedicada a él, que se llama, muy apropiadamente, *Manure Manager* [Gestor de estiércol]. Y los grandes cerebros del mundo del estiércol se reúnen en la Expo del Estiércol Norteamericana para discutir qué hacer con él, y, cuando es posible, dedicar algunos fondos para transformar las heces en gas metano.

No es broma

Las cabras son más pequeñas que las vacas, y puede que pienses que reciben mejor trato. Pero te decepcionarías. Las cabras, al igual que las vacas, producen leche para sus crías, no por ninguna otra razón. Así que hacer queso de cabra implica fecundar a las hembras, sacarles las crías y, al final, matarlas más o menos a todas.

A las cabras suelen fecundarlas una vez al año, como a las vacas. Las crías han de desaparecer, si la granja quiere guardar la leche para su venta, aunque puede reservar algunas hembras para aumentar su rebaño para leche, y puede criar a algunos machos para carne.

Para evitar que las cabras hieran a los empleados de la granja o entre ellas, también las descuernan. Pueden quemarles los muñones con un hierro candente eléctrico antes de que les empiecen a salir los cuernos. Si eso parece que puede ser doloroso —que lo es—, no digamos si se lo hacen cuando ya les han empezado a salir los cuernos. Entonces se los descuernan cortando. Echa un vistazo a la *Guía Storey para la cría de cabras lecheras*, de Storey Publishing:[106]

El descuerne puede ser muy doloroso e, incluso, peligroso para la cabra, y tan complicado para el cirujano que hasta muchos veterinarios experimentados no quieren hacerlo, y algunos que lo han hecho alguna vez, no repiten. (p. 114)

Cada cuerno se ha de amputar cerca del cráneo, e incluso se ha de amputar una fina capa de este; de lo contrario, el cuerno volverá a crecer. Se derramará mucha sangre, indudablemente

---

106. Jerome D. Belanger y Sara Thomson Bredesen, *Storey's Guide to Raising Dairy Goats*, 4.ª edición, Storey Publishing, North Adams, Massachusetts, 2000, 2001.

será un espectáculo desagradable y se verán las cavidades de los senos del animal, lo que supone un verdadero riesgo de infección, y la dificultad evidente de controlar a un animal adulto. (p. 117)

Si se crían para carne, se tienen que castrar para evitar que la carne tenga «olor a macho». La *Guía* dice que «hasta que cumplan el mes, a los machos se les puede castrar sin anestesia»; nos recuerda a los tiempos en que los cirujanos pediatras pensaban que los bebés tenían sistemas nerviosos tan inmaduros que no sentían dolor. Es evidente que estaban muy equivocados.

¡Un momento, yo solo quería un poco de queso! ¿Quién dijo algo sobre cortar cuernos, cortar testículos y criar cabras para carne? Bien, el hecho es que, *básicamente, todas las cabras para leche acaban siendo sacrificadas, igual que las vacas lecheras.* La *Guía* nos dice:

La carne es un importante subproducto de la industria láctea. Con los años cualquier granja tendrá un promedio del 50% de crías macho. Ni uno entre cien se puede mantener, sacando provecho, como semental. Aunque en algunas áreas existe una pequeña demanda de carneros (machos castrados) como animales de compañía, en la mayor parte de los casos es más compasivo sacrificarlos para carne.

Además de los machos no deseados, cualquier explotación lechera hará matanzas selectivas o sacrificará a los animales viejos que ya no son rentables (…) las matanzas selectivas son un hecho en la vida (…) Sacrificar nunca es una tarea agradable, y es normal tener escrúpulos respecto a comerse un animal que uno mismo ha criado. (p. 218)

Sí, la *Guía* dice: «seamos sinceros, muchos criadores de cabras son incapaces de matar a las crías y comérselas. Pero si tu pequeño rebaño duplica o triplica su número cada año, algo se ha de hacer». (p. 161)

Adoptar una postura

Todo esto es inquietante para cualquier persona, y para Michael Schwarz, cuya familia había luchado durante tanto tiempo contra el abuso y la explotación de los seres humanos, especialmente contra las separaciones forzadas de padres e hijos para conseguir mano de obra barata, fue difícil ignorar esa experiencia paralela en el mundo animal.

—Me enteré de que se mataba las vacas lecheras y también a sus crías, y que antes de morir su vida había sido miserable. Tienes un animal, lo fecundas a la fuerza, le quitas a su cría y le robas su leche. Eso es *bullying*. El vínculo más fuerte que conocemos es el que existe entre madre e hijo y lo rompemos para hacer «alimentos reconfortantes» para nosotros.

Durante un tiempo, Michael compró queso biológico, intentando convencerse de que se había tratado mejor a los animales.

—Pronto me di cuenta de que, simplemente, no era cierto. Era un mito en el que yo quería creer para justificar mi apetencia por el gorgonzola. Cuando fui consciente de ello, dejé de comprarlo.

Pero hizo todavía más. Montó una empresa quesera en la que no se usa leche, para que todo el mundo pueda disfrutar de un alimento delicioso y producido con ética. En el capítulo 10 te explicaré cómo lo ha hecho.

El medio ambiente

En todo esto, no solo sufren los animales. El medio ambiente también sale perjudicado de diversas formas. Una descripción detallada de los efectos que tienen nuestras elecciones alimentarias sobre el medio ambiente fácilmente podría ocupar el mismo espacio que todo este libro. Pero voy a mencionar unos cuantos puntos:

El agua: hay aproximadamente 100 millones de vacas en Norteamérica, y cada una es tan grande como un sofá. Si pudiéramos colocar en un plato de la balanza a todos los habitantes de Norteamérica y a todas las vacas en el otro, estas últimas, indudablemente, les ganarían en peso. Luego piensa en la cantidad de agua que se necesita para alimentar a la población humana; para alimentar a las vacas se necesita mucha más. Las vacas comen mucho.

Sin un suministro estable de cereales, las explotaciones lecheras y los mataderos tendrían que cerrar. Actualmente se dedican millones de acres al cultivo del maíz, la soja y otros productos para forraje, no para el consumo humano, sino para alimentar a los animales. Y esas cosechas necesitan agua, en realidad, más que la que se necesita para cualquier otra actividad humana. Si el agua no cae del cielo, se ha de utilizar el riego. La producción del queso conlleva la utilización de una gran cantidad de agua para regar los cultivos de forraje para que las vacas puedan producir leche, que luego se concentra en el queso.

La contaminación: los campos de cultivo de forraje también necesitan fertilizantes, y parte del nitrógeno y el fósforo de los fertilizantes se filtra en los ríos y en las vías de agua, y perjudica el ecosistema. Estimulan el crecimiento de algas, que a su vez consumen el oxígeno del agua. Sin oxígeno, se mueren los peces. Tanto los granjeros como los grupos de protección medioambiental son muy conscientes de ello. Pero no han hallado la manera de verter incontables toneladas de fertilizantes sobre la tierra sin que parte de ellos terminen en los ríos.

En el Golfo de México, justo debajo de Texas y Luisiana, hay una zona muerta de más de veinte mil kilómetros cuadrados producida por los vertidos de fertilizantes al río Misisipí. Está allí por las granjas que hay a orillas del río y por los muchos afluentes que desembocan en él.

Si las personas comieran hortalizas directamente, en lugar de productos animales alimentados con forraje, no sería tan necesario regar ni usar fertilizantes, y la zona muerta del Golfo posiblemente se recuperaría.

El cambio climático: nosotros tenemos un estómago. Las vacas tienen cuatro y digieren la comida de un modo muy distinto. Al ser rumiantes, las vacas eructan gas metano, que es un potente gas que tiene efecto invernadero. Atrapa el calor, y en este aspecto es mucho más potente que el dióxido de carbono. Si solo hubiera unas pocas vacas, esto no tendría importancia. Pero 100 millones de vacas son una de las principales causas del cambio climático global. Así que mientras los políticos discuten sobre las emisiones industriales y los grupos medioambientalistas se quejan de que se hace poco, la realidad es que está en nuestra mano ayudar a revertir el cambio climático cambiando nuestros alimentarios.

Podemos arreglarlo

Un gran número de personas han dejado de comer carne debido a la inimaginable crueldad con la que se trata a los animales. Pero la industria láctea no ofrece ninguna ventaja ética. La industria se basa en fecundar artificialmente a las hembras, separarlas de sus crías, forzarlas a producir toda la cantidad de leche que les permitan los fármacos y su biología y matarlas en cuanto dejan de ser productivas.

La industria láctea y la producción de forraje que se necesita para mantenerla son medioambientalmente insostenibles. Y todo lo que conlleva la producción de leche, por supuesto, se multiplica por diez para hacer un producto concentrado llamado queso. Con todos estos datos, el queso desprende un olor especialmente desagradable.

Aunque muchos de los detalles que he ofrecido en este capítulo sean nuevos para ti, sin duda te habrás dado cuenta de que los animales que viven en las granjas no están precisamente de pícnic. Hay personas que ya se han dado cuenta. Entonces, ¿por qué nos cuesta tanto cambiar? Si entendemos que a causa de nuestros hábitos alimentarios se están matando a millones de animales *cada hora* y que están dañando sistemáticamente la Tierra, ¿por qué no tiramos colectivamente nuestros paquetes de queso y nuestros cuchillos de carne a la basura y procuramos hacer un mundo mejor?

La razón es muy sencilla: la lógica tiene un papel muy irrelevante en la conducta humana. Y a ello, argüiría que, en su mayor parte, eso es bueno. Lo que quiero decir es: si una oveja pensara con lógica que el ruido que oye en la lejanía es un lobo, y tuviera que intentar calcular el tiempo que puede tardar este en atacarla y evaluar la probabilidad de que pueda haber otros lobos al acecho, esa desafortunada oveja moriría. Por el contrario, lo que hace es correr. Si el rebaño se pone en marcha, cada oveja también lo hará.

Con los chimpancés sucede algo parecido. Jane Goodall, en sus investigaciones en Tanzania, observó que, si un chimpancé bebé coge una baya o capullo que el grupo no come, su madre o su tía, probablemente, le detendrán antes de que se la ponga en la boca. Aferrarse al grupo es seguro.

Con los humanos sucede algo parecido. Nuestras elecciones alimentarias, la mayor parte de las veces, no se basan en la ética o en la lógica. Comemos, más o menos, como lo hacen nuestros padres o amigos, y nos sentimos a gusto no desviándonos de la manada. Es comprensible. Los fumadores tenían ese mismo falso sentimiento de seguridad hasta que sus amigos empezaron a ponerse nerviosos y dejaron de fumar.

Cada vez hay más personas que están tomando la misma decisión que Michael, que no quieren seguir participando de este cruel sistema. Y, cuando hacen cambios para ser más éticas, obtienen beneficios añadidos para su salud.

Entretanto, la industria láctea se esfuerza por seguir intentando evitar que conceptos como este arraiguen en tu mente. En el capítulo siguiente veremos todo lo que es capaz de hacer para proteger su mercado.

8

La industria que se oculta
tras la adicción

Wisconsin Avenue. Es una buena dirección para un grupo que se enfrenta a la industria del queso.

En las oficinas centrales del Comité de Médicos para una Medicina Responsable, en Washington D. C., Mark Kennedy y Mindy Kursban estaban revisando los informes estatales, como si fueran sabuesos rastreando las pistas de un criminal. El Comité de Médicos es la organización que fundé en 1985 para promover la mejora de la nutrición, de la salud y de las investigaciones. Mindy y Mark son abogados. Mindy estudió en la Universidad de Emory, y Mark en Washington y Lee.

Gracias a la Ley por la Libertad de la Información, habían desenterrado un montón de contratos entre el Gobierno y las cadenas de comida rápida para impulsar el consumo del queso, becas a los investigadores que tuvieran como fin favorecer los productos lácteos, transmitiendo que eran saludables y planes de publicidad destinados a promocionar la venta de queso. En este capítulo compartiré sus hallazgos. Si pensabas que los gigantes de la industria alimentaria velaban por tus intereses, vas a descubrir algunas cosas que te harán reflexionar al respecto.

Provocar el antojo de queso

Prueba instrumental A: el Foro del Queso.

Entre las pruebas que descubrieron estos sabuesos de la ley, había una presentación, con fecha de 5 de diciembre de 2000, para lo que habían llamado el «Foro del Queso». Dick Cooper, vicepresidente de marketing del queso para Dairy Management Inc., estaba a punto de desvelar un nuevo plan para impulsar las ventas de queso en todo el país. Subió al estrado y preguntó a los asistentes que eran ejecutivos de esta industria: «¿Qué queremos que haga nuestro programa de marketing?».

«Ummm, buena pregunta», se plantearía sin duda la audiencia. «¿Cómo vamos a promocionar el queso? ¿Vamos a pedir a los comercios que pongan el queso cerca de las cajas de pago? ¿Buscaremos a algún famoso para que pose con un queso cheddar? ¿Regalaremos muestras por la calle?»

No, eso son ideas de poca monta. La industria quesera es mucho más creativa que todo eso. Y Dick Cooper les dio la respuesta: «Provocaremos el antojo de comer queso». La idea no era hacer que el queso fuera sabroso o demostrar lo práctico que puede ser para hacer un bocadillo. El plan era trabajar dentro de la cabeza del consumidor y *enganchar a Estados Unidos*.

Cooper expuso su idea. Dividió a los clientes en dos categorías. Los «realzadores», es decir, los que le ponían un poco de mozzarella a la ensalada o parmesano rallado en la pasta. Esos había que olvidarlos, pues no merecían su atención. El grupo que había que perseguir era el de los etiquetados como los «antojistas», los que abrían la nevera, cogían un trozo de queso y se lo ponían en la boca tal cual. A los antojistas les *encantaba* el queso y, con un poco de ayuda, duplicarían o triplicarían su ingesta.

Luego, ¿cómo provocar el antojo de queso? Basta con que le preguntes a alguien que ha olido alguna vez el aroma de las palomitas de maíz recién hechas al entrar en un cine o teatro, cualquiera que haya pasado por delante de una pastelería o a cualquier aficionado al béisbol que ha olido los perritos calientes que se venden en el estadio. Si te encontraras en una de estas situaciones, en un principio, no necesariamente estarías pensando en estos alimentos, pero de pronto entrarían en tu mundo y *tendrías* que comerlos. Los trucos que utiliza la industria son las sugerencias, sutiles o no tan sutiles, que te recuerdan el producto con la mayor frecuencia posible, y luego se asegura de que se puede encontrar en todas partes, para que tu antojo culmine en compra. Los antojos se pueden provocar, y las personas que se dedican a promocionar productos alimenticios lo saben.

Lo más sorprendente de este programa de marketing —diseñado para propiciar la adicción— es que no lo lanzó Kraft, Sargento o los fabricantes de queso de Normandía. Era un programa del Gobierno de los Estados Unidos.

El Gobierno en acción

Así es cómo funciona: el Gobierno de los Estados Unidos recauda fondos de los productores de leche y los destina a una organización llamada Gestora Láctea Inc. (DMI, por sus siglas en inglés). En estos momentos, la cantidad asciende a unos 140 millones de dólares al año, y la DMI los usa para promocionar el queso y otros productos lácteos.

La historia de la DMI empezó hace un siglo. En 1915, una epidemia de fiebre aftosa del ganado puso en peligro la imagen de la industria láctea y se creó el Consejo Nacional Lácteo para controlar el perjuicio. Con el paso de los años, aumentaron los programas industriales que promocionan la leche y otros productos lácteos, y en 1983 el Gobierno adoptó una nueva función para la industria. La Ley para la Regulación de la Leche y el Tabaco creó una junta federal para la promoción de la leche, y el Gobierno terminó consolidando estos programas bajo la DMI.

Te preguntarás por qué está implicado el Gobierno en el marketing del queso. A fin de cuentas, no proporciona programas de marketing para los zapatos, los ordenadores, el maquillaje o los materiales de fontanería. ¿Por qué el queso? La respuesta no tiene nada que ver con la salud. Tiene que ver con el dinero y la política.

Como hemos visto, el plan de la DMI era, básicamente, hacer que nadie pudiera escapar del queso, el equivalente de comer palomitas de maíz no solo en el teatro, sino en todas partes. Pero ¿cómo conseguirlo? Si te pusieras a elucubrar, podrías imaginar que lo conseguiría «inoculando olor a queso por los conductos de ventilación», «pidiéndole al presidente que llevara un sombrero en forma de queso durante el discurso sobre el Estado de la Unión» o «cambiando la letra de la canción patriótica *America the Beautiful*: en lugar de "olas ámbar de cereales", "amplias olas de colby y queso procesado americano para untar»; pero te equivocarías. La DMI se dio cuenta de que la forma de llegar a todas las ciudades y pueblos de Estados Unidos era a través de las cadenas de comida rápida. Una simple decisión corporativa podía afectar a lo que comían decenas de millones de personas todos los días.

O'Connell, Norton & Partners

O'Connell, Norton & Partners
625 North Michigan Avenues
Chicago, IL 60611-3110
Tel.: 312-988-3500
Fax: 312-988-3576

Mr. Derek Correia
Director de Marketing de Productos
Burger King
17777 Old Cutler Road
Miami, Florida 33157

Asunto: contrato entre Dairy Management Inc y Burger King Corp.

Apreciado Derek:

Esta carta contrato («Contrato») escrita el día 3 de marzo de 2000 es por y entre O'Connell, Norton & Partners, una división de Bozell Group («Agencia»), como agente de sus clientes, Dairy Management Inc. («DMI») y Burger King Corp. («Compañía»), con el fin de llevar a cabo las actividades descritas a continuación. En consideración de los pactos y los acuerdos mutuos que aquí se especifican, las partes acuerdan lo siguiente:

1. Descripción del proyecto

    A. Desarrollo del Concepto de Menú. La DMI y la Agencia llevarán a cabo dos sesiones para proponer ideas (una para el segmento nuevo y otra para el segmento indulgente) con el fin de desarrollar nuevos conceptos para el menú y hacer recomendaciones para los nuevos conceptos, en los que se presenta el queso, para que la Compañía (a partir de ahora, investigación del «Desarrollo del Concepto de Menú») lo tenga en consideración. La DMI y la Agencia aportarán descripciones por escrito de hasta 25 nuevas propuestas para cada sesión, con el fin de que la Compañía pueda valorarlas y, posteriormente, testarlas (cualitativa y cuantitativamente). Entre los participantes de cada Desarrollo del Concepto de Menú puede haber chefs, especialistas en consumidores, expertos culinarios, científicos de la alimentación y consumidores. La DMI acuerda financiar esta investigación del Desarrollo del Concepto de Menú.

Así que la DMI firmó un contrato con Wendy's para que creara una Cheddar-Lover's Bacon Cheeseburguer «Hamburguesa de Queso y Beicon para los Amantes del Cheddar». Durante el periodo promocional, Wendy's vendió 918.524 kilos de queso. La DMI pactó con Subway para comercializar los sándwiches de Chicken Cordon Bleu «Cordon Bleu de Pollo» y el Honey Pepper Melt «Miel con Queso a la Pimienta Fundido». Firmó un contrato con Pizza Hut para presentar la Ultimate Cheese Pizza «Pizza de Queso Total», que llevaba casi medio kilo de queso en una sola ración. También firmó contratos con Burger King, Taco Bell y todas las demás cadenas de comida rápida para provocar el antojo de queso, de la misma forma en que el cine, las pastelerías y los campos de béisbol —intencionadamente o no— provocan sus propios antojos.

Bajo contrato con la DMI, las cadenas incluyeron más productos con queso en el menú, pusieron eslóganes de quesos en las gorras de los cajeros e hicieron todo lo posible para que los clientes eligieran un producto con queso antes que ensalada. Puede que al entrar en el restaurante no tuvieras la idea de comer queso, pero la DMI se había propuesto que nadie pudiera escapar del queso y lo convirtió en omnipresente.

¡¿Qué?! ¿Que el Gobierno está promoviendo intencionadamente el *antojo de queso*? ¿El mismo Gobierno que supuestamente está interesado en nuestra salud es el que intenta que tengamos *antojo de queso*? Puedes estar seguro. No importa cuánta grasa y colesterol tenga el queso; por ley, el Gobierno de Estados Unidos se ha comprometido a promocionarlo gracias al implacable *lobby* de la poderosa industria láctea, que ha patrocinado la creación de una extensa gama de programas federales para promocionar la leche. Y ha funcionado. La venta de queso no deja de crecer año tras año.

En una reunión que tuvo lugar en Phoenix, en 2013, el presidente ejecutivo de la DMI, Tom Gallagher, enumeró los éxitos obtenidos por el programa.[107] Desde 2009, las asociaciones de la DMI con el mundo de la

---

107. Dairy Management Inc. «Dairy Checkoff leader tells farmers from across the country how they can help grow sales and trust», 14 de noviembre de 2013, Internet: http://www.dairy.org/news/2013/november/dairy-checkoff-leader-tells-farmers-from-across-the-country-how-they-can-help-grow-sales-and-trust. Consultado el 12 de marzo de 2016.

pizza han supuesto 4.535 millones más de kilos de leche transformados en queso para la confección de pizzas. La DMI facilitó personal especializado a la central de McDonald's para ayudar a la compañía a desarrollar su pericia y aumentar sus ventas. Gallagher proyectó que solo su asociación con Taco Bell supondría el equivalente en queso de setecientos setenta y un mil millones de kilos de leche para 2013, y novecientos siete mil millones más para 2014. Y el programa también valía para el extranjero. Los contratos con Domino's, Pizza Hut y Papa John's movilizaron más de 453 millones de kilos de queso en los países de la costa del Pacífico.

¿Por qué una asociación entre Wendy's y el DMI?

- Wendy's y el DMI comparten objetivos ... Si tú vendes más hamburguesas de queso, ¡nosotros vendemos más queso!

- Nuestros consumidores quieren que el queso sea uno de los protagonistas en sus escapadas a cenar fuera de casa.

- Juntos podemos utilizar nuestros recursos de manera complementaria.

DMI DAIRY MANAGEMENT INC.

Respaldar las ventas

Si te sorprende que la industria del queso haya conseguido insinuar al Gobierno lo que tiene que hacer, esto es solo el principio. La asociación Gobierno-industria también tiene una forma especial de tener como objetivo a los niños. Cuando baja el precio del queso, el Gobierno compra queso para impulsar los ingresos de las explotaciones. Del mismo modo, cuando baja el precio de la carne de vacuno, el Gobierno compra carne de vacuno. De pronto, los niños se encuentran con más hamburguesas de queso en sus comedores escolares. En el año fiscal

2015, el Servicio de Marketing de la Agricultura del Gobierno compró más de 72 millones de kilos de queso, que le costaron algo más de 254 millones de euros.

Mientras escribía el borrador de este capítulo, revisé el menú de las escuelas públicas del distrito de Columbia. Y, evidentemente, el queso estaba por todas partes. Había pizza, «hecha a mano en nuestras cocinas con masa de cereales integrales». Había bocadillo de bistec con queso, platos de yogur y queso, sándwich tostado con dos quesos y hamburguesas de queso. Y por si los niños no tuvieran suficiente queso, encontrarían cheddar rallado en la zona de las ensaladas.

Entonces, ¿significa eso que, mientras Michelle Obama estaba haciendo campaña contra la obesidad infantil, el Departamento de Agricultura de los Estados Unidos (USDA, por sus siglas en inglés) estaba trabajando para aumentar las ventas del queso? Así es justamente, y no hace falta que te recuerde quién ganó. Los programas del Gobierno que fomentan el consumo de queso existían mucho antes de que la señora Obama lanzara la campaña *Let's Move* [«Movámonos»], y si nada cambia, seguirán existiendo en el futuro.

El dinero y la política

Esto no significa que a la industria alimentaria no le importe la salud. Todo lo contrario. A la industria le interesa mucho la salud o, para ser más exactos, lo que tú *consideres* sano.

El Gobierno de los Estados Unidos revisa cada cinco años las Directrices Dietéticas para los Estadounidenses. Estas directrices son la base de todos los programas de nutrición de Estados Unidos y, también, un modelo para muchos otros países. La revisión es realizada por un comité nombrado por el USDA y el Departamento de Sanidad y Servicios Humanos.

Las sesiones del comité son todo un espectáculo. Los miembros del comité se sientan en el escenario de un gran auditorio. Les conectan un micrófono y, uno a uno, se acercan a él para hacer una intervención de tres minutos. Representantes del Consejo Nacional Lácteo, la Asociación Nacional de Ganaderos Vacunos, la Asociación del Azúcar, el Instituto de la Sal, el Consejo del Chocolate, la industria del licor y todo aquel que tenga algo que vender le explica al comité por qué su producto debería formar parte de la dieta estadounidense. Entonces, el comité valora los testimonios y cualquier otra evidencia que pueda recopilar y confecciona su informe.

Cuando Mindy Kursban revisó las directrices para el año 2000, observó algo que le llamó la atención. Estudió los sumarios de los miembros del Comité de Asesoramiento sobre Directrices Dietéticas y se dio cuenta de que uno de ellos había recibido una beca de la DMI por valor de 35.602 euros, junto con becas de investigación de Kraft, el fabricante del Velveeta y de otros quesos. Otro miembro del comité había recibido 423.835 euros de una empresa que fabricaba productos lácteos. Un tercero había recibido pagos por una beca de la Junta de Investigación Nacional y de Promoción Lechera, y de la Junta de la Carne y de la Ganadería Nacional. El presidente del comité había sido asesor a sueldo del Consejo Nacional Lácteo y de Dannon —la empresa de yogures—, y también había recibido 8.476 euros de Nestlé de Suiza, fabricante de helados y de otros productos lácteos. De los once miembros del comité, seis tenían vínculos económicos con la industria de la leche, la carne o los huevos.

Los vínculos económicos no están especialmente vedados para los miembros de los comités estatales. Al fin y al cabo, si el Pentágono compra un avión nuevo, es lógico que quiera el consejo de Boeing, Lockheed Martin, Embraer y quienquiera que pueda tener conocimientos profundos o que tenga algo que decir al respecto. Pero si la mayoría de los miembros del comité estuvieran vinculados con un fabricante, evidentemente, no sería buena señal. Por esta razón, el Gobierno tiene una ley (denominada Ley para el Comité Federal de Asesoramiento) que exige que haya un equilibrio, y prohíbe la influencia de intereses especiales inapropiados.

Así que Mindy, en nombre del Comité de Médicos, interpuso una denuncia a los Tribunales de Distrito de los Estados Unidos por el Distrito de Columbia. Nosotros no contábamos con los fondos, el asesoramiento legal o las influencias que tienen la industria o el Gobierno. Pero tener razón ayuda. El 30 de septiembre de 2000, el juez de Distrito de los Estados Unidos, James Roberston, dio su veredicto. Ganamos el caso. El Gobierno había violado la ley, manifestó su dictamen, y el Gobierno tuvo que acatar la ley.

Desde el juicio, las cosas han mejorado. Sí, cada cinco años, los representantes de la industria alimentaria se siguen levantando para ponerse delante de un micrófono y defender su producto ante el Comité de Asesoramiento sobre Directrices Dietéticas, y siguen trabajando en segundo plano para influir en los miembros de dicho comité. Pero ahora la junta gubernamental es más cuidadosa que antes, y a las industrias les cuesta cada vez más enfrentarse a las montañas de investigaciones que demuestran los riesgos de comer carne y productos lácteos, y el valor de los alimentos verdaderamente saludables.

La verdad y los anuncios

El 3 de mayo de 2007, el Gobierno de Estados Unidos hizo algo que rara vez hace. Le plantó cara a la industria láctea.

Dos años antes, Mindy y Mark se habían presentado ante la Comisión Federal de Comercio con anuncios de productos lácteos en mano. La industria láctea anunciaba algo extraordinario, que los productos lácteos favorecían la pérdida de peso.

«¡Vaya!», estarás pensando. «Esta sí que es buena. ¡La leche engorda a los terneros y a mí me adelgaza!»

La idea procedía del doctor Michael Zemel, un investigador de la Universidad de Tennessee. El doctor Zemel realizó experimentos con ratones que, según él, demostraron que fomentar la ingesta de calcio podía acelerar la pérdida de peso. Posteriormente, informó que había obtenido el mismo resultado en humanos. Personas con sobrepeso que habían reducido su ingesta de calorías parecían perder más peso cuando incluían productos lácteos en sus dietas bajas en calorías que las que solo habían dejado de comer menos calorías.

La industria láctea, basándose en esta investigación, empezó a poner en marcha su maquinaria propagandística. Un anuncio de Kraft mostraba un bloque de queso grasiento que llevaba grabado «Quema más grasa». El anuncio decía: «Buenas noticias. Estudios recientes demuestran que incluir la cantidad de CALCIO recomendada procedente de los productos lácteos como el queso KRAFT, en una dieta baja en calorías, puede ayudarte a **quemar más grasa** que si te limitas a reducir el número de calorías». Otro, para los Kraft Singles [paquetes de lonchas de queso individuales], llevaba el mismo texto escrito. El doctor Phil McGraw aparecía en un anuncio de leche, luciendo un bigote de leche, con el lema «Sé realista. Respecto a perder peso». La leche, el queso y el calcio te van a ayudar a adelgazar ahora mismo. La proclamación de que los lácteos servían para perder peso fue anunciada a bombo y platillo en las revistas *People*, *Good Morning America* y un sinfín más de medios.

Pero un análisis más profundo revelaba los problemas. El doctor Zemel, en su artículo de 2004 en la revista *Obesity Research*,[108] revelaba que su investigación había sido financiada por el Consejo Nacional Lácteo. Y el estudio era pequeño, diez personas en el grupo de control, y once en el grupo que hacía una dieta rica en calcio y lácteos. En otro estudio, al año siguiente, Zemel llegó a la misma conclusión; esta vez, la investigación había sido financiada por General Mills y era igualmente pequeña.[109] Además, resultó que Zemel había patentado su plan para adelgazar con lácteos, y también había vendido un libro. Todo olía a dinero, no a ciencia.

Lo más problemático era que otros investigadores habían sido incapaces de reproducir sus descubrimientos. Investigadores de la Universidad de la Columbia Británica habían recopilado datos en una revi-

---

108. M. B. Zemel, W. Thompson, A. Milstead, K. Morris y P. Campbell, «Calcium and dairy acceleration of weight and fat loss during energy restriction in obese adults, *Obesity Research* 12(4), 2004, pp. 582-590.

109. M. B. Zemel, J. Richards, S. Mathis, A. Milstead, L. Gebhardt y E. Silva, «Dairy augmentation of total and central fat loss in obese subjects», *Internal Journal of Obesity (London)* 29(4), 2005, pp. 391-397.

sión publicada en el *Journal of Nutrition*. Nueve estudios habían revisado los experimentos para confirmar los efectos de los productos lácteos en el peso corporal. En ninguno de ellos pudieron corroborar los beneficios.[110] Según ellos, puedes beber toda la leche que quieras, pero no te ayudará a adelgazar.

Nuestros abogados se pusieron manos a la obra. En primer lugar, le pedimos a la Comisión Federal de Comercio que investigara. Y hay que reconocer que lo hizo. Mientras tanto, el bloque de queso rezumante de Kraft tenía que desaparecer de escena. Interpusimos una denuncia a la compañía, exigiéndoles que dejara de decir que el queso o cualquier otro producto lácteo podían favorecer la pérdida de peso. Kraft enseguida nos hizo saber que interrumpiría los anuncios. Y, dos años después, la Comisión Federal de Comercio prohibió todas las afirmaciones acerca de que los lácteos ayudaban a perder peso.

Un tiempo después, nuestro equipo volvió a revisar las pruebas. Y confirmaron que no existía nada que pudiera apoyar el concepto de que los productos lácteos favorecen el adelgazamiento. Al final, descubrimos cuarenta y nueve estudios donde se habían probado los efectos de los productos lácteos, o solo del calcio, con o sin reducción de calorías, y observamos que el concepto de que los lácteos ayudan a perder peso era claramente un mito.[111] Como vimos en el capítulo 2, el queso puede conseguir fácilmente justo lo contrario. Ayuda a que pongas unos kilos de más.

¿Qué hay de las otras afirmaciones?

La controversia de que los lácteos ayudaban a adelgazar sacó a la luz un aspecto inquietante de la industria: que esta era deshonesta. Estaba sor-

---

110. S. I. Barr, «Increased dairy product or calcium intake: is body weight or composition affected in humans?», *Journal of Nutrition* 133, 2003, pp. 245S-248S.

111. A. J. Lanou y N. D. Barnard, «Dairy and weight loss hypothesis: an evaluation of the clinical trials», *Nutrition Reviews* 66(5), 2008, pp. 272-279.

prendentemente dispuesta a hacer afirmaciones sobre la salud que no habían estado suficientemente probadas. Si la afirmación de la pérdida de peso no es real, esto te hace plantearte: ¿qué pasa con las otras afirmaciones, como «la leche fortalece los huesos»? Esta idea se nos ha inculcado desde pequeños y sigue teniendo los mismos índices de popularidad que Santa Claus y el Conejo de Pascua. ¿Podría también eso no tener una base científica lo bastante sólida? ¿Y la idea de que las mujeres mayores han de beber leche para prevenir las fracturas óseas? Esa es una creencia muy popular, pero ¿qué le parece a la ciencia?

Los investigadores de la Universidad Estatal de Pensilvania hicieron un estudio, el Estudio de Salud de las Mujeres del Estado de Pensilvania, donde participaron ochenta adolescentes durante diez años, con edades comprendidas entre los doce y los veintidós años.[112] Los investigadores siguieron sus dietas y sus patrones de ejercicio físico. Durante el proceso, también examinaron detenidamente su fortaleza y su integridad ósea.

Su ingesta de calcio era muy dispar. Algunas ingerían tan solo 500 miligramos al día, mientras que otras, mucho más, hasta 1.900 miligramos diarios. Pero resultó que eso no importó. Las variaciones en la ingesta de calcio procedente de la leche, el queso o cualquier otra fuente no tuvo ningún efecto sobre sus huesos. La leche no hizo que tuvieran los huesos más fuertes, que fueran más resilientes o que tuvieran menos tendencia a romperse. Lo que realmente importaba era el ejercicio. Las jóvenes que hacían más ejercicio tenían mejor integridad ósea.

Resulta que, aunque el cuerpo necesita algo de calcio, no lo necesita en cantidades especialmente grandes. El Gobierno ha estado promocionando el calcio en cantidades de hasta 1.300 miligramos diarios para las adolescentes. Pero los estudios demuestran que, una vez que has ingerido 600 miligramos, no obtienes ningún beneficio de tomar más. Además, el calcio no tiene por qué proceder de los lácteos. Se encuentra en una amplia gama de alimentos mucho más saludables. Las

---

112. T. Lloyd, M. A. Petit, H. M. Lin y T. J. Beck, «Lifestyle factors and the development of bone mass and bone strength in young women», *Journal of Pediatry* 144(6), 2004, pp. 776-782.

judías y las hortalizas de hoja verde encabezan la lista (y merecen un lugar importante en la dieta de cualquier persona), y hay muchos otros alimentos que contienen calcio. Además, los lácteos no crean «huesos fuertes». Mientras los niños en etapa de crecimiento hagan una dieta saludable, los que no toman leche experimentan un desarrollo óseo tan bueno como el resto de los niños.[113]

En el otro extremo de la gama de edad, nos encontramos con que a las mujeres mayores —especialmente, las mujeres blancas— se les suele decir, que debido a su riesgo de osteoporosis y fractura de cadera, han de beber leche. La idea es que el calcio de la leche reforzará sus huesos. Investigadores de la Universidad de Harvard pusieron a prueba este concepto en el Estudio de Salud de las Enfermeras. Hicieron seguimiento a 72.337 mujeres durante dieciocho años, y el estudio reveló que las que bebían leche a diario no tenían protección alguna frente a las fracturas de cadera.[114]

Bien, quizás las mujeres que no bebían leche tomaban pastillas de calcio y era más difícil observar los beneficios de beber leche al hacer la comparación. Pero ese no era el caso. Se concentraron en mujeres que no tomaban ningún suplemento de calcio; las que bebían al menos un vaso y medio de leche al día, en realidad, tenían un índice *algo mayor* de fracturas óseas que las que no bebían leche, aproximadamente un 10% más. El riesgo añadido de fractura puede que fuera fortuito, pero, de cualquier modo, era evidente que la leche no servía de nada.

Quizás para las mujeres mayores sea demasiado tarde. Quizás lo que cuenta es la cantidad de leche que se ha tomado de joven para fortalecer los huesos. Esa es la idea que ha promocionado la industria láctea. Así que el mismo equipo de investigación de Harvard también se propuso comprobarlo. El resultado fue que el consumo de leche en la adolescen-

---

113. A. J. Lanou, S. Berkow y N. D. Barnard, «Calcium, dairy products, and bone health in children and young adults: a reevaluation of the evidence», *Pediatrics* 115, 2005, pp. 736-743.

114. D. Feskanich, W. C. Willett y C. A. Colditz, «Calciium, vitamin D, milk consumption, and hip fractures: a prospective study among postmenopausal women, *American Journal of Clinical Nutrition* 77(2), 2003, pp. 504-511.

cia de las mujeres no tenía efecto alguno en el riesgo de fractura de cadera cuando se hacían mayores. Los investigadores también revisaron a un
grupo de hombres. Se trataba de un grupo muy grande de hombres que
participaron en el Estudio de Seguimiento de Profesionales de la Salud;
hallaron un efecto de la leche, pero fue justamente lo contrario de lo que
hubieran deseado los productores de leche. Beber leche durante la adolescencia se asociaba a más —no menos— fracturas óseas en la madurez de
la vida. Cada vaso de leche adicional consumido durante la adolescencia
se asociaba a un 9% de *aumento* de fracturas de leche en la madurez.[115]

Nada de esto significa que no necesites calcio. Sí lo necesitas, pero no
en grandes cantidades y, desde luego, lo que no necesitas es el calcio de la
leche. La afirmación de que «la leche fortalece los huesos» es un reclamo
comercial y ha quedado grabada en las mentes de padres e hijos durante
generaciones. Pero, al igual que «la leche ayuda a adelgazar», es un mito.

Personalmente, me parece preocupante que algunas de las lecciones
nutricionales que nos han inculcado en la cabeza desde niños —y que hemos aceptado como válidas— no sean más que estrategias comerciales
de la industria. También es inquietante que la industria siga promocionando activamente en las escuelas y en la televisión ideas que carecen de
fundamento a fin de introducir sus productos. Estos conceptos perduran
y destierran las informaciones útiles que realmente pueden servirnos para
reforzar los huesos y promover la buena salud. Todavía hay otra curiosa
afirmación de la industria láctea que procede de una empresa de Hagers-
town, Maryland. La compañía se dedica a la elaboración de leche con chocolate, que se comercializa como una bebida isotónica para los deportistas
con el nombre Fifth Quarter Fresh.[116] La Universidad de Maryland probó
el producto con jugadores de fútbol americano de instituto.

_____

115. D. Feskanich, H. A. Bischoff-Ferrari, A. L. Frazier y W. C. Willett, «Milk consumption
during teenage years and risks of hip fractures in older adults», *Journal of the American Medical Association Pediatrics* 168(1), 2014, pp. 54-60.

116. Maryland Technology Enterprise Institute, «Concussion-related measures improved in
high school football players who drank new chocolate milk, UMD study shows», Internet:
http://www.mtech.umd.edu/news/press_releases/releases/5QF/concussions/. Consultado el
19 de marzo de 2016.

El jefe de la investigación, Jae Kun Shim, anunció unos resultados impresionantes en el sitio web de la Universidad de Maryland.[117] Los jóvenes que bebieron Fifth Quarter Fresh sacaron mejores resultados en los test cognitivos. Es decir, mentalmente eran más agudos, y era cierto, *aunque hubieran padecido conmociones debidas al fútbol americano.* En la web de la universidad colgaron fotos de la bebida mágica, con una nota de Clayton Wilcox, el superintendente de las Escuelas Públicas del Condado de Washington: «No hay nada más importante que proteger a nuestros estudiantes-atletas. Ahora que entendemos los hallazgos de este estudio, vamos a suministrar Fifth Quarter Fresh a todos nuestros atletas».

Sin embargo, esta historia tiene otra cara, como habrás adivinado. La investigación fue financiada con 84.767 euros, que desembolsaron conjuntamente la empresa láctea, la universidad y el Programa de Asociaciones Industriales de Maryland.

En la fecha en que escribí esta parte, los resultados todavía no habían sido revisados por otros profesionales, ni habían sido publicados. Sin embargo, la universidad publicó un resumen en PowerPoint con los resultados, incluidas puntuaciones compuestas para la memoria verbal, la memoria visual, la velocidad de procesamiento, el tiempo de reacción y otras mediciones. Resulta que ninguna de ellas reflejaba ningún beneficio del producto lácteo que cumpliera los criterios normalmente aceptados para que tuvieran valor estadístico. En otras palabras: o el producto era inútil, o cualquiera de los beneficios que se observaron en una u otra prueba puede que fueran fortuitos.

El concepto de que los atletas han de beber leche con chocolate ha sido muy fomentado por los programas de marketing de la leche del USDA, que intentan introducir la leche con chocolate en los maratones y con anuncios de pago en los que contratan a atletas posando con el producto. Por el momento, no parece que estén dispuestos a rendirse.

---

117. University of Maryland School of Public Health, Department of Kinesiology. Jae Kun Shim. Internet: http://sph.umd.edu/department/knes/faculty/people/jae-kun-shim. Consultado el 8 de noviembre de 2016.

Comprar amigos

A veces la industria láctea no se molesta en intentar convencer a la gente de los méritos de sus productos y, simplemente, compra su lealtad con dinero.

Veamos la Academia de Nutrición y Dietética, por ejemplo. Se fundó como Asociación Dietética Americana, y cambió su nombre a «AND» en 2012. Esta organización supervisa quién se puede registrar como dietista, y en algunos estados *solo* los dietistas autorizados, y muy pocos profesionales más, están autorizados a aconsejar sobre nutrición. Si fueras fabricante de queso, te encantaría tener a los dietistas de tu parte. Son los que aconsejan sobre nutrición, asisten a programas de noticias, supervisan los servicios de comidas de los hospitales y hacen un sinfín de cosas más que pueden favorecer o perjudicar tu negocio.

El sitio web de la AND tiene una página que pone «Conoce a nuestros patrocinadores». En la cabeza de la lista se encuentra el patrocinador nacional de la academia, el Consejo Nacional Lácteo. En el siguiente en la lista se cita a su patrocinador destacado: Abbott Nutrition, que vende leches infantiles y suplementos, como Ensure.[118]

¿Qué? ¿La organización que representa a los dietistas estadounidenses está financiada por la industria láctea? De hecho, el dinero se ha acumulado con bastante rapidez. El informe de cuentas de la AND, para 2015, refleja 1.017.205 euros de contribuciones de los patrocinadores, más 1.780.109 euros en becas y 1.525.807 euros en aportaciones corporativas y patrocinios a la Fundación AND.[119]

La AND no es la única. El Consejo Nacional Lácteo desembolsa 8.476 euros anuales para formar parte de la Junta de Asesoramiento

---

118. Academy of Nutrition and Dietetics website. Meet our Sponsors. Internet: http://www. eatrightpro.org/resources/about-us/advertising-and-sponsorship/meet-our-sponsors. Consultado el 3 de junio de 2016.

119. Academy of Nutrition and Dietetics/Foundation. Fiscal Year 2015 Annual Report, Internet: http://www.eatrightpro.org/~/media/eatrightpro%20files/about%20us/annual%20reports/annualreport2015.ashx. Consultado el 3 de junio de 2016.

Nutricional de la Industria, de la Asociación Estadounidense para el Corazón [AHA por sus siglas en inglés]. Junto con otros miembros de la junta —Nestlé, Coca-Cola, Egg Nutrition Center, Beef Check-off Program y unos cuantos gigantes más de la industria alimentaria— el Consejo Nacional Lácteo tiene acceso especial al Comité de Nutrición de la AHA, el grupo que establece las normas de la AHA y controla los temas de nutrición en todo el pais.

La Academia Estadounidense de Pediatría [AAP, por sus siglas en inglés] también forma parte activa en la nutrición, y aconseja a los padres sobre cómo deben alimentar a sus hijos. Los patrocinadores corporativos están invitados a hacer contribuciones al fondo de beneficencia de la AAP. En esta lista se encuentran Dannon, Coca-Cola y un montón de industrias farmacéuticas.[120]

Hace diez años, la DMI cerró un trato con la Asociación Estadounidense para la Dieta, la Academia Estadounidense de Pediatría, la Academia Estadounidense de Médicos de Familia y la Asociación Médica Nacional para lanzar un programa de 3-Veces-al-Día. Pretendían introducir la idea de que tres raciones diarias de productos lácteos es la forma de combatir la «crisis de calcio», lo cual también fue una invención de la DMI.[121]

Estas organizaciones para la salud saben muy bien que las empresas alimentarias son las que les envían los cheques, y que lo hacen con la única finalidad de influir en sus políticas de nutrición: esperan que los dietistas recomienden leche, en lugar de hortalizas de hoja verde, para lograr el aporte necesario de calcio, que los especialistas del corazón no tengan en cuenta la cantidad de grasa saturada y de colesterol que tiene el queso, y que los pediatras no se preocupen demasiado de los niños re-

---

120. American Academy of Pediatrics. Friends of Children Fund Corporate Member News. Internet: http://www.aap.org/en-us/about-the-app/corporate-relationships/Pages/Friends-of-Children-Fund-Corporate-Member-News.aspx. Consultado el 9 de junio de 2016.

121. USDA Report to Congress on the National Dairy Promotion and Research and the National Fluid Milk Processor Promotion Program, 1 de julio de 2006, Internet: http://www.ams.usda.gov/sites/default/files/media/2005%20-%20Dairy%20Report%20to%20Congress.pdf. Consultado el 20 de marzo de 2015.

gordetes aficionados a la pizza. Por consiguiente, estas organizaciones para la salud tienen conflictos de intereses. La AND, concretamente, dice: «Los programas de la academia, el liderazgo, las decisiones, las políticas y las posturas no están bajo la influencia de sus patrocinadores». Podemos decir, sin temor a equivocarnos, que esto no se lo creen ni los patrocinadores ni muchos de los miembros de la AND. Un grupo de dietistas, denominado Dietistas para la Integridad Profesional, considera que la organización para la nutrición más importante de Estados Unidos no debería estar financiada por los gigantes de la industria alimentaria.[122]

En mi opinión, el patrocinio de las industrias, realmente, tiene una influencia que corrompe a las principales organizaciones sanitarias. Esto sigue siendo así solo porque es tan habitual y hace tanto tiempo que funciona que los que de otro modo podrían ser buenos científicos, médicos y dietistas, sencillamente, se han acostumbrado a ello.

Mantenerte en la oscuridad

Mensajes parciales y fraudulentos, anuncios sin ningún fundamento y amigos comprados; ¿qué más hace la industria alimentaria? Dos cosas más que deberías conocer:

No lo llames queso. Cuando compras un queso redondo de Miyoko's Kitchen, la fabricante de los creativos quesos a base de anacardo que conoceremos en el capítulo siguiente, observarás que en el envoltorio no aparece la palabra «queso» por ninguna parte. Lo mismo sucede con los productos de Kite Hill y fabricantes por el estilo de quesos sin leche. Esto se debe a que en California no se puede usar legalmente la palabra «queso» salvo que sea un producto hecho con leche. La industria espera que los consumidores se sientan menos atraídos por un «producto de frutos secos fermentados».

---

122. Dietitians for Professional Integrity. Internet: http://integritydietitians.org. Consultado el 3 de mayo de 2016.

La ley Ag-gag existe. Supongamos que un investigador clandestino descubre que a las vacas que les inyectan hormona del crecimiento bovina tienen mastitis —ubres infectadas— y que la leche de una vaca enferma, que contiene los antibióticos con los que se las ha medicado, puede que sea utilizada de todos modos en la industria láctea. ¿Y si un investigador descubre animales enfermos o consigue pruebas de maltrato animal en una granja y graba un vídeo para probarlo? El *lobby* de la agricultura se ha esforzado mucho para conseguir que, si en tal caso, se llama a la policía, el arrestado sea el periodista.

En 2013, Amy Meyer fue procesada, según una ley de Utah, por grabar un vídeo en la Dale T. Smith and Sons Meat Packing Company, en Draper City, Utah. Amy vio una vaca que parecía enferma o herida siendo arrastrada por un tractor, como si fuera basura. Sacó su móvil y empezó a grabar. Entonces salió el jefe y le dijo que dejara de grabar, pero ella se negó. La policía no tardó en llegar. La empresa era propiedad del alcalde de la ciudad, Darrell Smith, y el plan no era socorrer a la vaca o mejorar el proceso de sacrificio. El plan era impedir que nadie consiguiera pruebas de lo que sucedía allí adentro.

Al final retiraron los cargos contra Amy. Pero el *lobby* de la agricultura sigue intentando mantener las leyes «ag-gag», porque sabe que, si la gente conociera las atroces —y a veces ilegales— actividades que tienen lugar en sus instalaciones, las reprobarían.

La industria sigue viva y sana, mientras que tú, no

La industria láctea se sigue esforzando por mantenerte enganchado y convencido de las mitologías sobre la salud que se dedica a crear. Siempre está cerrando tratos con cadenas de comida rápida, comprando a profesionales de la salud y a organizaciones sanitarias, y presionando para conseguir que sus productos sean recomendados en las Directrices Dietéticas para los Estadounidenses. Cuando bajan los precios, el Gobierno les sigue comprando y los distribuye por las escuelas, sin importarle las necesidades nutricionales de los niños o los riesgos que ello conlleva para su salud. El dinero con el que cuenta la industria es más que suficiente para acabar con la integridad y los principios éticos de muchas de las organizaciones, que son las que más deberían velar por nuestra salud.

Pero, como Mark y Mindy, cada vez hay más abogados, defensores y expertos en salud que se preocupan por los problemas de salud, los desastres medioambientales y el maltrato animal provocado por la industria, y están trabajando para divulgarlos. Y cuando un gran número de ciudadanos sea consciente de todo ello, no habrá suficiente dinero en el presupuesto de marketing de la DMI para conseguir que lo olviden.

9

Una dieta saludable

Supongo que a estas alturas te estarás planteando tu romance con el queso. Espero que hayas quemado tus cartas de amor y decidido pasar página.

Pero comer una dieta saludable implica mucho más que tirar el Velveeta. Romper el hábito del queso es dar un gran paso, pero, indudablemente, tendrás que hacer algo más. En este capítulo veremos de qué se compone un menú realmente sano y cómo hacer que dar el salto resulte divertido y agradable.

Siente la fuerza

En primer lugar quisiera inspirarte con una historia verídica sobre los efectos de los alimentos naturales.

Quisiera presentarte a Patricia, que trabajó de analista en la Agencia de Inteligencia de la Defensa del Pentágono. Patricia había tenido problemas de peso casi toda su vida. Si ese hubiera sido su único problema, habría tenido suerte. Pero en 2007 le diagnosticaron diabetes. El médico le aconsejó lo que se le aconseja a cualquiera que tenga diabetes: no tomes pasta, patatas, pan ni arroz, porque los «hidratos de carbono se transforman en azúcar». Pero a su diabetes parecía no importarle sus esfuerzos, e incluso con la combinación de medicamentos orales e inyectables apenas conseguía mantener sus niveles de azúcar en sangre bajo control.

Al año siguiente desarrolló disnea y dolor en las mandíbulas y el brazo izquierdo. Las sospechas de los médicos se confirmaron: había desarrollado una grave dolencia cardíaca. Le hicieron un angiograma en el que se pudo observar que tenía tres arterias completamente bloqueadas, otra obturada al 90% y una quinta al 80%. El paso siguiente fue someterse a una operación de baipás. Tras la cirugía, el dietista le recomendó la dieta mediterránea. Pero al cabo de tres meses volvió a tener dolor en el pecho y a necesitar más medicación. Ahora se inyectaba dos veces al día y tomaba trece pastillas diarias.

En 2010, una amiga le recomendó uno de mis libros, que trata sobre la diabetes, y que se basa en una serie de estudios que ha realizado nuestro equipo de investigación, donde se incluye un estudio de gran magnitud financiado por los Institutos Nacionales de la Salud. En lugar de reducir la ingesta de hidratos de carbono y calorías, adoptamos una perspectiva totalmente distinta. Eliminamos todos los productos animales y todos los aceites añadidos y nos centramos en una dieta vegana.

En el capítulo 6 vimos que la diabetes de tipo 2 empieza con la resistencia a la insulina. Eso significa que la insulina, que se supone que ha de conducir a la glucosa hasta los músculos y las células hepáticas, deja de funcionar correctamente. Resulta que la causa es la grasa. Es decir, las gotitas microscópicas de grasa que se forman dentro de los músculos y de las células hepáticas son las que interfieren en la función de la insulina. Así que, en vez de reducir las calorías o evitar los hidratos de carbono, deberíamos evitar los productos animales. Eso quiere decir no incluir grasas animales en la dieta. Y cuando se consumen los aceites mínimos no queda mucha grasa, aparte de las trazas de grasa propias de algunos alimentos. En teoría, estos cambios dietéticos deberían conseguir que las gotitas de grasa desaparecieran de las células. Además, debería ser bueno para el corazón, porque eso implica que casi no existen grasas saturadas ni colesterol en tu plato.

Patricia lo probó.

—Pensé que nada de lo que había probado hasta entonces para controlar mi azúcar en sangre me había funcionado. Este concepto era totalmente distinto.

Y efectivamente, en cuestión de meses, su diabetes había mejorado hasta el punto de que pudo dejar de inyectarse e interrumpir su medicación oral para la diabetes a la mitad de la dosis.

Por desgracia, la comida basura volvió a seducirla y su salud volvió a empeorar. Recuperó peso, su diabetes empeoró y le empezaron a doler las articulaciones a causa de la artritis. En 2014 volvió a ingresar en la Clínica Cleveland para otra operación de corazón. Regresó a casa con ocho *stents*.

Esa fue su señal de aviso definitiva. Se trataba de una cuestión de vida o muerte. No más basura. No más carne, lácteos o grasas. Y consiguió transformar su vida.

Ahora pesa 43 kilos menos. De dos dosis de insulina inyectada y trece pastillas al día, a media pastilla diaria que toma ahora.

—Mi médico ha tachado la diabetes de mi historial médico. Me encanta este tipo de vida y la fuerza que siento desde que, por fin, he recuperado el control de mi cuerpo.

Su esposo también adoptó su nueva forma de comer. En este proceso ha adelgazado 17 kilos y le ha desaparecido la artritis.

Pero ¿es difícil? No, es extraordinariamente fácil.

—No echamos de menos la carne. Uno de mis platos favoritos es boniato japonés al horno con col kale al vapor, alubias pintas, pimiento rojo troceado, cebolleta y mango con salsa.[123] Delicioso. También nos gustan las hortalizas salteadas sobre arroz integral y pasta primavera [con hortalizas]. Se acabaron la diabetes, la angina de pecho, los problemas de peso, los antojos de dulce, la falta de energía y la artritis.

Tenemos cientos de personas como Patricia, que han podido transformar sus vidas gracias a unos sencillos cambios dietéticos. Veamos los alimentos mágicos.

¿Qué entra?

Los alimentos que favorecen la salud se dividen en cuatro grupos: hortalizas, frutas, cereales integrales y legumbres. Veamos cada uno de

---

123. Cuando en las recetas de Estados Unidos se menciona a salsa, se están refiriendo a una salsa de especias, verduras o frutas troceadas, generalmente sin cocer, especialmente, tomates, cebollas y chiles, que se usa como condimento. (*N. de la T.*)

ellos y las comidas en las que se transforman. Luego veremos lo que hay fuera.

Para simplificar, el Plato Poderoso que ha desarrollado mi organización, el Comité de Médicos para una Medicina Responsable, muestra los alimentos que favorecen la salud.

- **Hortalizas:** las hortalizas tienen muchas vitaminas, minerales y antioxidantes, y prácticamente carecen de «grasas malas» o colesterol. Integra las verduras: bróquil, kale, espinacas, coles de Bruselas y todas las demás. Si todavía no eres un fan de las hortalizas, prueba aderezándolas con un poco de salsa de soja, vinagre condimentado o Liquid Aminos de Bragg. Prueba las hortalizas naranja, como los boniatos y las zanahorias. Te recomendaría que incluyeras dos o más hortalizas en cada comida.

EL PLATO PODEROSO

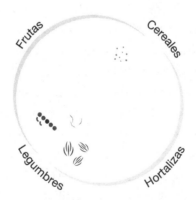

- **Legumbres:** el grupo de las legumbres incluye las alubias, los guisantes y las lentejas, alimentos que crecen en vaina. Eso puede incluir las alubias rojas, las negras y las pintas, los garbanzos y todos los alimentos que se preparan con estas humildes legumbres, como el hummus, el tofu y la leche de soja. Las alubias son ricas en proteínas saludables, calcio, hierro y fibra.

- **Cereales integrales:** los cereales son alimentos básicos en la mayoría de las tradiciones culinarias: el arroz en Asia, el maíz en Latinoamérica, el trigo en Europa. En muchas culturas se extrae la cáscara del cereal; de este modo convierten el arroz integral en arroz blanco, y el pan integral en pan blanco. Sin embargo, es mejor que consumas cereal integral. Los cereales aportan proteínas, fibra y un complejo saludable de hidratos de carbono.
- **Las frutas:** las frutas pueden ser un aperitivo, un postre o, según y cómo, una comida. Arándanos, papayas, mangos, manzanas, naranjas, plátanos, peras y un sinfín de variedades más son ricas en vitamina C y, como todos los vegetales, no tienen grasa animal y apenas tienen colesterol.

Para comprobar cómo se traducen en comidas estos cuatro sencillos grupos de alimentos, vayamos a cenar a un restaurante italiano de lujo. El camarero enciende las velas y te ofrece un vaso de vino, que eres libre de aceptar o no. Luego te trae un plato de pan tostado con rodajas de tomate por encima, albahaca y un poquito de ajo, y entonces viene la discusión sobre si se pronuncia *brushetta* o *brusqueta*. Nuestro camarero nos asegura que se pronuncia como una «q».

A continuación, para elegir de primero tenemos sopa de lentejas, minestrone o pasta y *fagioli* —una deliciosa sopa de pasta y alubias—, seguida de ensalada de espinacas con tomatitos cherry, pepino, almendras laminadas y una ligera vinagreta con vinagre balsámico.

Veamos nuestra valoración. Las lentejas son legumbres. Las espinacas son verduras. El pan y la pasta son cereales. Y no hemos visto ni la carne ni el queso. Hasta ahora, todo bien.

Cuando ya pensábamos que no había más entrantes, el chef nos dice que acaba de recibir un cargamento de alcachofas poivrade de Francia. Son de color violeta y más pequeñas que las verdes globo a las que estamos más acostumbrados. Las ha cocido en un caldo ligero de vino y hortalizas, y están deliciosas. Otra más para la categoría de las hortalizas.

A continuación el chef nos ofrece pasta de cabello de ángel con una salsa arrabiata picante, servida con espárragos verdes a la parrilla con bróquil salteado con ajo a los lados.

Si te queda hambre para el postre puedes elegir entre pudin de chocolate de soja, sorbete de frutos del bosque con vainilla, rodajas de mandarina o arándanos.

Al día siguiente probamos una aventura culinaria similar, pero esta vez en un restaurante mexicano. Empezamos con una ensalada verde y luego elegimos un burrito de alubias, una enchilada de espinacas o fajitas de hortalizas. Podemos probar comida de China, Japón, Tailandia, la India o de casi cualquier país, y encontraremos delicias extraídas de los cuatro grupos de alimentos saludables: hortalizas, frutas, cereales integrales y legumbres.

¿Qué queda fuera?

Los alimentos básicos saludables son las hortalizas, las frutas, los cereales integrales y las legumbres. ¿Qué alimentos son los problemáticos?

Los alimentos problemáticos son los que sueltan grasa (especialmente saturadas), colesterol, sodio, proteínas animales y aceites añadidos y azúcares en tu plato. Estos alimentos contribuyen a que aumentes de peso, te suba el colesterol y tengas hipertensión, diabetes y toda una serie de problemas de salud, desde asma hasta migrañas.

Ya hemos hablado de estos temas con el queso. Está cargado de grasa, que implica un montón de calorías no deseadas. Esta grasa es, en su mayor parte, *saturada*, que, junto a la carga de colesterol que tiene el queso, hace que te suba el «colesterol malo». Asimismo, el queso es rico en sodio, que no es recomendable para la presión sanguínea, y sus proteínas pueden provocar problemas inflamatorios. En una palabra, decir *queso* equivale a decir *problemas*. Pero no es el único alimento problemático. Aquí tienes los que deberías evitar:

- **Productos lácteos:** algunos productos lácteos son grasos, otros tienen muchas proteínas sensibilizadoras y muchos tienen am-

bas cosas. Vale la pena evitarlos. En la categoría grasa está el queso, la leche entera, el yogur entero, la mantequilla, etc. En la categoría de ricas en proteínas están los productos desnatados y
sin grasa. Muchas personas descubren que, cuando dejan de tomar productos lácteos, mejora su salud.

- **Huevos:** los huevos tienen mucho colesterol (en la yema) y proteína animal (en la clara). No necesitamos proteína animal, conse-
guimos más que de sobra de los alimentos vegetales. Y, al igual
que los productos lácteos, los huevos tienen su dosis de «grasa
mala», carecen de fibra y de hidratos de carbono complejos y suelen hacer que nuestra dieta vaya por derroteros poco saludables.

- **Carne, ave y pescado:** ni que decir tiene que las carnes son músculos de animales. Lo que significa que son perfectas para mover
las patas de una vaca, las alas de un pollo o la cola de un pez, pero
no son tan adecuadas para nutrir el cuerpo humano. Nutricio-
nalmente, son mezclas de proteína animal y grasa, junto con colesterol y, en algunas ocasiones, trazas de materia fecal (salmo-
nella, *campilobacter*, *E. coli*, etc.). Déjalas de lado.

- **Aceites añadidos:** toma la mínima cantidad de aceites vegetales.
Es cierto que el aceite de oliva es mejor que la grasa del queso o
del pollo, puesto que tiene mucha menos grasa saturada («mala»).
Pero estas son las cifras: más del 60% de la grasa del cheddar es
saturada. Para la grasa del pollo, la cifra gira en torno al 30%. En
cuanto al aceite de oliva, es el 14%. De modo que el aceite de oliva es claramente mejor. Pero no es necesario que añadas *ninguna* grasa «mala» a tu dieta. La grasa mala perjudica al corazón y
también está relacionada con el riesgo de alzhéimer. Asimismo
es una de las causas de la resistencia a la insulina, que conduce a
la diabetes de tipo 2.

En el capítulo 2 dijimos que todas las grasas y los aceites tienen 9 calorías por gramo, más del doble de calorías que los hidratos de carbono. De modo que evitar cualquier grasa es una
buena forma de eliminar las calorías no deseadas. Y si las partículas de grasa que se han formado en el interior de tus músculos

y células hepáticas te han conducido a padecer diabetes, evitar la grasa es un factor importante para resolver el problema.

Piensa esto: un olivo no tiene grifo. Para conseguir un litro de aceite de oliva se han de exprimir más de 1.000 aceitunas. Del mismo modo que los productores de azúcar sacan su producto de la remolacha azucarera o de la caña de azúcar, los productores de aceite tiran la pulpa y la fibra. Al igual que el azúcar es un alimento «procesado» o «refinado», los aceites tampoco son algo con lo que la naturaleza hubiera contado.

Así que no es mala idea no excederse con estos. No obstante, esta no es una dieta cero en grasas. Por extraño que parezca, hay trazas de grasas naturales en todas las hortalizas. Si enviaras una hoja de espinacas o medio kilo de alubias a un laboratorio, descubrirías que estos alimentos realmente contienen trazas de grasa. Ni siquiera se aproximan al contenido de grasa que tienen las carnes, los productos lácteos o los huevos, pero tienen trazas de grasa y eso es bueno. Aportan grasas saludables a nuestro organismo.

Hay algunos alimentos ricos en grasa que son de origen vegetal: los frutos secos, las semillas, las olivas, los aguacates y algunos productos de soja tienen cantidades substanciales de grasa. Si estás intentando adelgazar o controlar la diabetes, te aconsejo que no consumas muchos.

- **Alimentos azucarados y procesados:** los azúcares naturales de las frutas son saludables y nutritivos. Aportan la glucosa que necesita el cerebro, los músculos y todo tu organismo. Son los alimentos para los cuales está preparado nuestro organismo.

Pero el azúcar añadido —el edulcorante de los refrescos, el azúcar de las galletas, etc.— no es saludable. En pequeñas cantidades, no hay razón para preocuparse: una cucharadita de azúcar solo tiene 15 calorías. Pero muchas veces se añaden edulcorantes a los alimentos que aumentan las calorías.

Incluso así, no conviene exagerar las desventajas del azúcar. Los escritores sobre temas nutricionales y los medios han culpabilizado alegremente al azúcar de todo tipo de problemas de salud, cuando gran parte de la culpa le corresponde al queso, a la carne y a otros alimentos grasos y nocivos. El azúcar no tiene, ni por aproximación, las calorías que tienen los alimentos grasos, y tampoco tiene colesterol o «grasa mala».

Cuando tengamos que evaluar los alimentos procesados, una buena herramienta es el índice glucémico. Este último lo inventó el doctor David Jenkins en 1981, y nos ayuda a saber qué alimentos provocarán que tu azúcar en sangre suba más rápido y qué alimentos son más respetuosos con tu azúcar en sangre. El pan blanco, por ejemplo, sube rápidamente el azúcar. Es un alimento con índice glucémico alto (IG-alto). Los panes de centeno o los de centeno integral son mucho más benignos en lo que respecta al azúcar en sangre. Si tienes diabetes, los triglicéridos altos o antojos con frecuencia, lo mejor es que evites los alimentos de IG-alto. Estos son los principales, junto con sus sustitutos:

- **Azúcar de mesa:** voy a decir lo que es obvio, pero el azúcar que ingieres sube tu azúcar en sangre. Las frutas son una opción mejor. Aunque sean dulces, no afectan apenas al azúcar en sangre.

- **Pan blanco y de trigo:** hay algo en el pan de trigo que hace que el azúcar en sangre suba más que con otros panes. El de centeno normal y el de centeno integral tienen valores más bajos de IG. No obstante, por raro que parezca, la pasta de trigo (a diferencia del pan blanco) no tiene un índice glucémico alto. A diferencia del pan ligero y esponjoso, la pasta es compacta y se digiere lentamente.

- **Patatas blancas:** las patatas blancas grandes suelen subir el azúcar en sangre rápidamente, mientras que los boniatos suben menos el azúcar.

- **La mayor parte de los cereales fríos:** los típicos cereales para niños se rompen rápidamente en el tracto digestivos, liberando azúcares en el torrente sanguíneo. Los cereales de avena y salvado son los mejores.

Los suplementos

Aunque la mayor parte de los nutrientes han de proceder de los alimentos, hay dos suplementos que siempre recomiendo.

Vitamina B_{12}: es esencial para la salud del sistema nervioso y de la sangre. No está hecha de animales o plantas, sino de bacterias. Solo necesitamos una cantidad muy pequeña: unos 2,4 microgramos diarios. Algunas personas han especulado con la idea de que, antes de la era de la higiene moderna, las bacterias de la tierra, las de las hortalizas, las de nuestros dedos y las de nuestra boca producían las trazas de B_{12} que necesitamos. Sin embargo, en la actualidad esas no son fuentes fiables, si es que alguna vez lo fueron. Las personas que comen carne obtienen trazas de B_{12} producidas por las bacterias que se crean en el tracto digestivo del animal. Pero esa no es solo una fuente poco recomendable, sino que la B_{12} de la carne no necesariamente es fácil de asimilar. Las personas que no producen mucho ácido gástrico, las que toman medicamentos para la acidez, las que toman metformina para la diabetes y muchas otras suelen andar flojas de esta vitamina. Por esta razón, el Gobierno de Estados Unidos recomienda suplementos de B_{12} a todas las personas de más de cincuenta años. Yo iría aún más lejos y se lo recomendaría a todo el mundo, sin importar la edad.

Si haces una dieta de vegetales (vegana), que es la que yo recomiendo, el suplemento de B_{12} es un requisito imprescindible. Eso implica tomar un suplemento multivitamínico cada día (elige la marca que desees que *no* tenga hierro o cobre) que contenga complejo B o simplemente B_{12}. Lo encontrarás en cualquier tienda de alimentos naturales o en farmacias. Los adultos necesitan 2,4 microgramos al día, y todas las marcas conocidas contienen más que eso. No pasa nada por tomar dosis más altas.

Vitamina D: normalmente la obtenemos cuando nos da el sol en la piel. Unos quince o veinte minutos al sol, para que nos dé en el rostro y en los brazos, aportará la dosis diaria que necesitamos. La vitamina D ayuda a que absorbamos bien el calcio de los alimentos, y también parece que tiene un efecto anticancerígeno.

Por desgracia, nuestros antepasados tuvieron la mala idea de abandonar el África tropical y emigrar a lugares como Reikjavik, Fargo y Nueva York, lo que implica que en algunos periodos hace demasiado frío para salir afuera. Así que, si sueles estar en el interior —o si usas protector solar, que es lo recomendable—, tendrás que tomar un suplemento de vitamina D. Un suplemento diario de 2.000 IU no es peligroso, y es útil. Dosis más altas pueden ser peligrosas y solo se deben tomar bajo prescripción facultativa.

Hay muchos otros suplementos, pero en general, no los recomiendo. Algunas personas toman DHA, un ingrediente importante que contiene el aceite de pescado. Ahora también hay versiones veganas, que están exentas de los riesgos que tienen las fuentes del pescado. Dosis entre 100 a 300 miligramos son seguras. Sin embargo, algunas personas han observado que tienen mayor tendencia a sangrar cuando toman dosis más elevadas de DHA (algo que puede ocurrir cuando se come mucho pescado), así que mejor ser precavido.

Estoy *en contra* de tomar suplementos de betacaroteno o vitamina E. La razón es porque el betacaroteno pertenece a un grupo de compuestos anticancerígenos denominados *carotenoides*. Si solo tomas betacarotenos, puede que a tu cuerpo le cueste asimilar otros carotenoides naturales. Asimismo, los alimentos contienen ocho tipos distintos de vitamina E. Si tomas un suplemento que solo tiene uno o dos, estos pueden interferir en la asimilación del resto. El betacaroteno y la vitamina E se encuentran de forma natural en los alimentos junto con otros nutrientes que tu cuerpo necesita, así que no es necesario tomar suplementos.

Tampoco estoy de acuerdo en tomar pastillas de calcio, salvo que tu médico te lo haya prescrito. La razón es porque el exceso de calcio en los hombres está asociado con el cáncer de próstata, como vimos en el capítulo 4. Todavía no se ha demostrado si en las mujeres existe un riesgo similar. Está bien tomarlo a través de las verduras y las legumbres que son ricas en calcio, pero concentrado en comprimidos —o en los productos lácteos— está relacionado con el cáncer.

Cómo actúan los alimentos saludables

Así es como actúan estos sencillos alimentos sobre problemas de salud específicos:

- **Adelgazan:** una dieta principalmente a base de verduras es eficaz para controlar el peso. En primer lugar, las legumbres, las hortalizas, las frutas y los cereales integrales tienen mucha fibra, y la fibra prácticamente no tiene calorías, pero llena. Esto significa que engaña al cerebro haciéndole creer que ha comido mucho cuando en realidad has comido una ración de comida razonable. Además, la alimentación a base de hortalizas acelera el metabolismo de la digestión y te ayuda a «quemar» durante unas horas después de cada comida.

- **Bajan el colesterol:** una dieta a base de vegetales apenas tiene grasa saturada, ni colesterol. Así que es fácil que te baje bastante el colesterol. Además, algunos alimentos tienen efectos adicionales para bajar el colesterol. Esto se ha demostrado con la avena, las legumbres, los productos de soja y otros productos vegetales.

- **Bajan la presión sanguínea:** una dieta a base de vegetales es rica en potasio, que baja la presión y también reduce la densidad (viscosidad) de la sangre. Estos factores, sumados a la pérdida gradual de peso que puede aportar el cambio de dieta, normalmente tenderán a bajar significativamente la presión sanguínea y reducirán la necesidad de tomar medicación.

- **Diabetes:** como ya he mencionado anteriormente, una dieta vegetariana baja en grasa mejora la sensibilidad a la insulina, supuestamente porque ayuda al cuerpo a eliminar las partículas de grasa que obstaculizan la acción de la insulina. Se puede experimentar una notable mejoría en el control del azúcar en sangre, reducir la necesidad de tomar medicación y, en algunos casos, revertir la enfermedad por completo.

- **Artritis, migrañas, problemas respiratorios y problemas de piel:** para muchos de estos problemas de salud, cuando se eliminan las proteínas sensibilizadoras, especialmente las lácteas, se observan las notables mejorías que ya has leído anteriormente.

Esta lista no es más que un resumen de los posibles beneficios de una dieta saludable. Encontrarás mucha más información sobre cómo podemos utilizar los alimentos en mis libros anteriores y en el sitio web del Comité de Médicos, PCRM.org.

Llevar todo esto a la práctica

Natasha se crio en Melbourne, Australia, junto a una madre, un padre y un hermano que padecían un montón de alergias. Su padre tenía fiebre del heno, igual que su hermano. La madre padecía de eccema, un trastorno cutáneo inflamatorio que le producía tantos picores que se rascaba las piernas con un estropajo de metal —los que se usan para fregar las ollas— hasta que empezaba a sangrar.

Natasha lo heredó todo. Siempre estaba congestionada y le goteaba la nariz durante casi todo el día y toda la noche. Cuando su madre entraba en su habitación por la mañana se encontraba el suelo lleno de clínex. Las pruebas para la alergia dieron que tenía alergia al polen, al polvo, a la caspa de perro y de gato y prácticamente a casi todo, y eso era lo que experimentaba. Si abrazaba mucho a Lily, su perra mestiza de maltesa y Shi Tzu, empezaba a estornudar. Y al final, sus alergias se convirtieron en asma.

Estar tapada y congestionada no es bueno para nadie. Pero para ella era especialmente problemático. Era locutora de radio y su voz tenía que sonar clara, brillante y enérgica. Tomaba antihistamínicos y hacía vahos, pero esto no la curaba. Un médico le recomendó que se operara para ensanchar sus orificios nasales, pero no había demasiadas garantías de éxito y los posibles riesgos eran desalentadores.

Del mismo modo que tenía las alergias de su padre, también padecía el eccema de su madre —rojez, prurito, zonas secas detrás de las rodillas, en la cara interna de los codos y en las manos y las mejillas—, que se exacerbaba cuando estaba estresada. Se ponía una crema de cortisona que le aliviaba un poco, pero no la curaba.

Un día, ella y su esposo, Luca, decidieron hacer un cambio en sus vidas. Su trabajo en la radio y, por consiguiente, en comunicaciones empresariales le hacía sentir que tenía que haber algo más importante que anunciar productos comerciales. A Luca le pasaba lo mismo. Trabajaba en la banca, pero quería valorar la vida en algo más que no fuera dinero. Así que empezaron a viajar para explorar el mundo, lo cual no solo les llevó a otros países, sino también a probar otras formas de comer. Les bastó estar tres meses en la India para hacer dieta vegetariana; al final, también decidieron dejar de tomar productos lácteos y huevos. Y de pronto, las cosas empezaron a mejorar. Le desapareció el eccema. Incluso estando estresada, su piel estaba perfecta. Asimismo, le desaparecieron los dolores menstruales que había sufrido durante tantos años. Y, aunque nunca había tenido sobrepeso, se dio cuenta de que con su nueva forma de comer estaba algo más delgada que antes: todo eran cambios positivos.

Pero las alergias seguían siendo un problema. Era el momento de hacer un nuevo ajuste. Cuando dejó de tomar queso y otros productos animales grasos, los sustituyó por otros vegetales igualmente grasos, como el aguacate, el aceite de coco y el aceite de oliva para sus ensaladas, y comía grandes cantidades de frutos secos y semillas varias. Teóricamente, estos contenían grasas saludables, pero estaba comiendo en exceso. ¿Y si también eliminaban esos alimentos extragrasos?

Hicieron una prueba. En vez de tentempiés grasos y alimentos oleosos, comían plátanos y otras frutas frescas, y empezó a preparar comidas *sin* grasa. Les gustaba esta nueva forma de comer más ligera y la energía que les aportaba.

Una noche, mientras estaban cenando, Luca le preguntó: «¿Te has dado cuenta de una cosa?» Se miraron mutuamente y, entonces, ella supo a qué se estaba refiriendo. Estaba respirando con perfecta normalidad desde hacía un par de días. Sin alergias ni estornudos, ni dificultad para respirar, ni tos, ni asma. Esto fue algo digno de recordar. Siguieron comiendo así y ella siguió sintiéndose de maravilla.

Al cabo de un mes, viajaron a Perú para ver el paisaje, incluido el Machu Picchu, la antigua ciudad de los incas. A 2.430 metros de altitud por encima del nivel del mar, es un lugar donde los turistas se han de tomar las cosas con calma. Pero Natasha y Luca se sentían bien y con fuerzas. Subieron a paso ligero, impulsados por su vitalidad y por unos pulmones limpios y abiertos. Al llegar a la cima, Natasha gritó. Las cadenas que le habían estado impidiendo hacer vida normal, por fin, se habían roto.

A partir de ahora se habían terminado los sándwiches de queso fundido y los helados, pero también los sustitutos grasos. Se enamoraron de los alimentos sencillos: desayunaban avena con canela y plátanos y comían patatas asadas con alubias o lentejas con arroz, con mucha fruta fresca.

Y fueron un poco más allá, que fue comunicar a otras personas las respuestas que habían hallado. Hicieron vídeos sobre sus experiencias y los colgaron en un canal de YouTube, bajo el título «Esa pareja vegana». Y empezaron a recibir comentarios de todo el mundo, de personas que se sorprendían al ver el poder que puede tener hacer unos sencillos cambios en la dieta.

Dos pasos para empezar

¿Listo para un cambio de dieta? Es sorprendentemente sencillo. En nuestros estudios con cientos de personas hemos desarrollado un método de dos pasos, y nunca he conocido a nadie que no haya podido seguirlos:

Paso 1: revisa las posibilidades. No cambies de dieta todavía. Aún no estás preparado. Tómate una o dos semanas para ver qué alimentos te gustan. Te aconsejo que escribas en un papel las cuatro categorías: desayuno, almuerzo, cena y tentempiés. Luego durante la semana siguiente, anota los alimentos que no procedan de animales en cada uno de los cuatro apartados. Se trata de encontrar alimentos que te gusten. Encontrarás muchas ideas en la sección de recetas (p. 219).

Paso 2: haz una prueba piloto de tres semanas. Cuando hayas descubierto los alimentos que te gustan, pon a prueba una dieta saludable durante tres semanas. Durante veintiún días, haz una dieta totalmente vegetariana, comiendo los alimentos que ya sabes que te gustan. No des ningún paso en falso. Hazlo de verdad y observa cómo te sientes. Si te gusta cómo te encuentras, sigue.

¡Adelante!

No hay nada como sentir que estás sano y saber que tienes el control. Ahora que ya sabes cómo funciona una dieta saludable, te recomiendo que le des una oportunidad. En el capítulo siguiente verás muchas formas excelentes de empezar.

10

Todo el sabor, sin nada que lamentar

Cuando llegué a Roma para asistir a un congreso científico no estaba seguro de si todavía habría restaurantes abiertos. Era tarde. Pero la Ciudad Eterna hacía honor a su nombre y las calles estaban llenas de turistas y de restaurantes abiertos. Smeraldo era un pequeño y acogedor restaurante, y en su menú había algo que jamás verías en Minneapolis: pizza sin queso. La pizza era de verduras, hierbas frescas y un poco de aceite de oliva, pero ni rastro de queso. Lo mismo en otras pizzerías. Aunque la mayoría de las pizzas tenían queso, en todos los restaurantes tenían al menos una o dos sin queso. Y cuando le ponían queso nunca era como una gruesa capa de asfalto, como se hace en Estados Unidos.

La lección es que el queso no es un imprescindible en las grandes tradiciones culinarias, ni en Roma ni en ninguna otra parte. Puedes comer perfectamente bien —mejor, de hecho— sin él. En este capítulo te enseñaré cómo.

Veremos cómo sustituir el queso en las pizzas, la lasaña y otros platos italianos, así como en los bocadillos, como ingrediente para la ensalada y las hortalizas, como tentempié con *crackers* o pan, y de postre. Aunque el queso siga atrayéndote durante un tiempo, mientras intentas dejarlo, pronto preferirás los alimentos que lo sustituyen. Son más ligeros y delicados, y mucho más sanos.

Empezaremos por una serie de quesos no lácteos y deliciosos que están llegando a las estanterías de los comercios. Luego veremos los ingredientes para la pizza, los rellenos para sándwiches y todo lo demás.

Quesos vegetales

La combinación perfecta

Michael Schwarz, del que ya he hablado en el capítulo 7, se tiró de cabeza a la aventura culinaria. Creó un delicioso queso sin una gota de leche. Otros han hallado la manera de imitar el sabor del queso con levaduras y otros ingredientes, como veremos a continuación y en la sección de recetas de este libro. Pero él quería ir más lejos, es decir, quería utilizar el mismo proceso con el que se hace el queso, cultivo de bacterias, fermentación y todo lo demás, para fabricar un queso sin ingredientes animales.

Michael no era chef. Era abogado y se encontraba mucho más a gusto entre patentes, marcas comerciales, derechos de autor y secretos empresariales que entre cultivos de bacterias y tanques de fermentación. Pero sabía cómo afrontar los problemas, y se propuso triunfar.

Los fabricantes de queso han utilizado leche de vaca, cabra, oveja y de búfala de agua, junto con todo tipo de cepas bacterianas para conseguir la textura y el sabor deseado. Pero ahora, el proceso tenía que funcionar con un producto que no tenía nada que ver con la leche.

—No era fácil —dijo Michael—. Empecé a experimentar con distintos frutos secos y una serie de cultivos. Los primeros experimentos no funcionaron en absoluto. Pero, al final, di con la respuesta.

La fórmula ganadora fue elaborar una crema de anacardo e inocularle la cantidad correcta de *Lactobacillus acidophilus* para conseguir la fermentación que da el sabor a queso. Se podía hacer un queso cremoso, perfecto para untar *crackers*, con poca fermentación. Añadiendo hierbas, ajo o chile chipotle y chile verde, Michael dio a cada uno de sus quesos un toque único. Para las variedades más duras, curó sus quesos para crear un producto que se pudiera cortar en lonchas y que se sostuviera solo en cualquier plato.

El queso que debutó en una pequeña ciudad de Long Island se convirtió en un éxito. Los comercios, una tras otro, empezaron a vender los quesos Treeline por todo el país. Pronto se comercializará en

Europa y esperemos que también en Alemania, que fue donde empezó la historia de Michael. En el país del que huyó su padre, tiene la esperanza de vender un queso diseñado específicamente para que esté libre de crueldad.

La magia de Miyoko

A poco rato en coche del puente Golden Gate, Miyoko Schinner hace magia. Miyoko nació en un pequeño pueblo de Japón situado entre Tokio y Yokohama. En su pueblo no había muchos coches, ni tampoco queso. El arroz y las hortalizas eran los alimentos básicos, no había sándwiches de queso calientes. Hija de padre norteamericano y madre japonesa, su familia se trasladó al área de la bahía de San Francisco cuando tenía siete años. Una vez allí, descubrió cosas nuevas.

Como la pizza. La probó por primera vez en casa de unas amigas. Y le pareció…

—*¡Asquerosa!* —dijo Miyoko—. La comida japonesa es muy ligera. Pero la pizza chorreaba grasa por todas partes, casi me atraganto.

Sin embargo, con el paso del tiempo, su paladar se fue dejando seducir de manera lenta pero segura. A los estadounidenses les gusta la pizza grasienta y pesada, y a ella también empezó a gustarle.

A los doce años, su paladar volvió a hacer otro cambio. Fue de campin con un grupo de niños y niñas que eran vegetarianos. Hablaban de los animales y de temas éticos todo lo bien que podían por la edad que tenían. Cuando regresó a casa, ver una rodaja de cerdo había perdido su atractivo por completo. No se la podía comer.

—Empecé a sentir que no volvería a comer más carne de cerdo o de vaca, como no me comería un trozo de mesa. Había dejado de ser comida para mí.

Y, poco a poco, fue dejando de comer carne.

Esta idea no les pareció demasiado bien a sus padres. Su madre le dijo que si pensaba comer de ese modo tendría que hacerse ella misma la comida. Y así lo hizo. Miyoko empezó a aprender a desenvolverse en la cocina.

—La primera receta que probé era un guiso de tomates, alubias rojas kidney y cebolla. Pero me salió muy bien. Y fui cocinando cada vez más, hasta que mi madre me pidió que cocinara para toda la familia.

Cuando iba al instituto, compró todos los libros de cocina de la colección *Good Cook*, que publicaba Time-Life, y encontró formas de sustituir los productos animales que había tachado de su lista de la compra.

Aunque no comía carne, siguió comiendo queso y otros productos lácteos durante algún tiempo. Pero le dolía el estómago a menudo y tenía problemas digestivos. Así que decidió averiguar cómo era la vida sin hacerse esas concesiones. Dejó de tomar productos lácteos y se acabaron sus problemas de estómago.

Después de la universidad, regresó a Japón y siguió mejorando sus habilidades culinarias. Japón cuenta con un sorprendente número de restaurantes con estrellas Michelin, y dio el salto hacia la alta cocina, estudiando todos los libros de cocina francesa e italiana que pudo encontrar y adaptando sus recetas para los paladares que no comen carne ni lácteos.

—Me leí *Mastering the Art of French Cooking* [Dominar el arte de la cocina francesa] y me puse a hacer versiones veganas de todo. Quería demostrarle al mundo que puedes seguir degustando estos deliciosos platos.

Aplicó técnicas culinarias tradicionales para cocinar ingredientes totalmente vegetales, e invitaba a personas para que probaran sus creaciones en cenas festivas donde presentaba doce platos. La gente se quedaba impresionada.

—Lo siguiente fue que empecé a salir en revistas, a dar cursos y a hacer demostraciones de productos en empresas.

Abrió una pastelería de productos integrales y distribuía sus productos por todo Tokio. Más adelante, en 1989, regresó a San Francisco y abrió una pastelería y un restaurante, y empezó a escribir libros de cocina, incluido *Quesos caseros sin lácteos*.

Actualmente, su empresa, Miyoko's Kitchen, ofrece una extraordinaria gama de delicias de queso veganas. Su queso Aged English

Smoked Farmhouse [«Inglés Ahumado de la Granja»] sabe a nogal silvestre; lo de silvestre, porque ha crecido espontáneamente y no ha recibido pesticidas ni ninguna otra cosa.

—La gente dice que se parece al gouda ahumado. Aunque no pretendía copiar el gouda. No hacemos cheddar ni gruyere. Creamos nuevos estilos que tienen carácter propio.

Miyoko también vende el Mt. Vesuvius Black Ash [«Ceniza Negra del Vesubio»], cuyo color procede de una capa de ceniza de pino marítimo que crece en el sur de Francia. La capa de ceniza negra sube el pH en la superficie del queso redondo lo ayuda a secarse y le aporta una textura suave. Con el tiempo, las bacterias del queso liberan burbujas de dióxido de carbono, ocasionando pequeños orificios en la ceniza, y los sabores se vuelven más sofisticados.

El Fresh Loire Valley in a Fig Leaf [«Queso Fresco del Valle del Loira en Hoja de Higuera»] es una delicia para la vista y el paladar. Lo confecciona utilizando la técnica tradicional francesa: macera la hoja de higuera en un vino blanco biológico californiano, y luego la utiliza para envolver los quesos y conferirles un sabor propio. Pero solo lo encontrarás de mayo a principios de octubre, cuando se pueden conseguir las hojas de higuera.

Y ¿cómo se come?

—Sencillamente, dale un mordisco. Un poco cunde mucho.

El queso sin lácteos al siguiente nivel

Tal Ronnen decidió llevar el mundo de los quesos vegetales a un nuevo nivel y tenía el equipo para hacerlo. Tal dirige Crossroads, *el* restaurante de alta cocina, con un menú totalmente vegano y más famosos por metro cuadrado que la sala verde de los Premios de la Academia, que no te puedes perder si vas a Los Ángeles. En 2011, Tal creó una nueva empresa llamada Kite Hill, para hacer quesos sin lácteos.

En su equipo estaban el famoso bioquímico de Standford, Patrick Brown; Monte Casino, que había enseñado la fabricación artesanal del queso en Le Cordon Bleu; Jean Prevot, un ingeniero que había supervisado la fabricación tradicional de queso en granjas de Francia, Hungría y Estados Unidos y estaba dispuesto a afrontar un nuevo reto; y Matthew Sade, un innovador emprendedor y líder empresarial.

El queso empieza con la leche, y por ahí es por donde empezó el equipo. ¿Cómo haces leche —sin una vaca, cabra o búfala— que pueda aguantar el grado justo de fermentación, formar el tipo de cuajada correcto y que, al final, te dé la textura y el sabor que estás buscando?

La respuesta fue la almendra. Del mismo modo que la leche de almendra combina, igual de bien o mejor, con los cereales que la leche de vaca, también se puede transformar en queso, al menos en teoría. Salvo que la mezcla de proteínas y grasa que funciona para un vaso de leche no necesariamente es la que más les gusta a las bacterias en el proceso de fermentación, o que es óptima para el proceso de curado. De modo que el equipo probó veintiséis variedades distintas de almendras antes de dar con la buena y, luego, dejar que el proceso tradicional de fabricar queso continuara a partir de ahí.

Tras meses de experimentación, Tal, Patrick y Monte se reunieron en Boston, cada uno con una pieza de queso redonda de su nuevo producto y un poco de pan fresco de masa fermentada. Se comieron los tres.

El equipo mejoró su fresco original, y luego hizo una variedad con aceite de trufa, eneldo y cebollinos y un queso blando madurado. Luego hicieron ricota para los raviolis, mezclada con setas o espinacas, y luego un pastel de queso, una tarta de queso y calabaza, queso para untar y yogur.

Tal está innovando constantemente. Pero, aunque siempre va con las mangas arremangadas, nunca da muestras de preocupación.

—Cuando algo te gusta, no lo consideras un trabajo.

Para los fanáticos del queso, los quesos veganos no saben igual que las variedades hechas con derivados animales, como el queso de cabra no es igual que el queso de vaca, y los quesos de leche cruda no son como los productos pasteurizados. Pero en cuanto a aroma, textura en la boca y todos los demás aspectos importantes, los quesos vegetales han demostrado que las vacas y las cabras son tan necesarias para hacer queso como lo son los caballos para arrastrar vagones.

Todo en uno en Sublime

Hemos visto cómo las mentes creativas culinarias abordan su oficio. Todas estas innovaciones se unieron en Sublime, el legendario restaurante nocturno de Port Lauderdale. Cuando entras, enseguida te das cuenta de que no es un bar-restaurante cualquiera. Nanci Alexander lo construyó de la nada —cascadas, cuadros originales de Peter Max y muchas otras cosas— y ha atraído a una larga lista de celebridades.

En el bar, los comensales elegantemente vestidos degustan martinis de tiramisú, café irlandés, mojitos, Sublime Sunset y Moscow Mule. Al abrir el menú descubres una extraordinaria gama de sabores creativos. En los entrantes tenemos pan plano florentino con espinacas baby y cebolla por encima, rociado con mozzarella vegana rallada y tomate, e inflado en el horno; esto ya podría ser una comida por sí solo. Acuérdate de probar el Pan Plano con Verduras Asadas la próxima vez que vayas a Sublime, para que veas cómo combinan pimientos rojos, calabaza, calabacines, aceitunas, albahaca, tomates secados al sol, vinagreta, mozzarella vegana y tomate.

Después, ¿qué te parece un aperitivo o dos? Los macarrones con queso están exquisitos y nos resultan familiares; los sirven en un bol muy original. El queso cheddar fundido es totalmente vegetal. Lo mismo el cheddar de los *sliders*, que son esos minibocadillos de hamburguesa. Y puedes compartir una ensalada de espinacas o ensalada César, si lo prefieres.

Como plato principal puedes pedir raviolis de setas. El queso —hecho de anacardos crudos— está mezclado con las setas, y el resultado es ligero y delicado. Si tienes mucho apetito, puedes probar la lasaña. En lugar de queso de leche de vaca, está hecho con mozzarella de soja, tofu y levadura nutricional; es sano y sabroso.

Hagas lo que hagas, resérvate apetito para el pastel de queso: de fresas, calabaza o lima key, según la estación del año. Sí, es un queso cremoso a base de soja. ¿Lo quieres a la moda? El helado de vainilla está hecho en casa y sin lácteos, por supuesto.

Todos los platos están hechos sin un ápice de queso o de otro producto de origen animal. Sin embargo, este restaurante seduce a los carnívoros más acérrimos.

—La mayor parte de nuestros clientes comen carne —dijo Nanci—. Vienen con algún amigo o porque han oído hablar de nuestra comida, y noche tras noche nos dan las gracias por lo que hemos construido.

Hecho en casa

¿Estás inspirado? Puede que no estés preparado para hacer un queso curado selecto, cubierto de ceniza negra de pino marítimo o envuelto en una gran hoja de higuera. Pero puedes crear grandes platos de pasta, servir una pizza que sea la protagonista de la fiesta, hacer sándwiches inspiradores y rematar ensaladas con sabrosos ingredientes, todos ellos saludables y sin nada de leche. Veamos cómo hacerlo con la ayuda de Dreena Burton, la maestra de cocina que ha creado las recetas para este libro.

Ingredientes para la pizza

Empecemos con la pizza. Cuando yo estudiaba en la universidad, iba en coche con mis amigos a Chicago y comíamos en la Pizzeria Uno, un restaurante que era modesto, a excepción del hecho que su pizza era diferente del resto, la servían en un plato profundo y nadaba en casi 3 centímetros de mozzarella. Nunca habíamos visto nada semejante. Era viscosa y excesiva, con una pizza se podía haber alimentado a todo un regimiento. La Pizzeria Uno tuvo tanto éxito que abrió una segunda, la Pizzeria Due, hasta que al final se convirtió en una franquicia bastante popular.

Pero todo cansa. Otras cadenas de pizzerías siguieron su ejemplo y empezaron a sobrecargar cada vez más sus pizzas, y lo que había sido una curiosidad culinaria se convirtió en una rutina. En este proceso se ha perdido cualquier exquisitez que pudiera incluir la pizza.

Ha llegado el momento de desengrasar la pizza. Aquí tienes algunos sencillos y sabrosos pasos para crear tu pizza *senza formaggio*:

1. Empieza por dejar que las hierbas y las especias sean las protagonistas. Como vimos en las pizzerías romanas, la pizza con hierbas y sin queso es, indudablemente, una tradición italiana, y también puedes adoptarla tú. Las hierbas tradicionales son albahaca, orégano, romero y pimentón ahumado, ya sea en la masa o en la salsa, y puedes hacerla tan ligera como te apetezca.

2. A continuación viene la salsa. Hay muchas marcas en el mercado, pero puedes hacerte tu propia salsa con tomate en pasta, albahaca seca y orégano, una pizca de vinagre balsámico, un toque de sirope de arce, sal marina y pimienta negra. Véase la receta en página 277.

3. Haz correctamente tus hortalizas. En algunos restaurantes ponen cebolla cruda, pimientos verdes, queso y salsa sobre una masa barata, la chamuscan en el horno y te sirven, literalmente, una pizza a medio cocer. No hagas eso. Aquí tienes mejores formas de procesar tus ingredientes vegetales. En primer lugar, elige lo que quieres ponerle:
   a. Cebolla salteada o asada: cocina la cebolla antes de meterla con la pizza en el horno, eso la ablanda y le añade un toque de dulzor natural. En Saint-Tropez, en la Riviera francesa —el pueblo que se hizo famoso por Brigitte Bardot y los cineastas en la década de 1950— todo el mundo va a la pizzería Bruno cuando quiere disfrutar de una comida informal entre amigos. La cebolla salteada en su punto le da el toque correcto a su pizza.
   b. Ajo: el ajo crudo bien picado está bien, pero dorarlo unos minutos en una sartén antes de ponerlo en la pizza le quitará ese sabor tan fuerte. O también puedes probar el ajo asado. Puedes asarlo en casa o comprarlo asado en una charcutería. Los que no uses puedes guardarlos en la nevera o congelarlos para más adelante.

c. Setas: no uses solo champiñones. Prueba las portobello, cremini o shiitake para lograr más sabor. Ligeramente salteadas, asadas o a la parrilla, para sacarles parte de su agua y concentrar su sabor.

d. Hortalizas a la parrilla o asadas: calabacines, berenjenas y pimientos rojos.

e. Espinacas: ya sean frescas o un poco hechas y bien escurridas, también puedes añadirle kale salteada.

f. Patatas cocidas: puede resultar extraño añadirle patatas a la pizza, pero son deliciosas y sanas. Utiliza patatas escalfadas o que te hayan sobrado de alguna comida. Córtalas a rodajas o dados y ponlas en la pizza. Luego, ¡prueba con boniatos!

g. Aceitunas: usa aceituna kalamón, negra, verde o cualquier otra variedad. Ganarás puntos si las deshuesas.

h. Tomates secados al sol.

i. Alcaparras.

j. Corazones de alcachofa: compra las que están envasadas en agua (no en aceite), córtalas primero a dados.

k. Jalapeños: córtalos a dados y ponlos por encima.

l. Trocitos de piña.

4. Luego, cuando saques la pizza del horno, añade:
   a. Hojas de albahaca fresca.
   b. Rodajas o dados de aguacate.
   c. Cebollino cortado o cebolleta cortada a rodajitas finas.
   d. Reducción balsámica: un chorrito de aceite balsámico concentrado aporta un delicioso sabor (véase p. 239).
   e. Crema de aguacate o de anacardo: si no usas un sustituto del queso, puedes añadir un poco de cualquiera de estas dos cremas, que aportarán nutrientes y contrarrestarán los ingredientes picantes concentrados que le has puesto a la pizza. Véase la sección de recetas en la página 235.

f. Levadura nutricional: rocíala por encima. La levadura nutricional da un toque ligero de sabor a las salsas que recuerda al queso, no tiene grasa ni apenas calorías. ¡Pruébala! La encontrarás en las tiendas de productos dietéticos. Recuerda que no es lo mismo que la levadura de panadero ni la levadura de cerveza, que tienen un sabor amargo.

5. Prueba algún queso vegano. Sí, con unas hierbas, una salsa ligera, hortalizas bien preparadas y un poco de levadura nutricional, conseguirás una pizza fenomenal. Pero, si lo prefieres, encontrarás quesos sin lácteos preparados para la pizza —incluidas las variedades que se pueden fundir— en las tiendas de productos dietéticos y en muchas tiendas normales. Lee primero los ingredientes; una peculiaridad de las leyes de etiquetaje permite que estos quesos lleven el etiquetado de «sin leche» o «libre de lácteos» aun cuando la caseína (una proteína láctea) sea uno de sus principales ingredientes. Así que si tus migrañas o dolores articulares se deben a los lácteos, estos sustitutos no te ayudarán.

Pastas italianas

¿Lasaña y ravioli sin queso? *¡Magnífico!* Son más ligeros y sabrosos que las versiones con queso. Prueba nuestra *Lasaña de espinacas y boniato* (p. 281). O modifica tus recetas favoritas utilizando los sustitutos del queso que voy a describir aquí. Si das una fiesta o llevas un plato a una comida en casa de unos amigos, te vas a apuntar un buen tanto con la lasaña de espinacas o los ravioli de setas. A todo el mundo le encanta, incluidos los niños y todas las personas que piensan en el *sabor*.

Para cualquier pasta que lleve ricotta, prueba nuestra *Ricota de tofu* (p. 248), *«Queso» fuerte de anacardos* (p. 299), *«Feta» de tofu* (p. 292), *«Feta» sin soja* (p. 293) o incluso el *«Queso para untar»* (p. 290) o la *Crema ácida con «Queso para untar» de cebolla* (p. 291). Y ¿por qué no romper un «*Queso» de bola* (pp. 249-250) para gratinar una pasta? También encontrarás quesos parmesanos y fundibles sin lácteos en las tiendas de alimentos naturales.

Para hacer *manicotti*, prepara un relleno de «*Ricotta» de tofu* y boniato cocido, pimientos rojos asados u otras hortalizas. Adereza tus espaguetis o pasta de cabello de ángel con nuestra *Sencillísima salsa de lentejas para pasta* (p. 278) o *Parmesano* (p. 295). No te pierdas nuestros *Exquisitos Fettuccine Alfredo* (p. 270) y nuestros *Macarrones con árboles* (p. 274) con ramilletes de bróquil o de coliflor.

Si no tienes mucho tiempo o no te apetece cocinar, en las tiendas de productos dietéticos y en muchos comercios de alimentación ahora venden una amplia variedad de platos italianos congelados sin lácteos: lasaña, ravioli, pizza y muchos otros.

Ingredientes para la ensalada

Vamos a hacer una ensalada especial. No necesitas parmesano o feta. Prueba nuestros ingredientes para dar gusto a la ensalada que son más ligeros, saludables y mejores en general:

- Queso sin lácteos: nuestros «*Feta» de tofu* (p. 242) y «*Feta» sin soja* (p. 243) aprovechan el sabroso sabor del *miso*, con un poco de vinagre, ajo y unos pocos ingredientes más. ¡Fantástico en la ensalada! O, si prefieres no complicarte nada la vida, compra tofu horneado en una tienda de productos dietéticos, córtalo a dados y añádelo a la ensalada. Nuestro «*Parmesano»* (p. 245), hecho con anacardos, o almendras, y nuestro «*Parmesano» sin frutos secos* (p. 246) le aportan sabor a la ensalada.

- Trozos de aguacate: los aguacates tienen la textura, el sabor y la sustancia que pueden alegrar una ensalada. Elige los aguacates de color verde oscuro y que notes que ceden un poco a la presión de tus dedos cuando vayas a comprar a la tienda. Si en la tienda no tienen aguacates maduros, elige unos pocos y déjalos madurar en la encimera de trabajo de la cocina durante unos días. Una vez maduros, ponlos en la nevera para alargar su vida. Una advertencia: los aguacates tienen un *tipo* de grasa más saludable que la que encontrarás en el queso; como las aceitunas, principalmente tienen grasa *monoinsaturada*, en vez de la *saturada* que predomina en el queso. Pero no es un alimento bajo en grasa. Así que, si lo que quieres es adelgazar o controlar la diabetes, los aguacates forman parte de los alimentos grasos que has de evitar por ahora.

- Aceitunas: cortadas a rodajas o de cualquier variedad, las aceitunas dan sabor y color. Prueba las kalamón, las verdes o las marroquíes secas.

- Frutas exóticas: papaya cortada a rodajas, mangos, piña, uva, kiwi, lichis, mandarinas tangerinas, cerezas, lo que te plazca. Todas aportan un sabor y un aspecto especial. Y si quieres poner fruta de temporada pon arándanos, frambuesas y fresas en verano, uvas en otoño, caquis persimón, clementinas o granadas en invierno.

- Frutas secas: unas cuantas pasas, unos arándanos rojos, albaricoques troceados, bayas de goji, arándanos negros secos y otros. Una pequeña cantidad bastará para aportar el sabor dulce y el contraste de tener algo más duro que mascar a los otros ingredientes de la ensalada.

- Verduras envasadas: corazones de alcachofa, brotes de bambú o raíz de loto cortada a rodajas para hacer una ensalada especial y vistosa.

- Sabrosos frutos secos y semillas: unas cuantas nueces pecanas o nueces normales troceadas, almendras laminadas, piñones, anacardos, nueces de Brasil troceadas, pistachos, semillas de calabaza, de sésamo o de girasol dan sabor, por no hablar de su aporte de vitamina E. Tuéstalas un poco y obtendrás más sabor en las raciones pequeñas.

- Garbanzos: prueba nuestros *Garbanzos griegos* (p. 252) asados o alubias negras para aumentar el contenido proteico y convertir la ensalada casi en plato único.

- «Beicon» vegetal: alimentos como berenjenas, setas, algas y coco ¡son la base de los productos de «beicon» vegetal! Actualmente, el beicon de coco se ha vuelto muy popular, y es fácil encontrar diferentes variedades en las tiendas. También te lo puedes hacer tú mismo con la receta de la p. 259.

- Hierbas frescas: eneldo, cilantro, albahaca, perejil y otras hierbas de hoja aportan matices a la ensalada.

- Encurtidos: alcaparras, chucrut, pepinillos al eneldo o encurtidos dulces, o kimchi dan su toque de sabor personal.

- Aliños: en nuestra sección de recetas, que empieza en la p. 219, hay una selección de aderezos cremosos que seguro que querrás probar. Si prefieres simplificar, basta con que le eches unas gotitas de zumo de limón o una pizca de vinagre condimentado. Si quieres darle un toque asiático, prueba el vinagre de arroz, o bien puedes darle un toque mediterráneo con vinagre balsámico. El vinagre de sidra de manzana también es muy recomendable. Un aderezo sencillo es mezclar vinagre, salsa de soja y sirope de arce.

- Picatostes: en lugar de comprar los del supermercado, que tienen mucha grasa, prueba los *Picatostes sin aceite* (p. 258). Una vez que le cojas el truco a hacerlos, prueba tus aderezos favoritos.

Ingredientes para las hortalizas

Los padres saben que bañar el bróquil o la coliflor en salsa de queso servirá para que los niños se lo coman, y en la sección de congelados de los supermercados o tiendas apilan paquetes de verduras con queso suficiente como para contrarrestar los efectos beneficiosos de ellas. En su lugar prueba esto:

- *Nacho Dip*: nuestra versión (p. 254) encaja a la perfección con la coliflor o el bróquil crudo.

- Levadura nutricional: nuestra amiga la levadura nutricional da un sabor delicioso a las judías verdes, los calabacines, el bróquil, la coliflor y casi cualquier otra hortaliza. Basta con echar un poco.

- Liquid Aminos de Bragg: se parece un poco a la salsa de soja. Este producto de la empresa Bragg le da sabor a la col kale, al bróquil y a otras hortalizas, y combina bien con la levadura nutricional.

- Aderezos sabrosos: un poco de tamari o de vinagre balsámico anima a cualquier hortaliza.

- La sal de hierbas Herbamare: una mezcla de hierbas, verduras y especias que es un sabroso sustituto de la sal, y genial para las verduras asadas.

- El *«Parmesano»* vegetal: véase nuestra receta de la p. 245; pruébalo con verduras, sopas de verduras y otros platos.

Rellenos para hacer bocadillos

Los sándwiches de queso calientes, los de jamón y queso, las hamburguesas de queso, queso, y más queso, para muchas personas se han convertido en poco más que colesterol envuelto en pan. Esto se puede mejorar. Prueba algunas ideas nuevas:

- Bocadillo de panecillo: es fácil hacer un bocadillo sin carne ni queso. Llénalo con lechuga, tomate, pepino, cebolla, espinacas, aceitunas, pimientos verdes tiernos y jalapeños y aderézalo con vinagre de vino (¡no te olvides de tostar el pan primero!). Y si estás de viaje, Subway, Quiznos, o cualquier otra cadena de bocadillos te ofrecerá el mismo producto.

- Panini de pesto: es rápido y fácil. Puedes hacer un pesto en una batidora, con albahaca fresca, ajo asado, piñones o nueces tostados, zumo de limón, sal, pimienta y un poco de agua. (O prueba nuestro *Pesto de pistacho*, p. 279.) Unta el pesto en un suculento pan de chapata y ponle encima pimientos rojos o calabacines, y setas portobello laminadas o tomates secados al sol o frescos; luego, lo prensas en una plancha caliente.

<><><><><><><><><><><><><><><><><><><><><><><><><><><><><><><><><><><><>

HUMMUS

Esta receta mediterránea se ha convertido en un imprescindible en todo el mundo. Se hace con garbanzos y tahini (puré de semillas de sésamo), se puede poner en un sándwich como si fuera mantequilla de cacahuete, y no se te ocurrirá añadirle queso encima.

Si nunca has probado a hacerte tu propio hummus, deberías hacerlo. Echa un vistazo a la p. 252. Puedes batirlos con un procesador durante cinco minutos; esto te permite hacer algo que a los fabricantes nunca se les había ocurrido, que es recortar su contenido de grasa. Utilizando una pizca de tahini, evitando el aceite de oliva y añadiendo una pizca más de agua para que tenga una textura suave, harás el hummus más ligero y sabroso que has probado jamás. Añádele pimiento rojo, ajo o cualquier otra cosa, si te apetece. Si quieres, puedes hacerlo con otras legumbres, como alubias negras o cannellinis [alubia blanca].

Ahora que te has convertido en un experto, ¿qué te parece invitar a tus amigos a una cena con humus? Prepara un hummus básico y anima a tus invitados a que traigan ingredientes para untar o combinar que les gusten, como tomates troceados, ajo picado, aceitunas kalamón, pimientos rojos asados, aderezo para tacos, piñones y remolachas asadas.

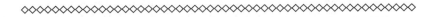

- Salsa romesco: mezcla de pimientos rojos ligeramente asados, ajo asado, corazones de alcachofa, almendras tostadas, sal y pimienta; con un poco de agua, se bate todo en un robot de cocina o batidora. Puedes untarlo en el pan para hacer un bocadillo o un tentempié rápido. Se conserva bien en la nevera.

- Queso de pimiento: esta crema para untar se hace rápidamente batiendo levadura nutricional, anacardos, pimientos y zumo de limón.

- PLT: ¿qué me dices de un sándwich de pepino, lechuga y tomate? Añádele un poco de mostaza o de mayonesa sin lácteos, y conseguirás algo especial. También puedes probar con hortalizas asadas.

- Dale un toque mexicano: los tacos, las quesadillas, los burritos y las enchiladas suelen estar bañados en queso. Ha llegado la hora de que cedamos protagonismo a otros sabores. Experimentemos con comino, cayena, cilantro en polvo, cúrcuma, pimentón, cebollas, cilantro fresco y una amplia variedad de pimientos. Añade aguacate, si te gusta. Puedes hacer un relleno rápido con una lata de alubias blancas, media taza de salsa y una cucharada de levadura nutricional. Bátelo todo en un robot de cocina o una batidora, unta la mezcla en dos tortitas de harina, únelas y caliéntalas en el fogón.

Tentempiés con crackers

¿Qué podemos ponerle a un *cracker* que no tenga la grasa y el colesterol del queso? Ya conocemos los deliciosos quesos sin lácteos que han inventado Michael, Miyoko y Tal. Aquí tienes algunas opciones:

- Hummus: ya hemos hablado del hummus como relleno de sándwich. Pero también va de maravilla como crema para untar o mojar. En las tiendas se venden muchas variedades con sabor a ajo, especias, albahaca, aceitunas, jalapeños, piñones y muchas otras cosas.

- Cremas para mojar: en nuestra sección de recetas hay muchos sustitutos del queso que podrás usar como crema para mojar o para untar, empiezan en la p. 216: prueba el *«Queso» de bola de tomate y almendra ahumado* (p. 250), *«Queso» de bola con hierbas* (p. 249), *«Queso para untar»* y *«Queso para untar» con nata agria y cebolla* (p. 240) y nuestro *«Queso» agrio de anacardos* (p. 244). También te recomiendo que pruebes nuestra *Crema para mojar de tomate asado, ajo y garbanzo* (p. 253) y *Nacho Dip* (p. 254).

- Tapenade de aceitunas: puedes comprarla en las tiendas, pero también la puedes hacer en casa. Bate aceitunas kalamón con higos secos, un poco de pimienta y tomillo en polvo.

- Pimientos rojos: pimientos rojos asados a rodajas son un tentempié sencillo y apetitoso para servir con *crackers*.

Postres

¿Puedes sacarle el queso al pastel de queso y hacer un postre que guste a todos? ¡Ya lo creo! Nanci lo consiguió en Sublime, y tú también podrás con nuestro delicioso *Pastel de queso divino* (p. 295, en las recetas de postres que empiezan en p. 288). Mientras tanto, alégrate la vista con todos los otros postres que están hechos sin una pizca de lácteos: *Plátanos al horno* (p. 297), *Pastel de chocolate y vainilla en rama* con *glaseado de chocolate de ensueño* (p. 289), *Gelato de mantequilla de cacahuete y chocolate* (p. 290), *Helado de plátano al caramelo* (p. 291), *Barritas de pan de jengibre glaseado sin hornear* (p. 293), *Macarrones de almendra y chocolate* (p. 292) y nuestro *Postre de crema de anacardo* (p. 297).

¡Explora las posibilidades! ¡Diviértete!

◇◇◇

PRODUCTOS DE «QUESO» SIN LÁCTEOS

Los quesos sin lácteos han evolucionado mucho en estos últimos años. Ahora hay una extensa variedad de quesos vegetales que se adaptan a todas las necesidades, desde los que son para fundir, para la pizza y para la pasta, hasta para servir en elegantes bandejas con surtidos de quesos. En la lista que viene a continuación incluyo algunas de las opciones comerciales que te pueden ser útiles para cocinar sin lácteos. Esta seguirá aumentando a medida que vayan apareciendo más quesos vegetales para satisfacer todas las necesidades dietéticas y a todos los paladares.

Queso en lonchas, queso rallado y queso para untar

Chao de Field Roast
Son quesos en lonchas hechos a base de coco, aderezados con un tofu fermentado que los vietnamitas llaman *chao*. Con buenos sabores y texturas, los quesos de Field Roast se pueden comer solos, fundidos en la pizza o en sándwiches de queso calientes.

Daiya
Una marca muy popular, con una extensa gama de quesos bajos en alérgenos (hechos a base de tapioca, en vez de frutos secos o soja).

Daiya ofrece queso rallado, en lonchas y en ladrillo; todos se funden muy bien. La marca ha ampliado su línea de productos y está haciendo quesos en crema, y también alimentos preparados, entre los que se incluyen los pasteles de queso y pizzas congeladas.

Tofutti

Una de las marcas de queso vegano hecho de soja no transgénica originales; los productos Tofutti se comercializan tanto en lonchas como en queso para untar y nata agria.

Follow Your Heart

El queso Follow Your Heart se vende rallado, en ladrillo y en lonchas, así como también comercializa productos sin soja, queso para untar y crema ácida sin lácteos.

Teese

Los quesos Teese sin lácteos se comercializan en tubos y son especialmente indicados para salsas y para mojar.

Go Veggie

Go Veggie comercializa sus productos en lonchas, rallado, ladrillos, quesos para untar y sustituto del parmesano (véase más abajo). Advertencia: algunos productos de Go Veggie contienen caseína (proteína láctea) pero están etiquetados como «sin lactosa», así que tendrás que leer bien las etiquetas.

Alternativas al parmesano

Go Veggie

Esta alternativa al parmesano está un poco más procesada que las recetas de parmesano que exponemos aquí. Sin embargo, es práctico e imita el color, el sabor y la textura de los quesos rallados parmesanos hechos con leche. Como ya hemos dicho antes, algunos de sus productos contienen caseína (proteína láctea) pero están etiquetados como «sin lactosa», así que vale la pena que leas las etiquetas.

Parma!

Un sustituto para el parmesano a base de alimentos integrales, que está hecho con una mezcla de levadura nutricional, frutos secos y sal.

Quesos artesanales

Kite Hill

Los quesos fermentados de Kite Hill están hechos de leche de almendras y se comercializan en quesos redondos, ricota y quesos para untar.

Miyoko's Kitchen

Los quesos curados a base de anacardos de Miyoko se comercializan con una variedad de sabores. También encontrarás queso estilo mozzarella para fundir y una mantequilla vegana fermentada al estilo europeo.

Treeline

Estos quesos fermentados están hechos con anacardos, y hay de textura cremosa y quesos curados más duros.

Dr. Cow

Son los primeros quesos curados sin lácteos del mercado; los productos Dr. Cow están hechos con anacardos, nueces de macadamia y nueces de Brasil.

Punk Rawk Labs

Quesos curados a base de anacardos.

Heidi Ho

Estos quesos vegetales están hechos de anacardos y avellanas e incluyen quesos para untar, en ladrillo, queso para untar nachos y feta de soja.

◇◇◇

11

Recetas

¿Estás preparado para disfrutar del mejor sabor *y* de la mejor salud? Las deliciosas recetas que estás a punto de descubrir son de Dreena Burton. Dreena es toda una eminencia en el mundo de la creación de recetas, y está colección te ayudará a reforzar el poder nutritivo de tus alimentos favoritos, evitar los productos animales, realzar el sabor y reducir el tiempo de preparación.

Una breve observación: algunos sustitutos del queso están hechos con anacardos, almendras, aguacates o alimentos similares que tienen el sabor suave que gusta a los amantes del queso. Las grasas naturales de estos alimentos son mucho más saludables que la grasa de la leche; a diferencia del queso, no tienen colesterol. Dicho esto, incluso la grasa saludable tiene sus calorías. Así que, si lo que pretendes es adelgazar o controlar la diabetes, te recomiendo que te centres en las recetas que tienen menos grasa. Por ejemplo, puedes conseguir el sabor del queso en una pizza añadiendo cualquiera de los quesos veganos que encontrarás aquí, o puedes añadirle levadura nutricional sin grasa.

Cuando prepares las recetas, te recomiendo que hagas cantidad de sobra para poder almacenar las raciones para otras ocasiones. No te olvides de compartir. A tus amigos, familia y compañeros de trabajo les gustará probarlo y podrás compartir tus conocimientos con ellos.

¡Bon appétit!

Notas sobre los ingredientes e instrumentos de cocina

Ingredientes

A continuación menciono algunos ingredientes que puede que sean nuevos para ti. Algunos son especialmente útiles como sustitutos del queso y de la nata.

- **Mantequilla de coco:** hecha de la pulpa fresca o «carne» del coco triturada, se parece mucho a las mantequillas de frutos secos que son purés de frutos secos (por ejemplo: la mantequilla de almendras). Cuando en una receta te ponga mantequilla de coco, no uses aceite de coco. La mantequilla de coco no necesita estar en la nevera. Mantenla a temperatura ambiente para usarla en las recetas, estará un poco más blanda y será mucho más fácil de medir.

- **Leche de coco:** cuando en una receta te pone leche de coco se está refiriendo a la versión enlatada, no a las leches de coco para beber que también se comercializan ahora. La leche de coco normal que viene en lata es muy densa y cremosa. En algunas de las recetas tendrás que separar el líquido de la crema. Esto será más fácil si pones la lata en la nevera con un día o dos de antelación. No agites la lata antes de abrirla; simplemente, ábrela y saca la crema densa con una cuchara. El líquido se puede tirar o puedes guardarlo para otra receta.

- *Miso*: utiliza un miso suave para nuestras recetas. Te recomendamos el de garbanzo. Si no lo encuentras, usa uno de color claro, como el de cebada o de arroz integral.

- **Leche vegetal:** hay muchas opciones de leches vegetales, como las de soja, arroz, almendra, avena, coco, linaza y algunas variedades de cáñamo. Para estas recetas, el análisis nutricional se ha realizado utilizando leche de soja entera no edulcorada (a menos que se indique lo contrario en la receta). En general, las recetas quedan mejor con leche de soja, almendra o anacardo naturales. Hay muchas variedades de leches vegetales biológicas no transgénicas en los comercios.

- **Yogur vegetal:** existen distintas variedades de yogures vegetales, como los hechos de soja, o almendra. Los de coco suelen ser más dulces y menos ácidos que los de soja. Si tenemos alguna preferencia por algún yogur vegetal, lo especificamos en la receta.

- **Tofu silken:** es una variedad suave de tofu que se vende en cajas rectangulares, pequeñas y asépticas. Este tofu es muy suave y cremoso cuando se tritura o se bate, así que está muy indicado para recetas cremosas como postres y batidos. El tofu silken de Mori-Nu (en sus variedades blanda y firme) es fácil de encontrar en los comercios. En cuanto a la leche de soja, es fácil encontrar la variedad biológica, no transgénica.

- **Frutos secos remojados:** los frutos secos y los frutos secos remojados se usan en muchas de las recetas de queso para untar y de queso duro de este libro. Poner frutos secos en remojo, como almendras y anacardos, los ablanda y humedece, lo cual facilita el triturado, y con ello se consigue una textura más cremosa. Los frutos secos se hincharán al estar en remojo y esto afectará al peso. Así que, cuando en una receta pone frutos secos «remojados», utiliza frutos secos que hayas puesto en remojo, y *luego* pésalos.

Para poner los frutos secos en remojo, ponlos en un cuenco con agua, cúbrelo y déjalos varias horas. Los anacardos, por ejemplo, necesitan de tres a cuatro horas, mientras que las almendras de seis a ocho horas. Los frutos secos aumentarán de tamaño al estar en remojo, pues se hinchan al absorber parte del agua. Cuela el agua de haberlos remojado y sécalos. Se pueden guardar unos días en la nevera (después de sacarles el agua / escurrirlos), o congelar durante varios meses en un recipiente hermético. Vale la pena poner en remojo más de los que vas a necesitar para una receta. Los puedes congelar por lotes, descongelar bien y usarlos en otras recetas.

- **Mantequilla de chufa y harina de chufa:** a pesar de su nombre [en inglés, «nuez del tigre»], no es una nuez que crece en un árbol. La chufa es, en realidad, un pequeño tubérculo que se puede procesar y convertir en una mantequilla o harina. No tiene gluten ni nada de nuez.

Instrumentos de cocina

Hay algunos instrumentos de cocina que vas a necesitar para estas recetas:

- **Batidora de alta velocidad:** aunque no es un electrodoméstico barato, con el tiempo compensa la inversión. Aunque una batidora de alta velocidad no es imprescindible para hacer batidos de frutas, realmente se nota la diferencia cuando haces patés, quesos y cremas para untar. Puedes hacerlos con una batidora normal, pero el proceso es mucho más fácil, rápido y agradable con una maquina que tenga mucha potencia. Piénsatelo si vas a hacer muchos sustitutos del queso.

- **Robot de cocina:** si no tienes una batidora de alta velocidad, algunas de las recetas también podrás hacerlas en un robot de cocina. Un robot de cocina a veces no es lo más adecuado para algunas recetas de purés, pero normalmente cumplirá la función. Si vas a comprar un robot de cocina, compra uno que tenga una capacidad de 12-14 tazas-bol.

- **Batidora de mano:** este instrumento es útil para hacer sopas y otras recetas en las que es más fácil batir la mezcla en la misma olla que ponerla en una batidora (para luego volver a traspasarla a la olla). Las batidoras de mano no son muy caras, y es muy útil tenerlas a mano.

- **Papel de horno y moldes de papel:** el papel de horno es muy útil para hornear sin usar aceite. Permite que los alimentos horneados no se enganchen y puedan desprenderse fácilmente del papel (magdalenas/*cupcakes* que se puedan despegar de sus moldes). El papel de horno también es muy útil para los fritos caseros, asar verduras y otras necesidades culinarias. Otra ventaja: ¡hace que la limpieza sea mucho más fácil!

DESAYUNOS Y TENTEMPIÉS PARA LA MAÑANA

Avena con manzanas con canela y azúcar

2 raciones

1 taza de copos de avena

1 ½ tazas de agua

½ taza de leche vegetal con vainilla o normal, o más si es necesario y
    para servir

Sal marina

1 a 1½ tazas de manzana cortada a dados (1 mediana o grande)

1½ cucharadas de azúcar

½ cucharadita de canela en polvo

Edulcorante adicional (azúcar de coco o sirope de arce) (opcional)

Pon a hervir en una olla los copos de avena, el agua, la leche y una pizca de sal opcional. Cuando empiecen a hervir, baja el fuego y cuécelos a fuego lento de 9 a 10 minutos (o más), hasta que los copos estén bien hechos y blandos. Sácalos del fuego y déjalos reposar unos minutos; cuanto más reposen, más se espesarán (añade más leche si es necesario para aclararlos).

Entretanto, mezcla la manzana, el azúcar, la canela y una pizca de sal en un cuenco y remuévelo bien.

Cuando la avena esté lista, pon la mezcla de manzana en dos boles. Cúbrela con la avena y remuévelo todo con mucho cuidado sin que quede demasiado mezclado. Sírvelo con edulcorante y leche, si lo deseas.

Extras: también puedes añadir una cucharada de semillas de chía molidas, o rematarlo con unas semillas de cáñamo.

Por ración (½ de la receta): 241 calorías, 7 g de proteínas, 46 g de hidratos de carbono, 17 g de azúcar, 4 g de grasa total, 13% de calorías de la grasa, 6 g de fibra, 179 mg de sodio.

Muesli crujiente con canela y dátiles

5 tazas

4 tazas de copos de avena

2 cucharaditas de canela en polvo

¼ de cucharadita de nuez moscada

¼ de cucharadita (pizca) de sal marina

¼ de taza de mantequilla de frutos secos (de almendra o anacardo)

½ taza de sirope de arroz integral

1 cucharadita de esencia de vainilla pura

½ taza de pasas o dátiles troceados sin hueso

Precalienta el horno a 150 ºC y recubre una bandeja de horno grande con borde, con una hoja de papel de horno.

Mezcla en un bol la avena, la canela, la nuez moscada y la sal, remuévelo bien. En otro bol, mezcla la mantequilla de frutos secos con el sirope de arroz integral y la vainilla. Añade esta mezcla a la mezcla con avena y remuévelo bien. Echa la masa en la bandeja de horno forrada y distribúyela bien por el molde.

Hornéala de 27 a 28 minutos, remuévela un par de veces durante el horneado para asegurarte de que la mezcla se tuesta homogéneamente. Echa las pasas o los dátiles y hornéala de 3 a 5 minutos más, hasta que esté crujiente en su mayor parte.

(El muesli crujiente se seguirá tostando después de enfriarse, así que no te pases tostándolo.) Déjalo enfriar por completo. Una vez frío, guárdalo en un recipiente hermético. Se conserva hasta dos semanas.

Variación: para darle un toque festivo, añade 2 cucharadas de semillas de calabaza a la mezcla de avena, puedes sustituir los dátiles por ⅓ de taza de arándanos rojos secos, y añade 1 cucharadita de piel de naranja rallada con los arándanos durante los últimos minutos de horneado.

Por una ración de 1 taza: 489 calorías, 12 g de proteínas, 87 g de hidratos de carbono, 30 g de azúcar, 11 g de grasa total, 20% calorías de la grasa, 9 g de fibra, 145 mg de sodio.

Panqueques de limón y frutos del bosque

12 panqueques (4 raciones)

Puedes servirlos tal cual con sirope de arce o con nuestro *Postre de crema de anacardo* (p. 297) o *Salsa de postre de frambuesa* (p. 296).

2 tazas más 2 cucharadas de harina de avena

⅓ de taza de copos de avena

1 cucharada de semillas de chía molidas

1 cucharada de levadura en polvo

Una pizca de sal

½ cucharadita de ralladura de piel de limón

1½ cucharaditas de zumo de limón recién exprimido

2 tazas de leche vegetal con sabor a vainilla (o más si es necesario; véase nota)

1 taza de frambuesas, moras o arándanos frescos o congelados

Echa en un bol la harina, la avena y la chía molida. Añade la levadura en polvo, y luego la sal. Remueve la masa, añade la piel de limón, el zumo y la leche, bátelo a mano hasta que se mezcle bien. Añade los frutos secos y remueve con suavidad para que se distribuyan bien.

Engrasa ligeramente una sartén antiadherente (basta con que pases papel de cocina untado en aceite por la sartén; si es de las buenas, no necesitarás mucho). Calienta la sartén a fuego medio-alto durante unos minutos, hasta que esté caliente. Baja el fuego a medio o a medio-bajo y déjalo un minuto más. Utiliza un cucharón, echa raciones de masa de ¼ o ⅓ de taza en la sartén. Haz los panqueques durante varios minutos hasta que veas que se forman pequeñas burbujas en los bordes y en el centro y empiezas a ver que parecen secos en su superficie. (Espera a que se hagan las burbujas, de lo contrario será difícil darles la vuelta.) Cuando una cara esté lista, dale la vuelta y haz ligeramente la otra cara, aproximadamente un minuto. Haz panqueques hasta terminar la masa.

Nota sobre la leche: a medida que vas usando la masa, observarás que se va espesando. Así que tendrás que añadirle una cucharada más de leche, para aclarar la masa mientras sigues haciendo los panqueques.

Por ración (¼ de la receta): 360 calorías, 15 g de proteínas, 60 g de hidratos de carbono, 4 g de azúcar, 8 g de grasa total, 19% calorías de la grasa, 14 g de fibra, 459 mg de sodio.

Pan de plátano para los amantes del chocolate

10 raciones

2 tazas de harina de espelta integral

⅓ taza de azúcar de coco

1 cucharada de semillas de chía molidas

¼ de cucharadita de sal marina

⅓ de taza de cacao en polvo

1½ cucharaditas de levadura en polvo

½ cucharadita de bicarbonato de soda

1 taza de plátanos muy maduros triturados (2½-3 plátanos)

¾ de taza de leche vegetal

⅓ de taza de sirope de arce

2 cucharaditas de esencia de vainilla pura

2 o 3 cucharaditas de perlas de chocolate sin leche (opcional)

Precalienta el horno a 175 °C. Engrasa un recipiente de cristal para hacer pan con un trozo de papel de cocina untado en un poco de aceite (o utiliza un molde de silicona para pan). Pon papel de horno para recubrir el fondo y los bordes del molde (esto facilita sacar el pan).

Echa la harina, el azúcar, la chía molida y la sal en un cuenco grande. Añade el cacao, la levadura en polvo y el bicarbonato de soda. Mézclalo bien. En otro bol mezcla los plátanos, la leche, el sirope de arce, la vainilla y las perlas de chocolate (si las incluyes). Añade la mezcla húmeda a la seca y mézclalas bien.

Vierte la masa en el molde preparado. Hornéala de 43 a 47 minutos, hasta que el pan se note esponjoso al tacto. Pon el molde sobre una rejilla para enfriarlo y deja que el pan se enfríe por completo en el molde. Saca el pan del molde (utiliza los bordes de papel de horno que sobresalen) y córtalo.

Por ración (¹/₁₀ del molde de pan): 174 calorías, 5 g de proteínas, 38 g de hidratos de carbono, 18 g de azúcar, 2 g de grasa total, 8% calorías de la grasa, 5 g de fibra, 205 mg de sodio.

Magdalenas para desayunar

12 raciones

2 tazas de harina de avena

½ taza de almendras molidas (o de chufa si se prefiere no usar frutos secos)

1 cucharada de semillas de chía molidas

1½ cucharaditas de canela en polvo

¼ de cucharadita de nuez moscada recién rallada

¼ de cucharadita de sal marina

2 cucharaditas de levadura en polvo

1 cucharadita de bicarbonato de soda

1 taza de compota de manzana biológica sin azúcar

½ taza de sirope de arce

¼ de taza de leche vegetal con sabor a vainilla o natural

1 cucharadita de esencia de vainilla pura

¼ de taza de pasas

¼ de taza de arándanos rojos secos (u otra fruta seca, véase Nota)

1 cucharadita de ralladura de piel de limón (opcional)

2 cucharadas de copos de avena

1½ cucharadas de azúcar de coco

Precalienta el horno a 175 °C. Forra un molde típico de doce magdalenas con moldes de papel.

Mezcla en un cuenco grande la harina de avena, las almendras molidas, las semillas de chía, la canela, la nuez moscada y la sal. Añade la levadura en polvo y el bicarbonato de soda y mézclalo todo bien. En otro cuenco, echa la compota de manzana, el sirope de arce, la leche y la vainilla, mézclalo bien. Echa la mezcla húmeda en la mezcla seca. Añade con cuidado la fruta seca y la ralladura de limón hasta que estén integradas en la masa (no intentes remover demasiado).

Reparte la masa en los moldes de papel para magdalenas. Mezcla los copos de avena y el azúcar, y recubre la masa de las magdalenas con estos. Hornéalas de 20 a 24 minutos; cuando pinchas un palillo y sale seco, es que están hechas.

Nota sobre los frutos secos: puedes usar solo pasas (½ taza en total) si lo prefieres, o prueba mezclando frutas secas. Aquí tienes algunas ideas: manzana seca picada, albaricoques troceados, dátiles troceados, arándanos negros secos y bayas de goji.

Por magdalena: 179 calorías, 4 g de proteínas, 33 g hidratos de carbono, 15 g de azúcar, 4 g de grasa total, 19% de calorías de la grasa, 4 g de fibra, 241 mg de sodio.

Bollos para el té de albaricoque y naranja

6 bollos

½ taza de harina de avena

1 taza de copos de avena

½ cucharadita de nuez moscada recién molida

¼ de cucharadita de sal marina (apenas una pizca)

1½ cucharaditas de levadura en polvo

½ cucharadita de bicarbonato de soda

1½ cucharaditas de ralladura de piel de naranja o 1 cucharadita de ralladura de piel de limón (véase nota)

¼ de taza de albaricoques secos troceados sin dióxidos de azufre o dátiles troceados deshuesados

⅓ de taza de zumo de naranja recién exprimido (¡también puedes usar zumo de mandarina!)

⅓ de taza de sirope de arce

2 cucharadas de leche vegetal natural

1 cucharada de semillas de chía blanca molida

½ cucharadita de esencia de vainilla o de almendra pura

Precalienta el horno a 175 °C. Forra la bandeja de horno con papel de horno.

Utiliza un cuenco grande para mezclar la harina de avena, los copos de avena, la nuez moscada y la sal. Añade la levadura de cerveza y el bicarbonato. Mézclalo bien, luego añade la ralladura y los albaricoques. En otro cuenco más pequeño, echa el zumo de naranja el sirope de arce, la leche, las semillas de chía y la esencia. Echa la mezcla húmeda en la mezcla seca y mézclalas bien. Déjala reposar un minuto.

Utiliza una cuchara grande para hacer galletas (o una cuchara), distribuye 6 raciones de la masa en la bandeja de horno. Pon la masa 14 minutos en el horno hasta que los bollos estén hechos al tacto. Una vez hechos déjalos enfriar un minuto en la bandeja de horno, luego ponlos en una rejilla para enfriar hasta que estén totalmente fríos.

Nota sobre la ralladura: utiliza un rallador de cocina fino (Microplane) para rallar fácilmente el cítrico. Utiliza cítricos biológicos; si no es así, no utilices la piel.

Por bollito: 243 calorías, 6 g de proteínas, 47 g hidratos de carbono, 15 g de azúcar, 4 g de grasa total, 12% calorías de la grasa, 6 g de fibra, 312 mg de sodio.

Barritas para desayunar de lino y fruta

16 barritas

1½ tazas de copos de avena

½ taza de harina de avena

¾ de cucharadita de nuez moscada recién rallada

¼ de cucharadita de sal marina

1 taza de plátanos muy maduros triturados (véase nota)

⅓ de taza de lino molido (marrón o dorado)

⅓ de taza de sirope de arce

2 cucharadas de leche vegetal

1½ cucharaditas de zumo de limón recién exprimido

¼ de taza de semillas de calabaza o frutos secos troceados (como nueces o pecanas) (opcional)

3 cucharadas de pasas, arándanos rojos o dátiles troceados (opcional)

Precalienta el horno a 175 °C. Prepara una bandeja de horno de 20 x 20 cm aproximadamente, engrasa un poco la superficie y luego recúbrela con una lámina de papel de horno.

En un cuenco grande mezcla los copos de avena, la harina de avena, la nuez moscada y la sal. Echa los plátanos, las semillas de lino trituradas, el sirope de arce, la leche y el zumo de limón. Mézclalo todo bien. Si quieres echar algunos frutos secos o semillas para darle textura y frutas secas para tener algo que mascar, añádelas también ahora.

Pasa la masa a la bandeja de horno que has preparado y repártela con cuidado con una espátula para que quede uniformemente distribuida. Hornéala durante 20 minutos, hasta que esté suave, húmeda y hecha al tacto, aunque todavía esté un poco blanda. Si te gusta más seca, hornéala durante 15 minutos más, hasta que esté más firme. Déjala enfriar por completo en la bandeja. Cuando esté fría, córtala en cuadrados o en barritas.

Nota sobre los plátanos: utiliza una batidora o una batidora manual eléctrica y bate un par de plátanos muy maduros. Si casi no te llega a la taza, agrega compota de manzana. En lugar de plátanos, puedes usar compota de manzana, pero añádele 1 cucharadita de canela molida, en lugar de ¾ de cucharadita de nuez moscada.

Por barrita: 86 calorías, 2 g de proteínas, 16 g de hidratos de carbono, 6 g de azúcar, 2 g de grasa total, 18% de calorías de la grasa, 2 g de fibra, 40 mg de sodio.

Revuelto de tofu y patata

3 raciones

1 paquete (340-450 g) de tofu extra duro (véase nota)

1 cucharadita de cebolla en polvo

½ cucharadita de ajo en polvo

½ cucharadita de sal negra (kala namak, véase nota)

⅛ - ¼ de cucharadita de sal marina (al gusto, véase nota para el tofu)

3 cucharadas de agua

2½ cucharadas de levadura nutricional

1 cucharada de tahini

1 cucharada de tomate en pasta

1½ cucharadas de vinagre de sidra de manzana

1 cucharadita de sirope de arce

2 tazas de patatas rojas o amarillas cortadas a dados y cocidas (véase
    Nota)

3 tazas de col kale cortada al estilo juliana (más o menos)
    (aproximadamente 1 manojo pequeño, sin tallos)

⅓ de taza de granos de maíz congelados

Desmiga el tofu con los dedos y ponlo en una sartén antiadherente grande, rómpelo bien. Añade la cebolla en polvo, el ajo en polvo, la sal negra y la sal marina y cuécelo todo a fuego medio, de 5 a 7 minutos remueve de vez en cuando.

Entretanto, en un cuenco mezcla el agua, la levadura nutricional, el tahini, el tomate en pasta, el vinagre y el sirope de arce; mézclalo todo bien.

Añade la mezcla al tofu y luego echa las patatas, la kale, el maíz y la mezcla. Sigue cociéndolo a fuego medio de 5 a 7 minutos más hasta que las verduras estén calientes y la col se haya reblandecido. Si la mezcla se empieza a pegar, añádele otra pizca de agua y usa una cuchara de madera para evitar que el revuelto se pegue a la sartén. Si se vuelve muy pegajoso/seco, baja un poco el fuego. Pruébalo, sazónalo al gusto, y sírvelo.

Nota para el tofu: si utilizas un paquete de 450 g, puede que tengas que echarle algo más de sal.

Nota para la sal negra: en realidad no es de color negro, sino rosa pálido; a veces, la sal negra está etiquetada como *kala namak*; aporta un sabor parecido al huevo. Si no tienes, simplemente, prescinde de ella y adereza con un poco más de sal marina al gusto (puedes usar un total de ½ a ¾ de cucharadita).

Nota sobre la patata: si no tienes patatas cocidas, sustitúyela por 2 tazas de cualquier otra verdura, como una mezcla calabaza congelada cortada a dados o boniato, pimientos rojos crudos troceados o tomatitos pera cortados por la mitad.

Añadidos: prueba a echar una taza de judías negras o guisantes congelados junto con el resto de las verduras y cuécelos hasta que estén hechos. Para darle más color, añade una media taza de pimiento rojo troceado o tomatitos pera cortados por la mitad.

Por ración (⅓ de la receta): 301 calorías, 20 g de proteínas, 39 g de hidratos de carbono, 5 g de azúcar, 10 g de grasa total, 29% de calorías de la grasa, 7 g de fibra, 575 mg de sodio.

Batido verde de piña y cítricos

2 batidos grandes

2 tazas (no apretadas) de espinacas baby (véase nota)

1½ tazas de dados o trozos de piña congelada

½ taza de pepino cortado a rodajas gruesas

1 limón grande o una naranja pequeña, pelados

1 o 1½ tazas de plátano muy maduro cortado a rodajas (congelado o fresco)

1¼ o 1½ tazas de agua o más según la densidad deseada

Añadidos especiales

Un par de cucharadas de proteína en polvo vegetal con sabor a vainilla

2 o 3 cucharaditas de sirope de arce o una pizca de estevia, para endulzar (opcional, véase nota para el plátano)

1 o 2 cucharadas de semillas de cáñamo

Echa las espinacas, la piña, el pepino, el limón, 1 taza de plátano y ¼ de taza de agua en una batidora, junto con los añadidos opcionales. Bátelo hasta que esté bien suave, añade más agua si lo necesitas para batir. Pruébalo y, si te gusta más dulce, añade más plátano.

Nota sobre las espinacas: las espinacas se pueden sustituir por col kale o berza, aunque tienen un sabor mucho más fuerte que las espinacas. Si eres nuevo en lo de los batidos verdes, empieza con una taza de kale o berzas, y luego adáptalo a tu gusto.

Nota sobre el plátano: utiliza plátanos muy maduros (con motas negras en la piel). No solo son más fáciles de digerir, sino que aportan mucho dulzor natural. Si los plátanos no están especialmente dulces, puedes añadirle un toque de sirope de arce para endulzar (como hemos mencionado en los añadidos opcionales).

Por ración (½ de la receta): 152 calorías, 3 g de proteínas, 39 g de hidratos de carbono, 23 g de azúcar, 1 g de grasa total, 4% de calorías de la grasa, 6 g de fibra, 33 mg de sodio.

Batido glorioso de arándanos negros

2 batidos grandes

1½ tazas de leche vegetal normal o con sabor a vainilla, o más para licuarlo si lo deseas

1½ tazas de arándanos congelados (véase nota)

1 taza de plátano muy maduro cortado a rodajas (congelado o fresco)

1 taza de espinacas baby (opcional)

1 o 2 cucharadas de semillas de cáñamo

1 cucharada de sirope de arce (opcional, para endulzar si se desea)

Echa todos los ingredientes, excepto el sirope de arce, en una batidora y bátelos durante unos minutos para asegurarte de que las semillas de cáñamo estén bien batidas. Pruébalo y añade el sirope de arce para endulzar, y un poco más de leche para aclarar si no lo quieres tan denso.

Nota sobre los frutos del bosque: aunque también puedes usar otro tipo de fruto del bosque, recuerda que el verde de las espinacas solo quedará camuflado con los arándanos negros. Si usas frutos rojos, como fresas o frambuesas, el batido te saldrá con un tono marronáceo.

Por ración (½ de la receta): 237 calorías, 8 g de proteínas, 43 g de hidratos de carbono, 25 g de azúcar, 6 g de grasa total, 22% de calorías de la grasa, 10 g de fibra, 67 mg de sodio.

ALIÑOS Y SALSAS

Exquisita crema de anacardo

Algo más de 1 taza

Esta crema es estupenda para ponerla sobre patatas o mezclarla en una sopa o en un guiso; también se puede añadir en cucharadas a salsas y sopas para hacerlas más cremosas.

1 taza de anacardos crudos previamente remojados
¼ de cucharadita de sal marina
½ o ⅔ de taza de agua

Bate bien los anacardos, la sal y la ½ de agua hasta que adquiera una textura suave. (Una batidora de alta potencia es el instrumento más indicado para aportar una consistencia suave.) Si deseas una textura más líquida, añade algo más de agua, de cucharada en cucharada.

Por ración de 2 cucharadas: 84 calorías, 3 g de proteínas, 5 g de hidratos de carbono, 1 g de azúcar, 7 g de grasa total, 66% de calorías de la grasa, 0,5 g de fibra, 71 mg de sodio.

Crema de aguacate

Aproximadamente 1¾ tazas

Esta crema (o salsa) es ideal para platos picantes como un guiso con chile, tacos (prueba los *Tacos de Garbanzos*, p. 273), burritos, enchiladas y otros. Sin embargo, es tan exquisita y cremosa que también la usarás para otros platos menos fuertes, como cereales cocidos, sopas, patatas al horno, pizza y ensaladas.

1½ tazas de aguacate maduro cortado a dados (1 aguacate grande o 2
    pequeños)
2 cucharadas de zumo de lima o limón recién exprimido

½ cucharadita (escasa) de sal marina

½ a ⅔ de taza de agua (para aclararla si se desea)

Bate el aguacate, el zumo, la sal y la ½ taza de agua en una batidora o en un vaso para batidora eléctrica de mano, hasta que la mezcla tenga una textura suave. Con ½ taza de agua, la mezcla sigue estando bastante espesa, como una crema para mezclar un poco con la sopa o un guiso con chile. Si quieres obtener una salsa más fina, echa el agua adicional (o más si es necesario) para utilizarla en la pizza, los burritos, la ensalada y otros platos.

Nota sobre las sobras: el aguacate se vuelve marrón cuando está expuesto al aire. Si no gastas toda esta crema en una comida, prueba estos trucos para minimizar la oxidación: 1) pon la crema en un recipiente estrecho y profundo (como un bote, en vez de usar un bol poco profundo), de este modo habrá menos superficie expuesta al aire; 2) cúbrelo con film transparente, de modo que el film esté en contacto con la primera capa de la crema (esto también reduce la exposición); 3) cuando lo vuelvas a servir, simplemente, saca la capa que se haya oxidado con una cuchara.

Por una ración de ¼ de taza: 55 calorías, 1 g de proteína, 3 g de hidratos de carbono, 0 g de azúcar, 5 g de grasa total, 76% de calorías de la grasa, 2 g de fibra, 137 mg de sodio.

Salsa ranchera

Escasamente 1 taza

½ taza de anacardos crudos previamente remojados

1 cucharada de cebollinos o cebolleta (la parte verde) cortados a rodajitas

2 cucharadas de vinagre de sidra de manzana

½ cucharadita de mostaza de Dijon

¼ de cucharadita de ajo en polvo

½ cucharadita de sal marina

Pimienta negra recién molida, al gusto

⅓ o ½ taza de agua

2 o 4 cucharaditas de sirope de arce, al gusto

Bate los anacardos, los cebollinos, el vinagre, la mostaza, el ajo en polvo, la sal, la pimienta, ⅓ de taza de agua y las 2 cucharaditas de sirope de arce en una batidora o en un vaso para batidora eléctrica de mano. Si usas una batidora de alta potencia irás mucho más rápido. Si usas una batidora eléctrica de mano tardarás unos minutos en lograr la textura deseada. Cuando esté bien batido, echa más agua si quieres que sea más espeso. Pruébalo y añade más sirope de arce, sal o pimienta si lo deseas. (Me he dado cuenta de que los niños lo prefieren con un poco más de sirope de arce.) Esta salsa se espesará cuando la pongas en la nevera, así que tendrás que aclararla con un poco más de agua cuando sea necesario.

Por ración de 2 cucharadas: 54 calorías, 2 g de proteínas, 4 g de hidratos de carbono, 2 g de azúcar, 4 g de grasa total, 59% de calorías de la grasa, 0,5 g de fibra, 166 mg de sodio.

Salsa de tahini

¾ de taza

¼ de taza de garbanzos o alubias blancas
¼ de taza de agua
3 cucharadas de vinagre de vino tinto o vinagre de sidra de manzana
2 cucharadas de tahini
2 cucharadas o más de sirope de arce puro, al gusto
1 cucharadita de mostaza de Dijon
½ cucharadita de tamari (opcional, o usa más sal o prescinde de ella)
1 diente de ajo muy pequeño, pelado (opcional)
½ cucharadita o menos de sal marina

Echa todos los ingredientes en una batidora o en un vaso para batidora de mano y bátelos hasta que la mezcla tenga una textura muy suave. Pruébala y, si te gusta un poco más dulce, añade más sirope de arce, solo ½ o 1 cucharadita más en cada prueba. Esta salsa se espesará cuando la pongas en la nevera, así que tendrás que echarle un poco más de agua cuando sea necesario.

Por ración de 2 cucharadas: 59 calorías, 1 g de proteína, 7 g de hidratos de carbono, 4 g de azúcar, 3 g de grasa total, 42% de calorías de la grasa, 1 g de fibra, 239 mg de sodio.

Crema ácida

1 taza

¾ de taza de yogur vegetal natural (véase nota)
½ taza de anacardos crudos previamente remojados
2½ cucharaditas o más de zumo de limón recién exprimido, al gusto
¼ de cucharadita (generosa) de sal marina
1½ a 3 cucharadas de agua (adaptar según el yogur, véase nota para el
    yogur)

Bate todos los ingredientes en una buena batidora (preferiblemente, de alta velocidad) hasta que la mezcla tenga una textura suave. Pruébala y añádele un poco más de zumo de limón si lo deseas. La crema ácida se espesa después de estar en reposo y en la nevera.

Nota para el yogur: cada marca de yogur vegetal tiene una consistencia diferente. Empieza con 1½ cucharadas de agua para batir, y añade más si quieres que sea más claro; sin embargo, se recomienda que esta crema sea bastante espesa. Los yogures también varían según su sabor. El yogur de coco natural de la marca Delicious va muy bien para esta receta. Otros yogures de coco pueden ser un poco dulces, pero la mayoría de los yogures de soja también son indicados.

Por ración de ¼ de taza: 122 calorías, 4 g de proteínas, 10 g de hidratos de carbono, 4 g de azúcar, 8 g de grasa total, 55% de calorías de la grasa, 1 g de fibra, 301 mg de sodio.

Reducción balsámica

⅓ de taza

Aliña con este sirope ligeramente dulce hamburguesas vegetales caseras, verduras al vapor, pasta, pizza, sopas y muchos más platos.

½ taza de vinagre balsámico
2 cucharadas de sirope de arce puro
1 cucharada de tamari

Echa los ingredientes en un cazo y llévalos al punto de ebullición a fuego medio. Baja el fuego y déjalos cocer a fuego lento durante 25 o 30 minutos. Para entonces, la mezcla deberá haberse espesado y estar más concentrada. Déjala enfriar. Se espesará un poco más al enfriarse.

Por ración de 1 cucharada: 42 calorías, 0,4 g de proteínas, 9 g de hidratos de carbono, 8 g de azúcar, 0 g de grasa total, 0% de calorías de la grasa, 0 g de fibra, 195 mg de sodio.

SUSTITUTOS DEL QUESO

«Queso para untar»

1 taza

Úsalo en recetas o como sustituto del queso para untar clásico, para untar bollos o sándwiches. Si te apetece variar, prueba el *«Queso para untar» con nata agria y cebolla* que viene a continuación.

1 taza de anacardos crudos previamente remojados

¼ de taza de yogur vegetal natural

1 cucharada de zumo de limón recién exprimido

1½ cucharaditas de sirope de arce puro

¼ de cucharadita de goma guar (opcional, véase nota)

¼ de cucharadita (generosa) de sal marina

Bate todos los ingredientes en una buena batidora (véase nota) hasta que la mezcla tenga una textura suave; rebaña las paredes de la batidora, porque es posible que se quede enganchado a estas. Consúmela enseguida o guárdala en la nevera en un recipiente hermético, se conserva de 3 a 5 días.

Nota sobre la goma guar: la goma guar ayuda a darle una textura viscosa al queso, que se parecerá más a los quesos comerciales (lácteos o no lácteos). No es imprescindible para dar sabor. Así que, si no la tienes, puedes prescindir de ella y, simplemente, refrigerar la mezcla antes de servirla.

Nota sobre la batidora: esta receta funciona mejor con una batidora de alta velocidad con un vaso pequeño. Si usas una con un vaso grande, haz el doble de cantidad, te costará menos batir la mezcla y saldrá una crema mucho más suave.

Por ración de 2 cucharadas: 98 calorías, 3 g de proteínas, 7 g de hidratos de carbono, 2 g de azúcar, 7 g de grasa total, 62% de calorías de la grasa, 1 g de fibra, 149 mg de sodio.

«Queso para untar» con nata agria y cebolla

1 taza

1 taza de anacardos crudos previamente remojados

¼ de taza de yogur vegetal natural

1 cucharada de zumo de limón recién exprimido

2 cucharadas de cebolleta a rodajitas (parte verde)

1 cucharadita de miso de garbanzo u otro miso suave

½ cucharadita de sirope de arce puro

⅛ de cucharadita (ligeramente generosa) de goma guar (opcional, véase nota)

¼ de cucharadita (generosa) de sal marina

Bate todos los ingredientes en una buena batidora (véase nota) hasta que la mezcla tenga una textura suave; rebaña las paredes de la batidora si es necesario. Una vez que tengas la textura deseada, consúmela enseguida o guárdala en la nevera en un recipiente hermético, se conserva de 3 a 5 días.

Nota sobre la goma guar: la goma guar ayuda a darle una textura viscosa al queso, que se parecerá más a los quesos comerciales (lácteos o no lácteos). No es imprescindible para dar sabor. Así que si no la tienes, puedes prescindir de ella y, simplemente, refrigerar la mezcla antes de servirla.

Nota sobre la batidora: esta receta funciona mejor con una batidora de alta velocidad con un vaso pequeño. Si usas una con un vaso grande, haz el doble de cantidad, te costará menos batir la mezcla y saldrá una crema mucho más suave.

Por ración de 2 cucharadas: 98 calorías, 3 g de proteínas, 6 g de hidratos de carbono, 2 g de azúcar, 7 g de grasa total, 62% de calorías de la grasa, 1 g de fibra, 176 mg de sodio.

«Feta» de tofu

2 tazas (4 raciones)

Tofu y salmuera

1 paquete (340 g) de tofu extra firme cortado a dados de poco más de
  1 cm (véase nota)
1½ tazas de agua
¼ de taza de vinagre de vino tinto
2 dientes de ajo cortados a rodajas o picados (no es necesario que estén
  muy bien picados o troceados)
½ cucharadita de sal marina

Marinada

1½ cucharadas de *miso* de garbanzos o de otro tipo de *miso* suave
2 cucharadas de zumo de limón recién exprimido
1½ cucharadas de vinagre de vino tinto (o 2 cucharadas para que sea
  más fuerte)
½ cucharadita de sirope de arce puro
1 cucharadita de orégano seco
¼ a ⅓ de taza de aceitunas verdes picadas o aceitunas kalamón

Para hacer el tofu en salmuera: echa todos los ingredientes en un cazo grande y cuécelos hasta el punto de ebullición. Baja el fuego y cuécelos a fuego lento durante 15 o 20 minutos, sin tapar. Si parte del tofu no queda cubierto en la salmuera, remueve la mezcla de vez en cuando para que se distribuya correctamente.

Entretanto para hacer la marinada: echa el *miso*, el zumo de limón, el vinagre, el sirope de arce y el orégano en un cuenco o una bandeja de horno mediano. Remueve bien la mezcla y añade las aceitunas.

Escurre el tofu, tira la salmuera (puedes dejar el ajo). Pon el tofu en el cuenco donde está la marinada mientras todavía está caliente o templado. Remueve la mezcla suavemente para que el tofu quede cubierto y se mezcle bien (véase nota). Tápalo y guárdalo en la nevera durante una semana. El tofu absorberá los sabores mientras reposa.

Nota para el tofu: cuando mezcles el tofu con la marinada, no pasa nada si este se rompe en trocitos aún más pequeños y pierde su forma de dado (está muy bien que pase esto).

Por ración (¼ de la receta): 113 calorías, 9 g de proteínas, 6 g de hidratos de carbono, 2 g de azúcar, 7 g de grasa total, 49% de calorías de la grasa, 1 g de fibra, 674 mg de sodio.

«Feta» sin soja

2 tazas (4 raciones)

½ taza de anacardos crudos previamente remojados

½ taza de almendras previamente remojadas (o ½ taza más de anacardos remojados)

2½ cucharadas de zumo de limón recién exprimido

2 cucharadas de vinagre de sidra de manzana

1½ cucharaditas de salmuera del frasco de las aceitunas

1½ cucharadas de *miso* de garbanzos o de otro *miso* suave (pero no *miso* sin soja)

¾ de cucharadita de orégano seco

½ cucharadita de sal marina

¼ de taza de aceitunas verdes a rodajas (o aceitunas kalamón, pero cambiará el color del feta)

Bate los anacardos, las almendras, el zumo de limón, el vinagre, la salmuera, el *miso*, el orégano y la sal en un robot de cocina o una batidora de alta potencia (véase nota) hasta que quede una masa suave. Luego, añade las aceitunas y pulsa solo una vez el botón.

Echa la masa en un colador cubierto con una estameña húmeda. Coloca el colador en un cuenco para recoger las gotas que irán cayendo. Cúbrelo con film transparente y déjalo toda la noche en la nevera.

A la mañana siguiente, tira el líquido que haya en el cuenco (no habrá mucho) y saca el queso de la estameña. Sírvelo para untar en *crackers* o panes, o vuelve a ponerlo en la nevera hasta que esté listo, dentro de una semana.

Variante: para conseguir un feta más duro puedes usar agar-agar: sigue las instrucciones hasta agregar las aceitunas. Luego, echa en un cazo 2½ o 3 cucharaditas de agar-agar en polvo con ⅓ o ½ taza de agua y caliéntalo a fuego medio hasta que empiece a hacer burbujas y a espesarse, uno o dos minutos aproximadamente. Utiliza una espátula para agregar la mezcla de agar-agar a la masa de anacardos, todavía en la batidora o bien ya en un cuenco. Mézclalo bien. Pon la masa en una bandeja previamente engrasada. Cúbrela y ponla en la nevera. Pasadas varias horas, la masa estará lo suficientemente firme como para que puedas cortarla en dados o desmigarla.

Nota sobre la batidora: esta receta funciona mejor con una batidora de alta velocidad con un vaso pequeño. Si usas una con un vaso grande, haz el doble de cantidad, te costará menos batir la mezcla y saldrá una crema mucho más suave. Si no usas una batidora de alta potencia, y usas un robot de cocina, haz también el doble para conseguir una crema con una textura fina (no será tan suave como con una batidora de alta potencia, pero seguirá estando bueno).

Por ración (¼ de la receta): 221 calorías, 8 g de proteínas, 12 g de hidratos de carbono, 2 g de azúcar, 18 g de grasa total, 67% de calorías de la grasa, 3 g de fibra, 672 mg de sodio.

«Queso» fuerte de anacardos

2½ tazas

Este queso es delicioso para untar, pero también se puede usar en lonchas para los platos de pasta al horno o para ponerlo encima de las patatas.

   2½ tazas de anacardos crudos previamente remojados
   1 cucharada de miso de garbanzo u otro tipo de *miso* suave
   2 cucharadas de zumo de limón recién exprimido
   1 cucharada de vinagre de sidra de manzana o vinagre de arroz
   ½ cucharadita de sal marina
   ½ cucharadita de probiótico en polvo (aproximadamente 2 cápsulas, opcional, véase nota)
   4 a 7 cucharadas de agua (según necesidad)

Echa en un robot de cocina o batidora de alta velocidad los anacardos, el *miso*, el zumo de limón, el vinagre, la sal, el probiótico en polvo (si lo usas) y 4 cucharadas de agua, bátelo todo hasta que adquiera una textura suave y cremosa. Rebaña lo que queda pegado en las paredes del vaso del robot o batidora, echa un poco más de agua si lo quieres más claro.

Si utilizas el probiótico en polvo, coloca el queso en un cuenco y cúbrelo con film transparente. Déjalo reposar a temperatura ambiente durante 24 horas para que se desarrolle el sabor. (Si no usas el probiótico, simplemente, pon la mezcla en la nevera hasta que la vayas a comer.) Sírvela, refrigérala o congélala en raciones. Se conserva en la nevera hasta una semana.

Nota sobre el probiótico: hay dos buenas marcas de probióticos Garden of Life Primal Defense o Natural Factors Ultimate Probiotic. Se puede prescindir del probiótico y el queso seguirá estando delicioso.

Nota sobre las sobras: si te sobra, se puede congelar perfectamente. Guarda las raciones en recipientes herméticos y congélalas; luego, descongélalas a temperatura ambiente durante varias horas, antes de su consumo.

Por ración de 3 cucharadas: 137 calorías, 5 g de proteínas, 8 g de hidratos de carbono, 2 g de azúcar, 11 g de grasa total, 65% de calorías de la grasa, 1 g de fibra, 139 mg de sodio.

«*Parmesano*»

1½ tazas

1½ tazas de anacardos o almendras crudos
1 cucharada de levadura nutricional
½ cucharadita de sal marina
1½ cucharadas de zumo de limón recién exprimido

Precalienta el horno a 150 °C. Forra una bandeja de horno con papel de horno.

Tritura los frutos secos en un robot de cocina o en una batidora hasta que quede un granulado fino (no los tritures demasiado porque, si no, te quedará una pasta pegajosa). Ponlos en la bandeja de horno y añade la levadura nutricional, la sal y el zumo de limón. Mezcla todos los ingredientes en la bandeja y distribuye la masa uniformemente.

Ponla en el horno y sacúdela varias veces durante el horneado hasta que quede dorada, unos 30 minutos (revísala a menudo durante los últimos minutos, pues los frutos secos pueden pasar muy rápidamente de dorados a quemados). Déjala enfriar en la bandeja de horno. Ponla en un recipiente y guárdala en la nevera durante algunas semanas o incluso un par de meses.

Por ración de 3 cucharadas: 139 calorías, 5 g de proteínas, 8 g de hidratos de carbono, 2 g de azúcar, 11 g de grasa total, 65% de calorías de la grasa, 1 g de fibra, 149 mg de sodio.

«Parmesano» sin frutos secos

¾ de taza

½ taza de copos de coco sin edulcorar (o casi ½ taza de coco rallado sin
    edulcorar)
½ taza de semillas de girasol
¼ de taza de semillas de calabaza
1½ cucharadas de levadura nutricional
¼ de cucharadita de sal marina
1½ cucharadas de zumo de limón recién exprimido

Precalienta el horno a 135 °C. Forra una bandeja de horno con papel de horno.

Echa en un robot de cocina o en una batidora el coco, las semillas de girasol y las de calabaza y bate bien los ingredientes hasta que queden finos y granulados. No los tritures demasiado o empezarán a calentarse y a hacerse una pasta, solo pulsa el botón hasta que estén granulados. Coloca la mezcla en la bandeja de horno y añade la levadura nutricional, la sal y el zumo de limón. Utiliza los dedos para trabajar los ingredientes, y distribuye la masa uniformemente.

Ponla en el horno, sacude la masa dos o tres veces mientras la horneas, hornéala de 25 a 30 minutos; presta atención a los últimos minutos de horneado: la mezcla debería estar seca y quizás un poco dorada por los bordes, pero no demasiado tostada. Déjala enfriar y ponla en un recipiente para guardarla en la nevera durante algunas semanas o un par de meses.

Por ración de 3 cucharadas: 224 calorías, 8 g de proteínas, 9 g de hidratos de carbono, 1 g de azúcar, 19 g de grasa total, 72% de calorías de la grasa, 4 g de fibra, 156 mg de sodio.

«Mozzarella» para fundir

2/3 de taza

1 taza de agua

3 cucharadas de mantequilla de anacardos crudos

3 cucharadas de fécula de tapioca

1½ cucharaditas de zumo de limón recién exprimido

1 cucharadita de *miso* de garbanzo u otro tipo de *miso* suave

½ cucharadita de sal marina

Bate todos los ingredientes en una batidora de alta velocidad (véase nota) hasta que quede una masa suave. Pon la masa en un cazo, rebaña la mezcla de las paredes del vaso de la batidora. Calienta la masa a fuego medio o bajo, removiendo constantemente. Al cabo de unos 3 minutos, la mezcla empezará a cuajar, y uno o dos minutos más y se formará una bola. En esta fase, sácala del fuego. Consúmela directamente para mojar o untar, o déjala enfriar. Una vez fría, pon bolitas de este queso sobre la pizza o las tostadas, o úsala para gratinar pasta al horno. Se guarda en la nevera hasta 5 días.

Nota sobre la batidora: es mejor usar una batidora de alta velocidad. Si utilizas una normal, tendrás que echar hacia abajo varias veces la masa que queda enganchada en las paredes del vaso.

Por ración de 3 cucharadas: 112 calorías, 3 g de proteínas, 11 g de hidratos de carbono, 1 g de azúcar, 7 g de grasa total, 51% de calorías de la grasa, 0,4 g de fibra, 394 mg de sodio.

«Ricotta» de tofu

Unas 2 tazas

Marinada

1 cucharada de tahini

1 cucharada de zumo de limón recién exprimido

1½ cucharaditas de *miso* de garbanzo u otro tipo de *miso* suave

1½ cucharaditas de vinagre de arroz

1 cucharadita de sirope de arce puro

½ cucharadita de ajo en polvo

½ cucharadita (más bien generosa) de sal marina

1 paquete de (400 g) de tofu de firmeza media, escurrido (véase nota)

Un par de pizcas de nuez moscada (opcional)

Albahaca / perejil / cebollinos frescos troceados (opcional)

Para la marinada: mezcla en un cuenco todos los ingredientes de la marinada.

Rompe el tofu con las manos y aplástalo o mézclalo con la marinada. Añade la nuez moscada y las finas hierbas, si es que las usas. Puedes conservar una textura más gruesa. Utiliza una cuchara para mezclar la marinada y déjalo reposar al menos 30 minutos. Déjalo en la nevera 2 o 3 días y utilízalo para la lasaña u otros platos de pasta que se gratinen.

Nota sobre el tofu: utiliza tofu de firmeza media para hacer esta receta, en lugar de dura o extradura. Te quedará un sustituto de la ricota más suave y blando. También es muy útil escurrir el tofu. Utiliza una prensa para tofu, para sacarle el líquido varias veces en una hora. Si no tienes una prensa para tofu, envuélvelo en una o dos capas de papel de cocina, y luego con un trapo de cocina. Colócalo entre dos platos o dos tablas de cortar y ponle peso encima (un frasco pesado o libros). Mantenlo presionado durante media hora o más, hasta que salga todo el líquido.

Por ración de 5 cucharadas: 63 calorías, 5 g de proteínas, 3 g de hidratos de carbono, 1 g de azúcar, 4 g de grasa total, 52% de calorías de la grasa, 0,5 g de fibra, 355 mg de sodio.

«Queso» de bola con hierbas

6 raciones

Queso de bola

1½ tazas de anacardos crudos previamente remojados

1 cucharada de levadura nutricional

1 cucharada de *miso* de garbanzo o de otro tipo de *miso* suave

2 cucharaditas de vinagre de sidra de manzana o vinagre de arroz

1½ cucharaditas de vino blanco (véase Nota)

½ cucharadita de mostaza de Dijon

½ cucharadita de sal marina

1 diente de ajo pequeño a rodajitas

1½ cucharaditas de hojas de tomillo fresco (véase Nota)

1 cucharada de cebollinos frescos o la parte verde de la cebolleta
   (opcional)

Recubrimiento

3 cucharadas de frutos secos crudos o tostados troceados pistachos o
   nueces)

1 cucharada de cebollinos frescos o la parte verde de la cebolleta

2 cucharadas de arándanos rojos secos o *Beicon de coco* (p. 259)

Para hacer el queso de bola: pon todos los ingredientes en un robot de cocina, excepto el tomillo y los cebollinos, bátelos hasta que quede una masa suave. Añade el tomillo y los cebollinos, pulsa el botón un par de veces para que se integren un poco en la masa. Coloca la masa en un recipiente, tápalo y ponlo en la nevera durante aproximadamente una hora.

Mezcla los ingredientes para recubrir sobre una hoja de papel de horno. Dale la forma de bola al queso con las manos (engrásate un poco las manos para que te resulte más fácil), y luego gira la bola suavemente sobre el papel para que se peguen los ingredientes del recubrimiento. Vuelve a poner el queso de bola en la nevera, en un recipiente cerrado, hasta que esté a punto para ser consumido. Se conserva bien hasta una semana.

Nota sobre el vino: si no tienes vino blanco, sustitúyelo por 1 cucharadita de vinagre y ½ cucharadita de zumo de manzana o de naranja, o 1½ cucharaditas de vinagre de arroz condimentado.

Nota sobre las hierbas: si no tienes tomillo fresco, no lo sustituyas por tomillo seco. En su lugar, usa otra hierba de hojas, como 3 o 4 cucharadas de albahaca recién troceada, o 1 o 2 cucharadas de perejil recién troceado, o bien usa solo la cebolleta o el cebollino.

Por ración (¹/₆ de la receta): 222 calorías, 8 g de proteínas, 15 g de hidratos de carbono, 4 g de azúcar, 16 g de grasa total, 61% de calorías de la grasa, 2 g de fibra, 316 mg de sodio.

«Queso» de bola de tomate y almendra ahumado

6 raciones

2 tazas de almendras previamente remojadas

⅓ de taza de tomates secados al sol (véase nota)

3 cucharadas de zumo de limón recién exprimido

2 cucharadas de *miso* de garbanzo u otro *miso* suave

1½ cucharadas de kétchup natural

2 cucharaditas de pimentón ahumado

1 cucharadita de hojas frescas de romero

½ cucharadita de ajo en polvo

½ cucharadita de sal marina

Recubrimiento

3 cucharadas de almendras crudas o tostadas bien troceadas (u otros frutos secos)

1 o 2 cucharadas de cebollinos frescos troceados

Una pizca de sal

Para hacer el queso de bola: bate las almendras en un robot de cocina, pulsando intermitentemente hasta que estén granuladas. Añade el resto de los ingredientes para hacer el queso y bátelo todo hasta que la mezcla esté pegajosa y se quede enganchada en las cuchillas. (Si la mezcla no cuaja, añade una o dos cucharaditas de agua, pues es posible que se sequen las almendras.) Pon la mezcla en un recipiente y refrigérala durante una hora.

Mezcla los ingredientes para recubrir sobre una hoja de papel de horno. Dale la forma de bola al queso con las manos (engrásate un poco las manos para que te resulte más fácil), y luego gira la bola suavemente sobre el papel para que se peguen los ingredientes del recubrimiento. Vuelve a poner el queso de bola en la nevera, en un recipiente cubierto, hasta que esté a punto para ser consumido. Se conserva bien hasta una semana.

Nota sobre el tomate secado al sol: si usas un paquete de tomates secados al sol, secos, vuelve a hidratarlos colocándolos en un cuenco con agua hirviendo de 5 a 10 minutos, y luego escúrrelos y sécalos.

Por ración (¹/₆ de la receta): 327 calorías, 12 g de proteínas, 17 g de hidratos de carbono, 5 g de azúcar, 26 g de grasa total, 67% de calorías de la grasa, 8 g de fibra, 559 mg de sodio.

TENTEMPIÉS Y CREMAS PARA MOJAR

Garbanzos griegos

Aproximadamente 1¾ tazas (3 raciones)

Estos garbanzos asados son deliciosos por sí solos, por lo que te recomiendo que hagas ¡ración doble o triple! También los puedes poner en las ensaladas, llevártelos para comer o ponerlos sobre la pizza. Otra opción es batir un puñado en un minirrobot de cocina, con tahini y algunos aderezos, para untar en los bocadillos y darles más consistencia.

    1 frasco de garbanzos (425 g), aclarados y escurridos
    3 cucharadas de aceitunas kalamón
    2 cucharadas de salmuera de un frasco de aceitunas envasadas
    ½ a ¾ de cucharadita de romero fresco troceado
    ½ cucharadita de sirope de arce puro
    ¼ de cucharadita de sal marina

Precalienta el horno a 230 °C. Forra una bandeja de horno con papel de horno.

Mezcla todos los ingredientes en la bandeja de horno y sacúdelos para mezclarlos. Ásalos durante 20 o 25 minutos, hasta que los garbanzos estén un poco dorados y hayan absorbido la marinada. Servir calientes.

Por ración (⅓ de la receta): 139 calorías, 6 g de proteínas, 22 g de hidratos de carbono, 4 g de azúcar, 3 g de grasa total, 21 % de calorías de la grasa, 6 g de fibra, 489 mg de sodio.

Hummus cremoso y fácil

4 tazas generosas

    2 frascos (425 g cada uno) de garbanzos, aclarados y escurridos
    1 frasco (425 g) de alubias blancas, lavadas y escurridas
    ⅓ de taza de zumo de limón recién exprimido

2 cucharadas de tahini

1 cucharada de perejil troceado fresco

1 diente de ajo mediano, pelado

½ cucharadita de pimentón ahumado o más, al gusto

½ cucharadita de comino en polvo

1¼ cucharaditas de sal marina

Varios cubitos de hielo y unas cuantas cucharadas de agua fría, para aclarar la masa si la prefieres menos densa

Pon todos los ingredientes, menos el hielo, en un robot de cocina. Bátelos y, cuando la masa empiece a solidificarse, añade el hielo o el agua para ayudar a suavizarla. Pon la cantidad justa para aclararla, pero sin que pierda la textura sólida. Pruébala y añade hasta ¼ de cucharadita de pimentón ahumado u otros aderezos, al gusto.

Por ración de ½ taza: 171 calorías, 9 g de proteínas, 26 g de hidratos de carbono, 3 g de azúcar, 4 g de grasa total, 20% de calorías de la grasa, 7 g de fibra, 571 mg de sodio.

Crema para mojar de tomate asado, ajo y garbanzo

4 tazas

Sirve esta potente crema para mojar con *crackers* integrales, pan o chips de tortilla. O utilízala con tortitas para envolver o úsala para cubrir la pizza.

700 g de tomates pera (o de otra clase), córtalos por la mitad y exprime cuidadosamente el zumo (véase nota)

8 o 9 dientes de ajo grandes, pelados y cortados en cuartos o en trozos más pequeños

2 cucharadas de vinagre balsámico

1½ cucharaditas de tamari (o amino de coco para una opción sin soja)

1 cucharadita de miel de caña de azúcar

2 cucharaditas de orégano seco

2 cucharaditas de albahaca seca

⅛ de cucharadita más ¾ de cucharadita de sal marina

Pimienta negra recién molida

2 frascos de garbanzos (425 g cada uno), aclarados y escurridos

2 cucharadas de tahini

Precalienta el horno a 230 °C.

Pon los tomates en una bandeja de horno de cristal con la parte cortada hacia arriba (o en una bandeja de horno grande con un poco de borde y forrada con papel de horno). Inserta los trozos de ajos en los tomates (para que conserven su humedad mientras se asan). Mezcla en un cuenco pequeño el vinagre balsámico, tamari, miel de caña, orégano y albahaca y aliña los tomates con ello. Echa el ⅛ de cucharadita de sal y pimienta al gusto sobre los tomates. Ásalos de 40 a 45 minutos, hasta que los tomates estén muy blandos y un poco caramelizados. Déjalos enfriar.

Entretanto, bate un poco, solo para que se rompan, los garbanzos, el tahini y los ¾ de cucharadita de sal en un robot de cocina.

Echa los tomates en el robot, con todo su jugo incluido. Bátelos hasta que estén bien mezclados. Prueba la mezcla; si lo prefieres con algo más de sal (o pimienta), añádelas y vuelve a batir.

Nota sobre los tomates: los tomates pera van bien para hacer esta receta porque son más carnosos y densos, y tienen menos semillas que otros tomates. Pero también se pueden usar otras variedades de tomate maduro.

Por ración de ½ taza: 141 calorías, 6 g de proteínas, 21 g de hidratos de carbono, 5 g de azúcar, 4 g de grasa total, 24% de calorías de la grasa, 5 g de fibra, 477 mg de sodio.

Nacho dip

4½ tazas (5 raciones)

Sírvelo con chips de tortilla, o úsalo para las patatas o alubias, o bien como parte de un plato mexicano. Si te apetece puedes añadir algunas verduras a la crema, justo antes de añadir la salsa. Prueba con pimientos rojos troceados, aceitunas sin hueso, cebolletas a rodajas, espinacas baby troceadas o granos de maíz. También puedes añadir una taza de alubias negras.

2 tazas de leche vegetal sin edulcorantes

1 taza de anacardos crudos previamente remojados

½ taza de boniato congelado cortado a dados o boniato cocido

¼ de taza de harina de patata o 1 taza de patata cocida

2 cucharadas de zumo de limón recién exprimido

1 cucharada de vinagre de sidra de manzana

1 cucharada de tahini

2 cucharaditas de miso de garbanzo o de otro tipo de miso suave

1 diente de ajo pequeño, pelado y cortado a trocitos

¼ de cucharadita de pimentón ahumado

1¼ cucharaditas de sal marina

¾ de taza o 1 taza de salsa suave, al gusto (utiliza una que sea un poco
   picante para darle más vida)

Precalienta el horno a 200 °C. Engrasa una bandeja de horno de 20x20 cm (o similar) pasando un papel con aceite o usando un *spray* de aceite.

Bate todos los ingredientes en una batidora, excepto la salsa, hasta que adquieran una textura suave. Cuando la mezcla esté bien batida, ponla en la bandeja que has preparado. Añádele la salsa y remuévela un poco con la mezcla (si tienes hijos a los que no les gusta la salsa, échala solo en una parte de la crema). Hornéala 25 minutos, hasta que se espese y haga burbujas. Déjala enfriar 5 minutos.

Por ración (¹/₅ de la receta): 255 calorías, 10 g de proteínas, 25 g de hidratos de carbono, 6 g de azúcar, 15 g de grasa total, 49% de calorías de la grasa, 4 g de fibra, 991 mg de sodio.

ENSALADAS Y ACOMPAÑAMIENTOS

Ensalada de sésamo y quinoa

3 tazas justas (2 raciones como plato principal)

2 tazas de quinoa cocida fría

½ taza de guisantes congelados descongelados o tirabeques al vapor

½ taza de zanahoria rallada (grueso estándar, no fino) o zanahoria rallada
de supermercado

¼ de taza de pimiento rojo cortado a dados

1 cucharada de cebolleta troceada (parte verde)

1 o 2 cucharadas de semillas de sésamo tostadas, para adornar
(opcional)

Aliño

3 cucharadas de vinagre de arroz

1½ cucharadas de tahini

2 cucharadas de tamari (o aminos de coco)

1½ cucharadas de sirope de arce puro

½ a 1 cucharadita de jengibre fresco rallado (utiliza un rallador Microplane)

¼ de cucharadita de ajo en polvo

Echa la quinoa, los guisantes, la zanahoria, el pimiento rojo y la cebolleta en un cuenco grande.

Para hacer el aliño: echa todos los ingredientes en otro cuenco y bátelos manualmente hasta que el tahini quede bien mezclado.

Echa el aliño a la mezcla de quinoa, remuévelo todo bien. Sírvelo aderezado con las semillas de sésamo tostadas, si es que has decidido usarlas.

Por ración (½ de la receta): 389 calorías, 14 g de proteínas, 61 g de hidratos de carbono, 17 g de azúcar, 10 g de grasa total, 22% de calorías de la grasa, 8 g de fibra, 1.072 mg de sodio.

Ensalada de alubias con mango y salsa

6 tazas (5 raciones)

1 a 1½ tazas de mango fresco cortado a dados (1 mango mediano) (véase nota)

1 taza de pimiento rojo cortado a dados

1 frasco de alubias negras (425 g), lavadas y escurridas

1 frasco de alubias pintas (425 g), lavadas y escurridas

¼ de taza de salsa o más, al gusto

2 o 3 cucharadas de cebollinos o cebolleta a rodajitas

2 o 2½ cucharadas de zumo de lima recién exprimido

1 cucharadita de sirope de arce puro

½ cucharadita de comino en polvo

⅛ de cucharadita de pimienta de Jamaica molida

½ cucharadita de sal marina o más, al gusto (véase nota)

2 o 3 cucharadas de cilantro troceado (opcional)

Mezcla todos los ingredientes en un cuenco grande y remuévelos. Prueba la ensalada; si te gusta la comida picante y fuertecita, añade más salsa, hasta ¼ de taza más. Sírvela o ponla en la nevera (tapada) durante varias horas hasta que la vayas a usar.

Nota sobre el mango: si no vas a comerlo enseguida, guarda el mango y añádelo antes de servirlo. Esto ayudará a que conserve su frescura y sabor.

Nota sobre la sal: la cantidad de sal que uses dependerá de la marca de salsa que utilices. Empieza con ½ cucharadita, siempre puedes echar más si te parece soso.

Por ración ($^1/_5$ de la receta): 186 calorías, 10 g de proteínas, 36 g de hidratos de carbono, 8 g de azúcar, 1 g de grasa total, 5% de calorías de la grasa, 11 g de fibra, 562 mg de sodio.

Picatostes sin aceite

3 tazas (4 raciones)

1 diente de ajo, pelado y cortado por la mitad (opcional)

1½ cucharaditas de aquafaba (véase nota)

¼ de cucharadita de cebolla en polvo o ajo en polvo

¼ de cucharadita de pimentón o pimentón ahumado

¼ de cucharadita de sal marina

3 tazas de pan integral cortado a daditos

1½ cucharaditas de *reducción balsámica* (p. 239, o véase nota) (opcional)

Precalienta el horno a 200 ºC. Forra una bandeja de horno con papel de horno. Si usas ajo, frótalo intensamente por la cara interna de un cuenco grande (esto dará sabor a ajo sin que sea demasiado fuerte). Tira el ajo o guárdalo para otro uso.

Echa el aquafaba, la cebolla en polvo, el pimentón y la sal al cuenco y bátelo manualmente. Recubre la cara interna del cuenco con la mezcla de aquafaba y luego añade el pan cortado a dados e inmediatamente agítalo para que los dados queden lo más cubiertos posible.

Colócalos en la bandeja forrada con papel de horno y hornéalos de 10 a 12 minutos, remuévelos una vez durante el tiempo que estén en el horno. Echa un vistazo a los 10 minutos y, si los picatostes están dorados y empiezan a estar crujientes, sácalos (se pondrán más crujientes cuando se enfríen). Si no es así, déjalos uno o dos minutos más; revísalos con frecuencia, pues pueden pasar de estar dorados a quemados con mucha rapidez. Si usas la *reducción balsámica*, échala sobre los picatostes. Déjalos enfriar en la bandeja hasta que estén a punto para comer.

Nota sobre la aquafaba: una palabra curiosa, que significa «agua de legumbre»; se trata, simplemente, del líquido que tiramos de los frascos de legumbres, preferiblemente, de las alubias blancas o de los garbanzos. Esta agua de legumbre se ha descubierto que es muy apta como sustituta del huevo, y en esta receta ayuda a que los condimentos se adhieran a los picatostes sin necesidad de usar aceite.

Nota sobre la reducción balsámica: en vez de hacer tu propia reducción balsámica, puedes probar algunas de las que se encuentran en los supermercados. Suelen estar en la sección de aliños de ensaladas o de productos selectos, donde están los aceites y las cremas especiales.

Por ración (¼ de la receta): 76 calorías, 4 g de proteínas, 13 g de hidratos de carbono, 1 g de azúcar, 1 g de grasa total, 13% de calorías de la grasa, 2 g de fibra, 282 mg de sodio.

Beicon de coco

2 tazas

El sabor de esta receta supera al de los productos que encontrarás en las tiendas, ¡vale la pena el pequeño esfuerzo que se ha de hacer! Puedes ponerlo sobre la pizza cuando esté hecha, en sopas o ensaladas, o pruébalo en sándwiches con aguacate y verduras.

1 cucharada de azúcar de coco

2½ cucharadas de tamari

1½ cucharadas de vinagre balsámico

½ cucharada de humo líquido (véase nota)

¾ de cucharadita de pimentón ahumado

¼ de cucharadita de ajo en polvo

½ cucharadita (escasa) de sal marina

Pimienta negra recién molida, al gusto

2 tazas de copos de coco grandes y sin azúcar

Precalienta el horno a 135 °C. Recubre una bandeja de horno con papel de horno.

Echa en un cuenco grande el azúcar de coco, el tamari, la reducción balsámica, el humo líquido, el pimentón, el ajo en polvo, la sal y la pimienta negra. Mézclalo todo hasta que se disuelva el azúcar. Añade el coco y mézclalo todo hasta que se absorba la marinada y el coco esté totalmente cubierto.

Colócalo en la bandeja de horno y hornéalo durante 30 o 32 minutos; sacúdelo un poco hacia la mitad del horneado, hasta que se ponga de color rosa oscuro amarronado. Revisa el grado de cocción antes de que llegue la hora, a los 27 o 28 minutos, pues el coco puede pasar de estar en su punto a quemado (marrón oscuro y con sabor amargo) en tan solo unos minutos. Así que ¡no te pases con el horno! Déjalo enfriar. El beicon seguirá secándose y poniéndose crujiente cuando lo saques del horno. Cuando esté totalmente frío, ponlo en un recipiente hermético y guárdalo en la nevera; se conserva durante semanas, ¡quizás más!

Nota sobre el humo líquido: no es un ingrediente que usarás con frecuencia, tiene un sabor único y esencial. Vale la pena que lo tengas en tu cocina (se conserva bien en la nevera). Lo puedes encontrar en muchos supermercados y también en tiendas de productos naturales. No es un producto químico; se hace a raíz de la condensación de vapores del humo de las brasas de trocitos de leña.

Por ración de ¼ de taza: 141 calorías, 2 g de proteínas, 7 g de hidratos de carbono, 3 g de azúcar, 13 g de grasa total, 77% de calorías de la grasa, 3 g de fibra, 439 mg de sodio.

Boniatos fritos con romero

5 raciones como acompañamiento

2 cucharadas de zumo de limón recién exprimido
1 cucharada de sirope de arce puro
1½ cucharaditas de mostaza de Dijon
1 a 1½ cucharaditas de hojas de romero fresco troceadas, al gusto
½ cucharadita de cebolla en polvo
1½ kilos de boniatos amarillos, pelados y cortados en forma de cuña
½ cucharadita de sal marina

Precalienta el horno a 200 °C. Recubre una bandeja de horno grande con bordes con papel de horno y rocía el papel con un poco de aceite (o pásale un poco de papel de cocina un poco empapado de aceite).

Pon en un cuenco grande el zumo de limón, el sirope de arce, la mostaza, el romero y la cebolla en polvo y mézclalo bien. Echa las cuñas de boniato y mézclalos para que se rebocen. Coloca los boniatos en la bandeja de horno que has preparado y vierte el líquido restante. Rocíalas con sal.

Hornéalas de 55 a 65 minutos (o más), dales la vuelta una o dos veces durante el asado, hasta que los boniatos se hayan ablandado y caramelizado (¡delicioso!) en algunos puntos.

Por ración ($^1/_5$ de la receta): 163 calorías, 3 g de proteínas, 38 g de hidratos de carbono, 13 g de azúcar, 0,5 g de grasa total, 2% de calorías de la grasa, 6 g de fibra, 330 mg de sodio.

Bruschetta

4 raciones como acompañamiento (o más si es como aperitivo)

Pan crujiente a rodajas (véase nota)
1½ tazas de tomates troceados sin semillas (o tomatitos pera o cherry,
    sin semillas)
¼ de taza de aceitunas kalamón troceadas
¼ de taza de cebolletas a rodajitas (principalmente, la parte verde)
1½ cucharaditas de vinagre balsámico
½ cucharadita de orégano seco
1 diente de ajo pequeño, rallado (o ¼ de cucharadita de ajo en polvo)
¼ de cucharadita (escasa) de sal marina
½ taza de «Feta» de tofu (p. 242), desmigado (opcional)

Precalienta el horno a 200 °C. Recubre una bandeja de horno con papel de horno.

Coloca las rebanadas de pan sobre el papel. Hornéalas de 8 a 9 minutos, hasta que estén doradas. Déjalas enfriar un poco.

Mientras tanto, mezcla a fondo el resto de los ingredientes en un cuenco.

Pon cucharadas de la mezcla con tomate sobre cada rebanada de pan. Vuelve a ponerlas en el horno y tenlas de 10 a 12 minutos más, hasta que los bordes del pan estén crujientes y dorados, y el aderezo ligeramente caliente.

Nota sobre el pan: la cantidad de rodajas de pan que necesitarás dependerá del tipo de pan que uses y del tamaño de las rodajas. Aquí puedes usar una *baguette* entera, o aproximadamente la mitad de un pan artesanal.

Por ración (¼ de la receta, solo para el aderezo): 27 calorías, 1 g de proteína, 4 g de hidratos de carbono, 2 g de azúcar, 1 g de grasa total, 33% de calorías de la grasa, 1 g de fibra, 184 mg de sodio.

SOPAS Y GUISOS

Crema de bróquil

4 raciones

1 a 2 cucharadas de agua

1½ tazas de cebolla troceada

1 cucharadita de mostaza seca

½ cucharadita de semillas de eneldo (no lo sustituyas por hojas de
   eneldo)

¾ de cucharadita de sal marina

Pimienta negra recién molida, al gusto

4 tazas de bróquil troceado (ramilletes y tallos pelados)

½ taza de anacardos crudos previamente remojados

1½ tazas de leche vegetal natural, o más, para aclarar la sopa

½ taza de agua

2 cucharadas de zumo de limón recién exprimido

1½ cucharaditas de *miso* de garbanzo u otro tipo de *miso* suave

Una pizca de nuez moscada

¼ de taza de hojas de albahaca fresca (opcional, pero muy bueno)

Echa en una olla grande 1 cucharada de agua, la cebolla, la mostaza, las semillas de eneldo, la sal y la pimienta. Cuécelo todo a fuego medio de 8 a 9 minutos, removiendo de vez en cuando, hasta que se ablande la cebolla; añade un poquito más de agua si ves que se pega la cebolla. Echa el bróquil, baja el fuego a medio-bajo, tapa la olla y déjalo cocer 4 o 5 minutos más, hasta que el bróquil adquiera un color verde brillante. Procura que el bróquil no se cueza demasiado, vigila para que no pierda el color verde brillante. Sácalo del fuego.

Mientras tanto, bate los anacardos y 1 taza de leche en una batidora hasta que adquieran una textura suave. Echa la ½ taza de leche restante, la ½ taza de agua, el zumo de limón, el *miso* y la nuez moscada y vuelve a batir.

Pon la cebolla salteada y el bróquil en la batidora junto con la albahaca, si es que la usas. Bátelo hasta que esté bastante suave (puedes aclararlo todo lo que quieras). Pruébalo y añade más sal y pimienta si te apetece, y más leche vegetal o agua para aclararla, si es necesario.

Por ración (¼ de la receta): 179 calorías, 9 g de proteínas, 19 g de hidratos de carbono, 5 g de azúcar, 9 g de grasa total, 44% de calorías de la grasa, 5 g de fibra, 596 mg de sodio.

Sopa de zanahoria y boniato al curry

4 raciones

2 cucharadas de agua

1 a 1¼ tazas de cebolla troceada

2 tazas de zanahoria troceadas

3 tazas de boniatos naranja

1 cucharada de jengibre fresco rallado

1½ cucharaditas de curry en polvo

½ cucharadita de canela en polvo

Un poquito de nuez moscada recién rallada

1¼ cucharaditas de sal marina

4 tazas de agua

1 hoja de laurel seca

2 o 3 cucharadas de leche de coco (véase nota) o de Exquisita crema de
      anacardo (p. 235) (opcional)

1½ cucharadas de zumo de limón recién exprimido

Calienta las 2 cucharadas de agua en una olla grande a fuego medio o medio alto. Echa la cebolla, las zanahorias, los boniatos, el jengibre, el curry, la canela, la nuez moscada y la sal. Remuévelo y tapa la olla, remueve de vez en cuando, durante 8 o 9, minutos, hasta que las cebollas se ablanden. Añade 4 tazas de agua y la hoja de laurel y ponlo a hervir. Cuando empiece a hervir, baja la temperatura a fuego medio-bajo, tapa la olla y cuécela a fuego lento durante 25 minutos.

Saca la hoja de laurel y tírala. Utiliza una batidora de mano eléctrica para batir la sopa en la misma olla. (O bien, pon la sopa en una batidora de alta velocidad y bátela allí, pero tendrás que dejar enfriar la sopa antes de batirla y no podrás batirla toda de vez.) Echa la leche de coco y el zumo de limón. Bate la sopa hasta que quede totalmente cremosa. Aderézala al gusto y sírvela.

Nota sobre la leche de coco: utiliza leche de coco en lata que tiene toda su grasa. Es opcional, pero le da una textura estupenda.

Por ración (¼ de la receta): 134 calorías, 3 g de proteínas, 28 g de hidratos de carbono, 10 g de azúcar, 2 g de grasa total, 13% de calorías de la grasa, 6 g de fibra, 805 mg de sodio.

Chile de champiñones

6 raciones

1½ tazas de cebolla cortada a dados

1½ cucharadas vinagre balsámico

1 cucharada de chile en polvo suave

2 cucharadas de orégano seco

1 cucharadita de pimentón ahumado

¼ de cucharadita de canela en polvo o pimienta de Jamaica

½ cucharadita copos de pimiento picante, o al gusto

1 cucharadita de sal marina o al gusto

450 o 900 g de champiñones blancos cortados a trozos grandes (7 u 8 tazas)

4 o 5 dientes de ajo picados

1 taza de pimiento verde o rojo troceado

1 lata (800 g) o un brick (750 g) de tomate triturado bajo en sodio

1 frasco (425 g) de alubias pintas o rojas kidney, lavadas y escurridas

½ taza de lentejas rojas secas, lavadas y escurridas

½ taza de agua

½ a 1 cucharadita de sirope de arce puro

Pimienta negra recién molida, al gusto

1 taza de maíz en grano congelado (o más legumbres cocidas)

Cuñas de lima para servirlo

Salsa picante para servirlo (opcional)

Echa en una olla grande la cebolla, el vinagre, el chile en polvo, el orégano, el pimentón, la canela, los copos de pimiento picante y la sal y ponlo a cocer a fuego medio. Cuece los ingredientes de 4 a 5 minutos removiendo de vez en cuando, hasta que las especias empiecen a desprender su aroma y la cebolla empiece a ablandarse. Añade los champiñones blancos y cuécelos de 5 a 7 minutos, hasta que empiecen a soltar agua y a reducirse. No añadas agua, deja que los champiñones suelten su jugo.

Añade el ajo y los pimientos rojos, baja el fuego y remueve durante un par de minutos. Añade los tomates, las alubias, las lentejas y el agua y remueve para que se mezcle todo. Sube el fuego y lleva la sopa al punto de ebullición. Baja el fuego al mínimo, tapa la olla y cuécela a fuego lento durante 30 minutos, hasta que las lentejas estén casi deshechas. Pruébala y añade sirope de arce al gusto o más sal y pimienta para darle el sabor deseado. Añade el maíz. Déjalo reposar unos minutos hasta que se haya calentado y descongelado. Sirve la sopa con las cuñas de lima y salsa picante, si lo deseas.

Por ración (¹/₆ de la receta): 199 calorías, 11 g de proteínas, 39 g de hidratos de carbono, 9 g de azúcar, 2 g de grasa total, 7% de calorías de la grasa, 10 g de fibra, 549 mg de sodio.

Guiso africano de verduras, alubias y cacahuete

6 raciones

2 o 3 cucharadas de agua

1 taza de cebolla troceada

1 taza de zanahorias frescas a rodajas (o zanahorias congeladas y cortadas)

1½ tazas de pimiento rojo o amarillo troceado

2 o 3 dientes de ajo, grandes y picados

1½ cucharaditas de comino en polvo

1 cucharadita de cilantro en polvo

1 cucharadita de albahaca seca

1 cucharadita de jengibre en polvo

½ cucharadita de canela en polvo

¼ de cucharadita de copos de pimiento picante triturados o al gusto

1¼ de cucharadita de sal marina

2½ o 3 tazas de agua

1½ tazas de boniatos cortados a dados (o boniatos congelados)

1 frasco de garbanzos (425 g), aclarados y escurridos

1 frasco de alubias negras (425 g), lavadas y escurridas

3 cucharadas de mantequilla de cacahuete (o de almendra o anacardo) o
     más, al gusto (véase nota)

2 cucharadas de zumo de lima recién exprimido

Cuñas de lima, para servirlos

Cilantro fresco troceado para servir (opcional)

Echa las 2 cucharadas de agua, la cebolla, las zanahorias, el pimiento rojo, los ajos, el comino en polvo, el cilantro en polvo, la albahaca, el jengibre, la canela, los copos de pimiento picante y la sal en una olla grande. Cúbrela y pon los ingredientes a cocer durante 5 o 7 minutos; remuévelos una o dos veces, hasta que las verduras empiecen a ablandarse. Si se pegan, añade una pizca de agua.

Añade las 2½ tazas de agua, los boniatos, los garbanzos, las alubias y la mantequilla de cacahuete y remuévelo para que se mezcle bien. Sube el fuego y, cuando empiece a hervir, baja el fuego al mínimo; cuécelo a fuego lento de 10 a 15 minutos o más, hasta que los boniatos y las zanahorias se hayan ablandado. (Con 2½ tazas de agua, este guiso queda bastante espeso. Si lo prefieres más claro, añádele ½ taza más de agua.)

Échale el zumo de lima y pruébalo. Sazónalo con más zumo de lima o sal a tu gusto. Sírvelo con cuñas de lima y cilantro fresco, si has decidido usarlo.

Nota sobre la mantequilla de cacahuete: si quieres conseguir un guiso más sabroso, puedes ponerle 1 cucharada más de mantequilla de cacahuete.

Añadidos: añade espinacas para darle color: justo antes de servirlo, cuando el guiso todavía está caliente, le puedes echar unas tazas de hojas de espinacas baby y esperar a que se ablanden.

Por ración (¹/₆ de la receta): 236 calorías, 10 g de proteínas, 38 g de hidratos de carbono, 8 g de azúcar, 6 g de grasa total, 22% de calorías de la grasa, 11 g de fibra, 737 mg de sodio.

Sopa de lentejas y guisantes partidos con hinojo y naranja

6 raciones o más

2 a 3 cucharadas de agua

1½ tazas de cebolla troceada

2 tazas de raíz de hinojo troceado (aproximadamente, 1 raíz grande)

1 taza de chirivías troceadas

1 taza de zanahorias troceadas

1 cucharadita de jengibre en polvo

1 cucharadita de pimentón

1 cucharadita de orégano seco

1 cucharadita de romero seco

½ a 1 cucharadita de semillas de hinojo

1¼ cucharaditas de sal marina o más, al gusto

1 taza de guisantes amarillos partidos y secos, aclarados y escurridos

1 taza de lentejas rojas secas, lavadas y escurridas

5 tazas de agua

2 hojas de laurel secas

½ taza de zumo de naranja recién hecho

Pimienta negra recién molida, al gusto

Pon a hervir a fuego medio una olla grande, echa 2 cucharadas de agua, la cebolla, el hinojo, la chirivía, las zanahorias, el jengibre, el pimentón, el orégano, el romero, las semillas de hinojo y la sal y remuévelo para que se mezcle. Tapa la olla y cuécelo todo de 8 a 10 minutos, hasta que se ablanden las cebollas; remueve de vez en cuando y añade una pizca más de agua, si ves que se pega.

Echa los guisantes partidos y las lentejas, junto con las 5 tazas de agua y hojas de laurel. Remueve para que se mezcle. Sube el fuego y cuécelo hasta que hierva. Baja el fuego al mínimo, tapa la olla y deja cocer la sopa de 50 a 60 minutos (o un poco más), hasta que los guisantes partidos y las lentejas estén totalmente hechos. Saca la olla del fuego y tira las hojas de laurel. Añade el zumo de naranja y sazona con sal y pimienta si lo deseas.

Por ración ($^1/_6$ de la receta): 258 calorías, 16 g de proteínas, 49 g de hidratos de carbono, 7 g de azúcar, 1 g de grasa total, 3% de calorías de la grasa, 17 g de fibra, 529 mg de sodio.

PASTA, PIZZA, HAMBURGUESAS Y OTROS PLATOS PRINCIPALES

Exquisitos Fettuccine Alfredo

4 raciones

1 paquete (½ kilo) de *fettuccine* de trigo integral (u otra pasta seca)

½ taza de anacardos crudos previamente remojados

1 cucharada de tahini

2 cucharadas de miso de garbanzos o de otro tipo de *miso* suave

2 o 3 dientes de ajo pelados

½ cucharadita de mostaza seca

1 cucharadita de sal marina

1½ tazas de leche vegetal natural

½ taza de patata amarilla o roja pelada (cortada a dados o desmenuzada)

1½ cucharadas de zumo de limón recién exprimido

Una pizca de nuez moscada recién rallada o de pimienta negra recién molida

¼ o ⅓ de taza de agua

Hierve la pasta en una olla grande con agua salada siguiendo las instrucciones del paquete. Escúrrela y vuelve a echarla a la olla.

Entretanto, bate los anacardos, el tahini, el *miso*, el ajo, la mostaza, la sal y 1 taza de leche hasta que adquiera una textura muy suave. Echa la ½ taza de leche restante, la patata, el zumo y la nuez moscada y bátelo hasta que quede suave. Salen 2½ tazas de salsa.

Echa la salsa a la olla de la pasta. Enjuaga con un poco de agua la batidora y «aclara» toda la salsa y échasela a la pasta. Calienta un poco la pasta con la salsa a fuego medio-bajo agitándola, hasta que la salsa se espese; tarda uno o dos minutos. Sírvela.

Por ración (¼ de la receta): 535 calorías, 23 g de proteínas, 91 g de hidratos de carbono, 4 g de azúcar, 13 g de grasa total, 20% de calorías de la grasa, 11 g de fibra, 741 mg de sodio.

Salsa de tahini y boniato

2½ tazas (5 raciones)

1 taza de boniato amarillo o naranja cocidos y pelados (roto para que quepa)

⅓ de taza de tahini

1 cucharada de zumo de lima recién exprimido o vinagre de arroz

1 cucharada de sirope de arce puro

½ o 1 cucharada de jengibre fresco pelado y cortado a trozos (véase nota)

2 dientes de ajo pequeños o medianos, pelados (véase nota)

⅛ de cucharadita de copos de pimiento picante triturados (opcional, véase nota)

¾ cucharadita de sal marina

1 taza de agua o más si es necesario

Arroz hervido, quinoa, mijo u otro cereal hervido, para servir (o pasta hervida como fideos soba)

Cuñas de lima para servir

Bate el boniato, el tahini, el zumo de lima, el sirope de arce, el jengibre, el ajo, los copos de pimienta (si los usas), la sal y 1 taza de agua, en una batidora o con una batidora de mano eléctrica. (La salsa se espesará al refrigerarla, y también si se calienta con la pasta o los fideos. Así que usa 1 taza para empezar; luego, añade unas cucharadas para aclararla al momento de servirla, si es necesario.)

Para servirla, calienta un poco la salsa en un cazo, y luego echa el arroz o la quinoa o mézclala con la pasta caliente. Sírvela con las cuñas de lima para exprimirlas por encima y darle un toque de gracia a cada ración individual.

Nota: si vas a servir la salsa a niños, pon la menor cantidad de ajo y jengibre posible, y luego adáptala al gusto de los comensales. También puedes omitir los copos de pimiento picante para los niños.

Por ración de ½ taza (sólo la salsa): 140 calorías, 4 g de proteínas, 14 g de hidratos de carbono, 5 g de azúcar, 9 g de grasa total, 52% de calorías de la grasa, 3 g de fibra, 385 mg de sodio.

Curry de lentejas y calabaza

5 raciones

Este curry tiene mucho sabor a especias pero no es picante. Si quieres algo más picante, añade ¼ de cucharadita o más de copos de pimiento picante triturados o un curry más picante, junto con las otras especias, cuando saltees las cebollas.

   2 a 3 cucharadas de agua
   1 taza de cebolla troceada fina
   1 cucharada de curry en polvo suave
   1 cucharadita de cilantro en polvo
   ½ cucharadita de canela en rama
   ½ cucharadita de garam masala
   1 cucharadita de sal marina
   1½ tazas de lentejas marrones o verdes, lavadas y escurridas
   1 frasco (425 g) de puré de calabaza o boniato
   2¾ tazas de agua
   2 tazas de manzanas troceadas
   1½ o 2 cucharadas de zumo de limón recién exprimido (opcional, pero le
      da muy buen sabor)
   Exquisita crema de anacardos (p. 269), para servir (para echar encima de
      las raciones terminadas)

Echa 2 cucharadas de agua, la cebolla, el curry en polvo, el cilantro, la canela, el garam masala y la sal en una olla grande. Tapa la olla y ponla a fuego medio o medio-alto; remueve una vez, durante 4 o 5 minutos, hasta que la cebolla empiece a ablandarse. Si se pega la cebolla, añade otra pizca de agua.

Añade las lentejas y remueve durante unos minutos, luego añade la calabaza y el agua. Sube el fuego a fuego alto hasta que hierva. Baja la temperatura a fuego lento, echa las manzanas, tapa la olla y hiérvelo a fuego lento durante 45 o 50 minutos (o más), hasta que las lentejas se ablanden y se haya absorbido el agua. Si el curry está demasiado claro para tu gusto, puedes reducirlo (sin tapa) durante otros 15 minutos aproximadamente. Echa el zumo de limón, remuévelo para mezclarlo, sírvelo con el aderezo de la crema de anacardo.

Por ración (¹/₅ de la receta, sin la crema de anacardo): 257 calorías, 16 g de proteínas, 50 g de hidratos de carbono, 10 g de azúcar, 1 g de grasa total, 4% de calorías de la grasa, 14 g de fibra, 483 mg de sodio.

Tacos de garbanzos

5 tazas de relleno de taco (4 raciones)

Sirve este relleno ligeramente picante (¡o no!) en las tortillas para tacos con Crema de aguacate (p. 235), Crema ácida (p. 238), lechuga y otras verduras frescas como tomates troceados, jicama o pepino. O sirve el relleno sobre el arroz con los aderezos, también puedes ponerlo todo en una tortilla.

  2 frascos de garbanzos (950 g), lavados y escurridos
  2 cucharadas de agua o más si es necesario
  ¾ de taza de cebolla troceada
  1 taza de calabacines picados o pimiento redondo
  2 cucharaditas de chile en polvo
  2 cucharaditas de comino en polvo
  2 cucharaditas de pimentón ahumado
  1 cucharadita de ajo en polvo
  1 cucharadita de orégano seco
  ¼ de cucharadita de pimienta de Jamaica
  ¼ de cucharadita de copos de pimiento picante triturados (o chile fresco
      picado al gusto, véase nota)
  ¾ de cucharadita de sal marina
  3 cucharadas de zumo de lima recién exprimido
  1 cucharadita de miel de caña

Aplasta los guisantes presionándolos con el fondo de un vaso medidor sobre una tabla de cortar. (No es necesario que los hagas puré, es sencillamente un prensado/chafado superficial.)

Calienta el agua en una sartén a fuego medio-alto. Echa la cebolla, los calabacines o el pimiento, el chile en polvo, el comino, el pimentón, el ajo en polvo, el orégano, la pimienta de Jamaica, los copos de pimiento picantes y la sal. Cuécelo de 6 a 8 minutos, removiendo de vez en cuando, hasta que la cebolla esté blanda. Si ves que la mezcla se seca y se pega, añade una pizca más de agua. Echa los guisantes chafados, el zumo de lima y la miel de caña y remuévelo bien. Baja la temperatura a fuego medio y cuécelo de 8 a 10 minutos, removiendo de vez en cuando, hasta que la mezcla se haya calentado. Pruébala y, si te apetece echarle un poco más de sal o de picante, añádeselos ahora. Si la mezcla sigue estando seca o pegajosa, añade 2 o 3 cucharaditas más de agua, sube el fuego y caliéntalo un poco más; rasca un poco la sartén para que salgan a la superficie las especias que hay en el fondo.

Nota sobre la pimienta de chile: si prefieres añadir algún jalapeño o algún otro pimiento picante a esta receta, en lugar de los copos de pimiento picantes, ¡adelante! Échaselo a tu gusto.

Por ración (¼ de la receta, solo el relleno): 228 calorías, 11 g de proteínas, 39 g de hidratos de carbono, 9 g de azúcar, 5 g de grasa total, 17% de calorías de la grasa, 11 g de fibra, 773 mg de sodio.

Macarrones con árboles

6 raciones

450 a 635 g de pasta integral cortada seca (como macarrones, *penne*, *fusilli*)

2 tazas de leche vegetal sin edulcorar ni sabor

1 taza de agua

1⅓ tazas de anacardos crudos previamente remojados

½ taza de boniato congelado cortado a dados o cocido (véase nota)

3½ cucharadas de zumo de limón recién exprimido

2 cucharadas de tahini

1 cucharada de miso de garbanzo o algún otro tipo de *miso* suave

½ cucharadita de ajo en polvo (no sal de ajo)

½ cucharadita de sal marina

¼ de cucharadita de sal negra (véase nota, p. 210) (opcional)

3 tazas de ramilletes de bróquil o de coliflor

1 taza de migas de pan integral seco

Precalienta el horno a 200 ºC. Engrasa una bandeja de horno de 23 x 30 cm por unos 6 cm de hondo (o más grande) con un poquito de aceite.

Hierve la pasta en una olla grande con agua con sal, según las instrucciones del paquete, hasta que le falte unos 2 minutos para estar *al dente*.

Mientras tanto, bate la leche, el agua, los anacardos, el boniato, el zumo de limón, el tahini, el *miso*, el ajo en polvo, la sal marina y la sal negra (si la usas) hasta que adquiera una textura muy suave.

Cuando la pasta esté casi *al dente*, échale el bróquil y hiérvelo solo 1 minuto, hasta que el bróquil adquiera un color verde brillante y la pasta esté *al dente*, no demasiado hecha (pues absorberá parte del líquido cuando se hornee). Escúrrela pero sin aclararla.

Echa aproximadamente un tercio de la salsa en la bandeja que has preparado. Echa toda la pasta y el bróquil, y luego echa la salsa restante por encima, distribuyéndola uniformemente. Si es necesario, mézclalo todo suavemente para que se empape bien la salsa. Pon las migas de pan con una pizca de sal en un cuenco pequeño, y échalas por encima de la pasta.

Cúbrela con papel de aluminio y hornéala de 17 a 18 minutos. Saca el papel y hornéala de 10 a 12 minutos más, hasta que se empiece a dorar y a estar crujiente por encima. Déjala reposar unos minutos. Pruébala, sazónala al gusto y sírvela.

Nota sobre el boniato: si no tienes boniato, puedes usar zanahorias congeladas o calabaza envasada a trozos y congelada. También puedes usar zanahorias frescas, si antes las has hecho un poco al vapor.

Por ración (¹/₆ de la receta): 529 calorías, 22 g de proteínas, 78 g de hidratos de carbono, 7 g de azúcar, 18 g de grasa total, 29% de calorías de la grasa, 10 g de fibra, 454 mg de sodio.

Pizza de masa integral

1 masa de pizza (3 raciones)

Junto con la *Salsa para pizza* (p. 277) recubre la masa de pizza prehorneada con verduras asadas al gusto (pimientos redondos, berenjenas, calabacines), rodajas de tomatitos pera, rodajas de cebolla, aceitunas sin hueso, alcaparras, rodajas de patata cocida o boniato cocido, piña, alcachofas, dientes de ajo asados, garbanzos (o *Garbanzos griegos*, p. 252) y *«Mozzarella» para fundir* (p. 247). O, en lugar de una base de salsa de tomate, prueba poner *Pesto de pistacho* (p. 279), hummus o *«Queso» fuerte de anacardos* (p. 244).

1 taza (escasa) de agua tibia (véase nota)
2¼ cucharaditas (1 paquete) de levadura rápida
1½ cucharaditas de azúcar de coco
1¼ tazas de harina de espelta integral
1 taza de harina de avena
3 cucharadas de semillas de lino molidas
½ cucharadita de sal marina

Mezcla el agua tibia, la levadura y el azúcar en un cuenco pequeño. Bátelo a mano y déjalo reposar de 5 a 8 minutos hasta que salga espuma.

Mezcla la harina de espelta, la harina de avena, las semillas de lino molidas y la sal en un cuenco grande. Cuando la mezcla de levadura esté espumosa, échala a la harina y usa una cuchara grande para mezclarlo todo. Engrasa un poco otro cuenco (lo bastante grande como para que pueda albergar la masa cuando haya duplicado su tamaño) y coloca allí la masa. Cubre el cuenco con film transparente, ponlo en un lugar cálido y déjalo de 1 a 2 horas en reposo para que suba, hasta que la masa haya crecido al doble.

Si usas una piedra para pizza, colócala en el horno. Precalienta el horno a 230 °C.

Coloca la masa sobre una superficie de trabajo un poco enharinada y amásala unas cuantas veces. Haz una bola con la masa. Si no vas a usarla de inmediato, guárdala en la nevera durante unas horas, hasta que vayas a usarla.

Engrasa ligeramente con aceite en espray una hoja de papel de horno o bien pásale por encima un papel de cocina un poco empapado en aceite (muy poco solo para evitar que se pegue). Coloca la masa sobre el papel de horno y presiónala con tus dedos para darle la forma, un círculo de 12 o 13 centímetros de diámetro. No es necesario que sea totalmente redonda, ¡tiene mejor aspecto si tiene una forma más rústica! Coloca la masa (sobre el papel de horno) con una pala para pizza o un plato grande, para colocarla sobre la piedra o la bandeja del horno. Hornéala de 8 a 9 minutos (véase nota). Sácala del horno y añade lo que hayas elegido para cubrirla (véase ideas en p. 276), vuelve a ponerla en el horno hasta que los ingredientes para cubrir estén calientes y la masa de color dorado amarronado, de 6 a 10 minutos más.

Nota sobre el agua tibia: el agua debe estar tibia al tacto, no caliente, pues mataría a la levadura, pero no demasiado fría, pues no se activaría.

Nota sobre el horneado: prehornear la masa ayuda a evitar que la masa quede demasiado húmeda por el centro, ¡especialmente si lo que le pones son verduras! Hornéala de 8 a 9 minutos, luego sácala, ponle los ingredientes y vuelve a meterla en el horno para que se acabe de hacer. Hasta puedes dejarla enfriar antes de cubrirla con las verduras.

Por ración (⅓ de la receta, solo la masa): 374 calorías, 15 g de proteínas, 67 g de hidratos de carbono, 5 g de azúcar, 7 g de grasa total, 16% de calorías de la grasa, 12 g de fibra, 403 mg de sodio.

Salsa para pizza

1½ tazas generosas de salsa suficiente para al menos dos pizzas grandes)

¾ de taza de agua

1 lata (170 g) de tomate en pasta (aproximadamente, ¾ de taza)

2 cucharadas de sirope de arce

1½ cucharaditas de vinagre balsámico

1½ cucharaditas de albahaca seca

1 cucharadita de orégano seco

½ a 1 cucharadita de ajo en polvo (véase nota)

½ cucharadita de sal marina o más, al gusto

Pimienta negra recién molida, al gusto

Echa todos los ingredientes en un cuenco y remuévelos para que se mezclen. Sazónalos al gusto con más sal y pimienta. Pon la mezcla en la nevera si no vas a usarla enseguida, o unta las masas de pizza, dando una capa del grosor que elijas.

Sugerencias para el aderezo: los aderezos que usamos aquí dan un sabor base sin que sean demasiado picantes o dominantes. Si quieres dar más sabor, echa 1 cucharadita de ajo en polvo (o añade ajo recién picado o ajo asado), o añade cebolla en polvo, pimienta al limón, pimentón ahumado, romero, orégano o albahaca frescos recién troceados, cebollinos troceados o copos de pimiento picante triturados.

Por ración de ¼ de taza: 44 calorías, 1 g de proteína, 10 g de hidratos de carbono, 8 g de azúcar, 0,2 g de grasa total, 3% de calorías de la grasa, 1 g de fibra, 421 mg de sodio.

Sencillísima salsa para pasta con lentejas

4½ tazas (5 raciones)

Mezcla esta potente salsa con pasta integral (1 paquete de medio kilo es lo ideal) para una buena cena. Utilízala también como salsa para hacer lasaña o burritos o para echar a cualquier otro cereal hervido.

1½ tazas de agua

½ taza de lentejas marrones o verdes, lavadas y escurridas

5 dientes de ajo, pelados, con cortes o prensado (pero no troceado, para
    dar sabor)

½ o 1 cucharada de vinagre balsámico (véase nota)

Una pizca de sal (al gusto, véase nota)

1 frasco (450 g) de salsa para pasta (véase nota)

Echa el agua, las lentejas y el ajo en una olla mediana o grande, y ponla a hervir a fuego alto. Baja el fuego al mínimo, tapa la olla y déjalas hervir 35 o 40 minutos, hasta que las lentejas estén muy hechas. Saca los dientes de ajo o déjalos para que den más sabor (véase Nota).

Echa el vinagre, la sal y la salsa para la pasta y caliéntalo todo suavemente a fuego medio-bajo. Pruébalo y añádele algún aderezo si lo deseas.

Nota sobre el vinagre balsámico: aporta más sabor a la salsa. Primero puedes probarla sin el vinagre, luego le añades un poquito, y la vuelves a probar para ver si te gusta, le vuelves a añadir y vuelves a probar, hasta que el encuentres el punto.

Nota sobre la sal: las salsas envasadas tienen sabores diferentes, y su contenido en sal también varía. Así que puede que tengas que adaptar la dosis de sal a tu gusto. Empieza con una pizca o dos, y ve añadiendo poco a poco.

Nota sobre la salsa: busca una salsa para pasta que tenga pocos edulcorantes, aceites y sal (estos ingredientes deberían estar al final de la lista de ingredientes, en vez de al principio). Las salsas biológicas tienen ingredientes más naturales y sanos.

Nota sobre el ajo: si dejas el ajo, puedes dejar los dientes enteros, o bien con la parte posterior de una cuchara puedes exprimirlos y ponerlos en la salsa.

Por ración ($^1/_5$ de la receta): 151 calorías, 7 g de proteínas, 27 g de hidratos de carbono, 11 g de azúcar, 3 g de grasa total, 17% de calorías de la grasa, 5 g de fibra, 549 mg de sodio.

Pesto de pistacho

Aproximadamente 1½ tazas (4 raciones)

Mezcla esta deliciosa salsa verde con medio kilo de pasta integral (como pasta de kamut, pasta de arroz integral o pasta de trigo integral), utiliza todo el pesto que quieras, y añade un poco más de agua para aclararlo y cubrir mejor la pasta. Añádele un poco de zumo de limón recién exprimido y sírvela. También puedes conservar el pesto espeso y puedes usarlo como crema para untar en sándwiches o pizza, también puedes usarlo para aliñar patatas o sopas.

1 taza de pistachos crudos

1 cucharada de tahini

¼ de taza de zumo de limón recién exprimido (la piel primero, véase
    nota), o más, al gusto

1 diente de ajo grande, pelado

½ o 1 cucharadita de sal marina (véase nota)

3 tazas de hojas de albahaca fresca no muy apretadas

¼ de taza de perejil fresco (opcional, para dar color, pero bonito)

2 o 4 cucharadas de agua, según se necesite

½ cucharadita de ralladura de piel de limón

Echa los pistachos, el tahini, el zumo de limón, el ajo y la sal en una batidora o robot de cocina y empieza a darle al pulsador para triturarlo todo; limpia las paredes del vaso de la batidora cuando haga falta. Echa la albahaca y el perejil y vuelve a batirlo hasta que esté muy triturado (también puedes dejar algunos trocitos más gruesos). Tendrás que añadirle más agua para que se suavice, empieza con 2 cucharadas, y comprueba si es suficiente. Si necesitas más, añádela poco a poco. Echa la ralladura de limón. Guárdala en un recipiente hermético hasta que la vayas a usar. Se conserva de 3 a 4 días.

Nota sobre la piel de limón: ralla la piel del limón antes de exprimirle el zumo (pues es difícil rallar el limón cuando está exprimido). Un rallador de cocina (como el Microplane) es ideal para rallar la piel de limón.

Nota sobre la sal: puedes adaptar la cantidad de sal según el uso que vayas a darle al pesto. Si te gusta la pasta con mucho pesto, ½ cucharadita de sal puede que sea suficiente. Si pones la misma cantidad de salsa sobre más cantidad de pasta, puede que tengas que echar toda una cucharadita de sal. Así que empezaremos con ½ cucharadita y lo iremos adaptando a nuestro gusto y nuestras necesidades. Por otra parte, si lo vas a usar como crema para untar en pan o pizza, la sal estará más concentrada y es posible que tengas que usar menos.

Por ración (¼ de la receta, solo la salsa): 204 calorías, 8 g de proteínas, 11 g de hidratos de carbono, 3 g de azúcar, 16 g de grasa total, 66% de calorías de la grasa, 4 g de fibra, 298 mg de sodio.

Lasaña de espinacas y boniato

6 raciones

5 tazas de salsa para pasta baja en sodio y de buena calidad,
aproximadamente 1 frasco y medio (unos 730 g)

1 paquete (340 g) de pasta para lasaña precocida integral (véase nota)

«*Ricota*» *de tofu* (p. 248)

4 o 5 tazas de espinacas baby, un poco troceadas

1½ o 2 tazas de boniatos cocidos, ligeramente hechos puré con una
pizca de sal y pimienta (véase nota)

¼ de taza de aceitunas kalamón

3 cucharadas de «*Parmesano*» (p. 245) o ⅓ de taza de «*Queso*» *fuerte de
anacardos* (p. 244), o bien y rocía con queso vegano rallado
comprado

Precalienta el horno a 190 °C. Engrasa ligeramente una cazuela para lasaña de 23 x 13 cm.

Cubre el fondo de esta con una capa de salsa. Coloca encima 3 o 4 capas de pasta (según su tamaño). A continuación pon una capa de ricota, y otra de espinacas, la mitad de cada aproximadamente, sobre la pasta. Ahora, coloca encima de las capas de ricota y espinacas, 3 o 4 capas más de pasta en dirección contraria. A continuación, pon una capa de boniatos y aceitunas (si las usas), más 1½ tazas de salsa. Añade otra capa de pasta en dirección contraria, y cúbrela con la ricota y las espinacas restantes. Pon la pasta restante en dirección contraria a la última capa de pasta que has puesto y cúbrelas con las 2½ tazas de salsa restantes. Rocía el parmesano o cucharadas de queso de anacardos (o rocíala con migas de queso comercial).

Cubre el plato con papel de aluminio apretándolo bien sobre la lasaña y hornéalo de 55 a 60 minutos, hasta que la pasta esté totalmente hecha cuando la pinches para comprobar su grado de cocción. Déjala reposar 10 minutos, antes de cortarla y servirla.

Nota sobre la pasta: utilizar pasta para lasaña precocida facilita mucho la preparación, aunque necesitarás echar un poco más de salsa para ablandar la pasta.

Si prefieres usar las láminas de pasta convencionales, tendrás que precocerlas un poco antes, hervirlas un poco y sacarlas antes de que se hagan del todo, y necesitarás unas 6 tazas de salsa en total.

Nota sobre los boniatos: puedes sustituirlos por otras verduras, como verduras asadas, corazones de alcachofa, champiñones cortados asados y cortados a rodajas, o patatas amarillas cocidas y cortadas a rodajas.

Por ración (¹/₆ de la receta): 450 calorías, 19 g de proteínas, 77 g de hidratos de carbono, 19 g de azúcar, 10 g de grasa total, 19% de calorías de la grasa, 11 g de fibra, 536 mg de sodio.

«Albóndigas» al estilo italiano

Unas 20 albóndigas (4 raciones)

Sirve estas irresistibles albóndigas vegetarianas con pasta de trigo integral y tu salsa de tomate comercial favorita.

¼ de taza de tomates secados al sol (si están duros, córtalos con unas tijeras de cocina)

1 diente de ajo mediano, pelado

1 taza de nueces un poco tostadas (o pecanas tostadas o semillas de calabaza tostadas)

1 taza de copos de avena

1 cucharadita de orégano seco

½ cucharadita de albahaca seca

½ cucharadita de semillas de hinojo

½ cucharadita de sal marina

1 cucharadita de vinagre balsámico

½ o 1 cucharadita de salsa Worcestershire vegana

1 taza de patatas rojas o Yukon gold (troceadas o a dados) cocidas

Precalienta el horno a 190 ºC. Recubre una bandeja de horno con papel de horno.

Echa los tomates secados al sol y el ajo en un robot de cocina para que se troceen. Añade las nueces, la avena, el orégano, la albahaca, las semillas de hinojo y la sal y tritúralo todo hasta que quede granulado fino. Ahora echa el vinagre balsámico y la salsa Worcestershire y dale al pulsador un par de veces. Echa la patata al final. Bátela brevemente, hasta que la mezcla quede compacta. (Si bates demasiado la patata, las albóndigas pueden quedar gomosas.)

Haz bolitas con raciones de aproximadamente 1 cucharada de mezcla, y ponlas en la bandeja de horno. Hornéalas de 17 a 20 minutos, hasta que se doren un poco (procura que no se te pasen, porque quedarían demasiado secas).

Variaciones: para hacer hamburguesas, dale forma de hamburguesa a la masa y hornéala de 9 a 10 minutos, de cada lado. ¿Te sobra? Úsala como relleno de un *wrap* o para colocarla sobre una pizza. O bien, haz sándwiches de albóndigas al estilo italiano con *«Mozzarella» para fundir* (p. 247) y tu salsa para pasta favorita.

Por ración (¼ de la receta, unas cinco albóndigas): 287 calorías, 8 g de proteínas, 28 g de hidratos de carbono, 3 g de azúcar, 18 g de grasa total, 52% de calorías de la grasa, 5 g de fibra, 374 mg de sodio.

Hamburguesas de legumbres con salsa[124]

10 hamburguesas

En lugar de servirlas con panecillos, prueba comértelas en crujientes hojas de lechuga romana.

2 frascos (425 g cada uno) de alubias rojas kidney lavadas, con el exceso de agua escurrido, y las alubias secadas con un papel de cocina
⅓ de taza de salsa suave (véase Nota)
1 cucharada de tahini
1 diente de ajo mediano, a rodajitas o cuarteado
1 cucharadita de pimentón ahumado
1 cucharadita de orégano seco

---

124. Véase la *N. de la T.* del capítulo 9.

1½ cucharaditas de comino

½ cucharadita de ralladura de piel de limón (opcional)

½ cucharadita (generosa) de sal marina

½ taza de cebolletas a rodajitas (principalmente la parte verde)

3 a 4 cucharadas de hojas de cilantro troceadas (opcional)

1¼ tazas de copos de avena

½ o ¾ de taza de maíz congelado

Aguacate a rodajas, *Crema de aguacate* (p. 235) o *Crema ácida* (p. 238), para servir (opcional)

Precalienta el horno a 200 ºC. Forra una bandeja de horno con papel de horno.

Echa las alubias, la salsa, el tahini, el ajo, el pimentón, el orégano, el comino, la ralladura de piel de limón y la sal en un robot de cocina. Bátelo hasta que esté bien mezclado. Añade la cebolleta, el cilantro (si lo usas) y la avena y pulsa un par de veces para romper los ingredientes y mezclarlos. Saca la cuchilla y agrega el maíz. Dale forma a la masa, haciendo 10 hamburguesas. (Puedes refrigerar la mezcla durante media hora antes de hacer las hamburguesas, pero no es imprescindible.)

Coloca las hamburguesas en la bandeja de horno y hornéalas de 8 a 10 minutos por un lado, dales la vuelta, y repite el proceso por el otro lado, hasta que estén doradas y más firmes. También puedes hacerlas en una sartén antiadherente a fuego medio de 6 a 8 minutos de cada lado, hasta que se doren. Sírvelas con aguacate por encima, *Crema de aguacate* o *Crema ácida*, si lo deseas.

Nota sobre la salsa: una salsa suave se adapta al gusto de todos. Si quieres algo más picante, usa una salsa de picante medio o alto. Las texturas de la salsa pueden variar, y una salsa más clara hará que las hamburguesas no queden compactas, así que antes tendrás que escurrir la salsa: para ⅓ de taza, echa ½ taza y escúrrela en un colador, a fin de que solo queden los trozos de verduras.

Por ración (¹/₁₀ de la receta, solo las hamburguesas): 132 calorías, 7 g de proteínas, 23 g de hidratos de carbono, 3 g de azúcar, 2 g de grasa total, 14% de calorías de la grasa, 5 g de fibra, 360 mg de sodio.

Hamburguesas omega

8 hamburguesas

1 taza de calabaza naranja oscura cocida (como la kabocha o kuri roja) o
    boniatos cocidos pelados (véase nota)
2 cucharadas de kétchup natural
1 cucharadita de vinagre de sidra de manzana
1 cucharadita de levadura nutricional (opcional)
1 cucharadita de mostaza de Dijon
1 cucharadita de ajo en polvo
1 cucharadita de cebolla en polvo
1 cucharadita de albahaca seca
1 cucharadita de sal marina
2 tazas (no muy compactas) de arroz integral cocido y frío
½ taza de copos de avena
½ taza de semilla de cáñamo
½ taza de semillas de calabaza (véase nota)
1 cucharada de semillas de chía

Echa la calabaza en un cuenco grande y cháfala mezclándola con el kétchup, el vinagre, la levadura nutricional, la mostaza, el ajo en polvo, la cebolla en polvo, la albahaca y la sal. Echa el arroz, la avena, las semillas de cáñamo, las de calabaza y de chía y mézclalo todo. Pon el cuenco en la nevera y déjalo enfriar durante 30 minutos o más.

Precalienta el horno a 200 °C. Recubre una bandeja de horno con papel de horno. Da forma a las 8 hamburguesas. Colócalas en la bandeja y hornéalas de 9 a 10 minutos de un lado, dales la vuelta y hornéalas de 9 a 10 minutos del otro lado, hasta que las hamburguesas se hayan dorado un poco y estén más firmes. Sírvelas calientes.

Nota sobre la calabaza: la forma de cocinar la calabaza o los boniatos es horneándolos enteros, sin cortarlos o pincharlos. Coloca toda la calabaza o los boniatos en la bandeja de horno con el papel y hornéala a 218 °C, de 40 a 60 minutos, hasta que se ablande (el tiempo de cocción dependerá del tamaño de la calabaza o el boniato).

Nota sobre las semillas de calabaza: si prefieres una textura más gruesa, puedes optar por triturar las semillas de calabaza en un robot de cocina antes de agregarlas a las hamburguesas.

Por ración (⅛ de la receta): 191 calorías, 7 g de proteínas, 23 g de hidratos de carbono, 2 g de azúcar, 8 g de grasa total, 38% de calorías de la grasa, 6 g de fibra, 348 mg de sodio.

Hamburguesas de champiñones marinadas

3 (2 champiñones por persona)

¡Servir con panecillos integrales y todos los aderezos!

> 6 champiñones Portobello medianos o grandes
> 2½ cucharadas de vinagre balsámico
> 1½ cucharaditas de sirope de arce puro
> 1½ cucharaditas de salsa Worcestershire vegana
> 1 cucharadita de ajo en polvo
> ½ cucharadita de cebolla en polvo
> Sal marina y pimienta recién molida al gusto

Precalienta el grill del horno a temperatura media-alta.

Seca los champiñones para acabar de limpiarlos con una servilleta de papel o de tela húmeda. Con una cuchara, saca las agallas de la parte interior de las setas y tíralas.

Mezcla en un cuenco grande el vinagre, el sirope de arce, la salsa Worcestershire, el ajo en polvo y la cebolla en polvo; bate bien los ingredientes con una batidora manual. Echa los champiñones y dales la vuelta con cuidado para que se empapen bien con la marinada.

Coloca los champiñones (con la parte hueca hacia arriba) en el grill, previamente aderezados con sal y pimienta. Hazlos al grill de 5 a 7 minutos por una cara, hasta que se noten las marcas de la rejilla y se hayan ablandado un poco. Dales la vuelta y déjalos de 3 a 4 minutos más, hasta que estén totalmente hechos.

Por ración (⅓ de la receta, sin el panecillo): 59 calorías, 4 g de proteínas, 11 g de hidratos de carbono, 7 g de azúcar, 1 g de grasa total, 9% de calorías de la grasa, 3 g de fibra, 45 mg de sodio.

POSTRES

Pastel de chocolate y vainilla en rama

Dos pasteles de 23 cm (10 raciones)

Sirve este lujoso pastel de chocolate con el *Glaseado de chocolate de en-sueño* de la página 289.

2 tazas de harina de espelta integral

½ taza de azúcar de coco

⅓ de taza de cacao en polvo

2 cucharaditas de levadura en polvo

¾ de cucharadita de vainas de vainilla en polvo o 2 cucharaditas de extracto de vainilla puro (si usas el extracto, añádelo con los ingredientes líquidos)

¼ de cucharadita (generosa) de sal marina

3 cucharadas de mantequilla de coco, ablandada (véase nota)

½ taza de sirope de arce puro a temperatura ambiente

1½ tazas de agua a temperatura ambiente.

2 cucharadas de vinagre de arroz o vinagre de sidra de manzana

2 cucharadas de perlas de chocolate sin leche de tamaño mediano o mini (opcional)

Precalienta el horno a 176 °C. Engrasa dos moldes redondos de 23 cm, para hacer pasteles, con un papel ligeramente empapado en aceite (o con un espray de aceite); coloca el papel de horno redondo en el fondo de cada molde.

Mezcla la harina, el azúcar, el cacao, la levadura en polvo, la vainilla en polvo y la sal en un cuenco grande. En otro cuenco mezcla la mantequilla de coco con el sirope de arce (y el extracto de vainilla si lo usas), bátelo bien manualmente. Añade el agua y el vinagre y vuelve a batir. Añade la mezcla líquida a la seca y echa las perlas de chocolate (si las usas) hasta que todo esté bien mezclado.

Echa la masa en los moldes que has preparado y hornéalas de 22 a 24 minutos, hasta que estén doradas y que, cuando las pinches con un palillo o pincho en el centro, este salga limpio. Déjalas enfriar por completo sobre una rejilla antes de hacer el glaseado.

Nota sobre la mantequilla de coco: para ablandar la mantequilla de coco, coloca la cantidad pesada en un recipiente que se pueda poner en el horno. Colócala en el horno tibio (no caliente) a unos 120 °C. Echa un vistazo a los 5 minutos y, cuando esté lo bastante blanda y puedas removerla fácilmente, sácala del horno. También puedes colocarla en un plato a baño María y removerla de vez en cuando, hasta que el calor del agua caliente la vaya derritiendo gradualmente. Es importante que el agua y el sirope de arce estén a temperatura ambiente, para que la mantequilla de coco no se condense cuando la mezcles con estos.

Por ración ($^1/_{10}$ de la receta): 197 calorías, 4 g de proteínas, 40 g de hidratos de carbono, 22 g de azúcar, 4 g de grasa total, 16% de calorías de la grasa, 4 g de fibra, 376 mg de sodio.

Glaseado de chocolate de ensueño

2¼ tazas

Esto servirá para glasear un pastel de dos capas. Para una capa más gruesa de glaseado, en un pastel de dos capas, dobla la ración. ¡Este glaseado es fantástico para el *Pastel de chocolate y vainilla en rama* (p. 288)!

1 paquete (340 g) de tofu silken extra firme, secado (véase nota)

1 o 2 cucharadas de sirope de arce (véase nota)

½ cucharadita de extracto de vainilla puro

Una pizca de sal

1¼ tazas de perlas de chocolate sin leche

Bate el tofu con 1 cucharada de sirope de arce, la vainilla y la sal en una batidora o robot de cocina (no con una batidora de mano eléctrica, porque no trituraría bien el tofu) hasta que la mezcla esté bien fina; limpia las paredes del vaso para batir si se queda pegada parte de la masa.

Mientras tanto, funde el chocolate en un cuenco poniéndolo encima de una olla (o en una olla con cesta para cocer al vapor) con agua hirviendo a fuego lento. Vierte el chocolate desecho en la mezcla con el tofu y vuelve a batirla hasta que quede muy suave (de nuevo tendrás que limpiar las paredes del vaso). Pruébalo y añade más sirope de arce, si lo deseas, y vuelve a batirlo. Pon la mezcla en un recipiente y guárdala en la nevera (al enfriarse se espesará).

Nota sobre el tofu: para esta receta tienes que usar el tofu silken, no el normal (tienen texturas totalmente distintas). Compra el silken extra firme.

Nota para el sirope de arce: para mí, este glaseado está suficientemente dulce con 1 cucharada de sirope de arce, pero, según la marca de las perlas de chocolate, puede que tengas que añadir más sirope para endulzar el glaseado para que le guste a los niños.

Por ración (¹/₁₀ de la receta): 123 calorías, 3 g de proteínas, 14 g de hidratos de carbono, 12 g de azúcar, 7 g de grasa total, 50% de calorías de la grasa, 1 g de fibra, 44 mg de sodio.

Gelato de mantequilla de cacahuete y chocolate

2 tazas (4 raciones)

½ taza de crema de leche de coco fría (de una lata normal de leche de coco, véase nota)

1 taza (no muy apretada) de dátiles deshuesados (véase nota)

¾ de taza de plátano congelado muy maduro y cortado a rodajitas

⅓ de taza de cacao en polvo

1 o 2 cucharadas de sirope de arce puro (opcional, véase nota)

¼ de cucharadita de sal marina

2 cucharadas de mantequilla de cacahuete (o de almendras o anacardos) o más, al gusto

Bate la crema de leche de coco y los dátiles en un robot de cocina o una batidora de alta velocidad, hasta que se rompan los dátiles. Añade el plátano, el cacao en polvo, 1 cucharada de sirope de arce (si lo usas) y la sal. Bátelo hasta que esté muy suave. La mezcla será muy gruesa, así que prepárate a limpiar las paredes de la batidora o del robot unas cuantas veces mientras bates. Pruébala y, si la prefieres más dulce, añade 1 cucharada más de sirope de arce.

Ponla en un recipiente y echa la mantequilla de cacahuete a trocitos. Usa un cuchillo o una cuchara para arremolinar un poco la mantequilla o cortarla por la mezcla. Prueba la mezcla y échale más mantequilla de cacahuete si quieres que tenga más sabor. Ponla en el congelador durante 4 o 5 horas, hasta que esté congelada pero todavía sea fácil de servir. También puedes servirla a las 2 o 3 horas de haberla puesto en el congelador, estará más blanda.

Nota sobre la leche de coco: utiliza la crema que se queda en la superficie de una lata de leche de coco estándar de 400 g, en lugar de usar leche de coco en *brick* para beber. Recuerda que primero deberás dejarla una noche en la nevera (o incluso unos días), la crema densa subirá a la superficie y será fácil de sacar y de pesar. Usa solo la parte densa. También puedes usar la crema de una lata pequeña de 150 g. No llegará a ½ taza, pero ¡le faltará poco!

Nota sobre los dátiles: han de estar blandos para que se puedan batir fácilmente. Algunos dátiles deshuesados pueden ser viejos y estar secos. Si tus dátiles no están blandos, ponlos en remojo en leche vegetal durante media hora, hasta que se ablanden.

Nota sobre el sirope de arce: el helado ya tendrá un dulzor natural con los dátiles, así que puedes prescindir del sirope de arce si no te gustan las cosas demasiado dulces. Si no usas el sirope, puedes echar más crema de coco o algo de leche vegetal para facilitar el batido.

Por ración de ½ taza: 292 calorías, 5 g de proteínas, 42 g de hidratos de carbono, 29 g de azúcar, 16 g de grasa total, 45% de calorías de la grasa, 7 g de fibra, 184 mg de sodio.

Helado de plátano al caramelo

2½ tazas (4 raciones)

1 lata pequeña (150 g) de leche de coco estándar (no baja en grasa)
½ taza de dátiles deshuesados (véase nota)
¼ de taza de azúcar de coco

¼ de cucharadita de vainilla en rama en polvo (o ½ cucharadita de
    extracto de vainilla puro)
Un par de pizcas de nuez moscada rallada
⅛ de cucharadita de sal marina
2 tazas de plátanos muy maduros cortados a rodajas y congelados
    (véase nota)

Bate la leche de coco con los dátiles en una batidora hasta que estén casi desechos. Añade el azúcar, la vainilla, la nuez moscada y la sal, y vuelve a batir. Añade 1 taza de plátano congelado, bate de nuevo. Añade la otra taza de plátano y vuelve a batir hasta que esté totalmente disuelto. Una vez que haya adquirido la textura cremosa ya se puede servir, aunque puede que esté un poco claro. Si es así, pásalo a un recipiente y ponlo en el congelador una hora o más. Cuando esté más denso, puedes servirlo con una cuchara para helado.

Nota para los dátiles: si los dátiles no están blandos, remójalos en agua durante aproximadamente una hora, hasta que se ablanden; luego, escúrrelos bien.

Nota para los plátanos congelados: cuando tengas plátanos muy maduros puedes congelarlos por lotes. Pélalos, córtalos a rodajas y guárdalos en bolsitas de congelación con cierre en cremallera. Puedes conservarlos en el congelador durante meses, listos para usar.

Por ración de ½ taza: 200 calorías, 2 g de proteínas, 37 g de hidratos de carbono, 28 g de azúcar, 7 g de grasa total, 29% de calorías de la grasa, 3 g de fibra, 63 mg de sodio.

Macarrones de almendra y chocolate

18 galletas

1 taza de coco rallado no edulcorado
1 taza de almendra en polvo
⅓ de taza de cacao en polvo
1 cucharadita de levadura en polvo
¼ de cucharadita de sal marina

⅓ de taza de sirope de arroz

¼ de taza de sirope de arce

1 cucharadita de extracto de vainilla puro

3 cucharadas de perlas de chocolate sin leche (opcional)

Precalienta el horno a 175 °C. Recubre una bandeja de horno con papel de horno.

Mezcla el coco, la almendra en polvo, el cacao, la levadura en polvo y la sal en un cuenco y remuévelo hasta que esté bien mezclado. En otro cuenco echa el sirope de arroz, sirope de arce y la vainilla, y mézclalo todo. Junta la mezcla líquida con la seca y añade las perlas de chocolate (si las usas), y mézclalo bien.

Utiliza una cuchara de galletas pequeña (o una cuchara estándar) para separar raciones de 1 cucharada de masa y colocarlas sobre la bandeja de horno. (Si tienes una bandeja muy grande, coloca todas las galletas dejando menos espacio entre ellas; si tienes una bandeja más pequeña, hornéalas por tandas.) Hornéalas 14 minutos hasta que estén hechas al tacto (estarán un poco blandas por dentro). Deja enfriar la bandeja de horno un minuto, y pásalas a una rejilla de enfriamiento para que se acaben de enfriar.

Por galleta: 105 calorías, 2 g de proteínas, 12 g de hidratos de carbono, 5 g de azúcar, 7 g de grasa total, 53% de calorías de la grasa, 2 g de fibra, 71 mg de sodio.

Barritas de pan de jengibre glaseado sin hornear

20 barritas

Barritas

1½ tazas más 2 cucharadas de copos de avena

⅓ de taza de almendras en polvo (o coco rallado no edulcorado para hacer barritas sin frutos secos)

1½ cucharaditas de canela en polvo

½ o 1 cucharadita de jengibre en polvo (pon 1 cucharadita para un sabor más picante)

¼ de cucharadita de sal marina

2 tazas (no muy compactas) de dátiles deshuesados

¼ de taza de uvas

1 cucharadita de extracto de vainilla pura (o ¼ de cucharadita de vainilla en polvo)

Glaseado

½ taza (no muy compacta) de mantequilla de coco (no aceite)

3 cucharadas de sirope de arce puro

2½ cucharadas de leche vegetal

Un par de pizcas de sal marina

¼ o ½ cucharadita de ralladura de piel de limón (opcional)

Recubre un molde de horno de 20 x 20 con papel de horno.

Para hacer las barritas: bate en un robot de cocina los copos de avena, la almendra en polvo, la canela, el jengibre y la sal, dale unas cuantas veces al pulsador hasta que los copos de avena estén desmenuzados. Echa los dátiles, las uvas y la vainilla, dale unas cuantas veces al pulsador para que empiecen a mezclarse. Luego empieza a batir sin interrupción, y bate hasta que la mezcla se convierta en una masa (formará una bola en la cuchilla). Saca la masa y presiónala contra la bandeja que has preparado.

Para preparar el glaseado: mezcla la mantequilla de coco, el sirope de arce, la leche y la sal, y caliéntalo todo un poco. Puedes hacerlo en un cuenco sumergido en baño María o poniéndolo en un recipiente para el horno, en el horno o el grill a temperatura baja; véase la nota de la página 289, sobre cómo ablandar la mantequilla de coco. (Ten cuidado porque se puede quemar fácilmente, tan solo caliéntala ligeramente hasta que se ablande.) Una vez reblandecida, mézclala hasta que se suavice y añade la ralladura de limón si es que la vas a usar.

Echa el glaseado sobre la masa y distribúyelo uniformemente (o déjalo con un aspecto más rústico si lo prefieres). Enfríala en la nevera durante un par de horas y córtala en forma de barritas.

Por barrita: 130 calorías, 2 g de proteínas, 21 g de hidratos de carbono, 13 g de azúcar, 5 g de grasa total, 33% de calorías de la grasa, 3 g de fibra, 63 mg de sodio.

Pastel de queso divino

8 raciones

Masa

1½ tazas de copos de avena

¼ de taza de almendra en polvo

1 taza de dátiles deshuesados

½ cucharadita de extracto de vainilla puro

⅛ de cucharadita de sal marina

Relleno

1½ tazas de anacardos crudos previamente remojados

1 taza de mantequilla de coco (no aceite)

⅓ de taza de yogur vegetal natural o con sabor a vainilla (o compota de
   manzana sin azúcar)

⅓ de taza de sirope de arce puro

¼ de taza de zumo de limón recién exprimido

½ cucharadita de ralladura de piel de limón (opcional)

½ cucharadita de goma guar (opcional, véase Nota)

¼ de cucharadita (escasa) de sal marina

Engrasa ligeramente un molde de horno con base desmontable de 23 cm

Para hacer la masa: mezcla todos los ingredientes en un robot de cocina. Pulsa para que empiece a moverse, y mantén el pulsador fijo hasta que la masa se vuelva bastante pegajosa y esté compacta cuando la cojas entre los dedos. Colócala en un molde desmontable y presiónala contra el fondo del molde (no la presiones contra los bordes).

Para hacer el relleno: echa todos los ingredientes en una batidora (una de alta potencia es lo más indicado). Bátelos hasta que la mezcla se vuelva muy fina (deja de batir de vez en cuando para sacar lo que queda enganchado en las paredes del vaso y unirlo al resto de la mezcla).

Echa el relleno sobre la masa y mueve el molde hacia atrás y hacia delante para que el relleno se distribuya bien. Cubre el molde con papel de aluminio y ponlo en el congelador hasta que esté listo, de 3 a 4 horas o toda la noche.

Se sirve a temperatura ambiente, tras haberlo dejado fuera durante una media hora. Córtalo y sírvelo con *Salsa de frambuesa para postres* (más abajo).

Nota sobre la goma guar: este pastel de queso se puede hacer sin la goma guar. La goma guar es un espesante vegetal que ayuda a estabilizar mezclas como pudin, cremas, helados, etc. Hace que la textura sea más viscosa, pero no es esencial. De modo que no pasa nada si no tienes este ingrediente.

Por ración (¹/₈ de pastel): 498 calorías, 10 g de proteínas, 51 g de hidratos de carbono, 25 g de azúcar, 32 g de grasa total, 53% de calorías de la grasa, 9 g de fibra, 113 mg de sodio.

Salsa de frambuesa para postres

Aproximadamente 1½ tazas

3 tazas de frambuesas frescas o congeladas (véase nota)
3 o 4 cucharadas de sirope de arce puro
½ cucharadita de extracto de vainilla puro
Una pizca de sal marina

Echa las frambuesas, las 3 cucharadas de sirope de arce, la vainilla y la sal en un cazo y ponlo a hervir a fuego medio. Cuando empiece a hervir, baja el fuego a temperatura media-baja y hiérvelas de 15 a 20 minutos, hasta que las frambuesas se hayan ablandado y la salsa se haya espesado ligeramente. Pruébala y échale más sirope de arce si te gusta más dulce. Sirve la salsa templada o fría (se espesará más después de enfriarse).

Nota sobre los frutos del bosque: si quieres utilizar otros frutos del bosque como arándanos negros o fresas troceadas, ¡adelante!

Por ración de 3 cucharadas: 44 calorías, 0,5 g de proteínas, 10 g de hidratos de carbono, 7 g de azúcar, 0,5 g de grasa total, 6% de calorías de la grasa, 3 g de fibra, 111 mg de sodio.

Plátanos al horno

3 raciones

Esta receta puede servir hasta para 4 raciones si los acompañas de yogur o helado sin leche. Prueba también de poner algunas nueces pecanas tostadas o almendras tostadas por encima.

4 plátanos maduros grandes (o 5 pequeños), cortados a lo largo

1½ cucharaditas de zumo de limón recién exprimido

1 cucharada de azúcar de coco

½ cucharadita de canela en polvo

Una pizca de sal

Precalienta el horno a 230 °C. Recubre una bandeja de horno con papel de horno.

Pon los plátanos sobre el papel de horno y échales el zumo de limón. Dales la vuelta a los plátanos para que se empapen con el zumo por el otro lado. Rocíalos con el azúcar, la canela y la sal.

Hornéalos 10 minutos, hasta que los plátanos se hayan ablandado y caramelizado. Sírvelos tibios y disfrútalos.

Por ración (⅓ de la receta): 179 calorías, 2 g de proteínas, 46 g de hidratos de carbono, 26 g de azúcar, 1 g de grasa total, 3% de calorías de la grasa, 5 g de fibra, 100 mg de sodio.

Postre de crema de anacardo

Aproximadamente 1 taza

Esta sencilla crema es muy versátil, perfecta para postres, pero también deliciosa para los desayunos. Por ejemplo, puedes ponerle encima los *Plátanos al horno* (arriba) o los *Panqueques de limón y frutos del bosque* (p. 226) o ponerle frutos del bosque de verano y kiwi en copas de postre alargadas.

1 taza de anacardos crudos previamente remojados

⅓ a ½ de taza de agua (más si lo quieres más claro)

2 o 3 cucharadas de sirope de arce puro

¼ de cucharadita de vainilla en rama en polvo (véase nota)

⅛ de cucharadita de sal marina

Bate todos los ingredientes en una batidora o ponlos en un recipiente hondo para batirlos con la batidora eléctrica de mano (empieza con ⅓ de taza de agua y 2 cucharadas de sirope de arce) hasta que esté suave. Añade más agua, si es necesario, para que la mezcla se siga moviendo y quede todavía más fina. Sírvela o ponla en la nevera hasta que la quieras consumir (se conserva hasta 5 días).

Nota sobre la vainilla: si no tienes vainilla en rama en polvo, puedes usar ½ cucharadita de extracto de vainilla, o sustituirla por otras esencias para personalizar tu postre. Por ejemplo, puedes probar con ½ cucharadita de ralladura de piel de naranja biológica o de limón, o ¼ de cucharadita de extracto de almendra.

Por ración de 3 cucharadas: 154 calorías, 4 g de proteínas, 12 g de hidratos de carbono, 6 g de azúcar, 11 g de grasa total, 58% de calorías de la grasa, 1 g de fibra, 59 mg de sodio.

Nata montada con sabor a vainilla

Escasamente 1 taza (4 raciones)

1 lata estándar (400 g) de leche de coco (que no sea baja en grasa)

1 o 2 cucharadas de azúcar en polvo natural, al gusto

½ cucharadita de vainilla en rama en polvo (véase nota)

¼ de cucharadita de goma xantana (opcional, pero ayuda a estabilizar)

Pon la leche de coco en la nevera hasta que esté bien fría, preferiblemente, toda una noche. Esto ayudará a que se solidifique la crema espesa y a que se separe del líquido.

Abre la lata y con una cuchara saca la crema espesa, y ponla en una batidora. Obtendrás algo más de ½ taza; si te sale más, está bien. Utiliza solo la crema y tira el líquido.

Añade el resto de los ingredientes y, con el accesorio para batir, monta la nata a alta velocidad durante un par de minutos, hasta que esté esponjosa y espesa. Una vez espesada, sírvela o ponla en un recipiente hermético y guárdala en la nevera, se conserva de 2 a 3 días.

Nota sobre la vainilla: si no tienes vainilla en rama en polvo, puedes usar ½ cucharadita de extracto de vainilla de buena calidad o las semillas de una ramita de vainilla.

Por ración (¼ de la receta): 108 calorías, 1 g de proteína, 4 g de hidratos de carbono, 3 g de azúcar, 10 g de grasa total, 81% de calorías de la grasa, 1 g de fibra, 1 mg de sodio.

Apéndice:

Dieta de eliminación para identificar problemas con los alimentos

Muchas personas descubren que, cuando dejan de tomar ciertos alimentos desencadenantes, mejoran sus dolores articulares, dolores de cabeza y problemas inflamatorios. Pero ¿cuáles son esos alimentos? Un alimento que puede ser bien tolerado por una persona, a otra puede provocarle un tremendo dolor de cabeza.

Una dieta de eliminación te ayudará a identificar los alimentos que no te convienen. Se trata solo de un cambio de dieta temporal, que te ayudará a saber exactamente qué alimentos son los mejores para ti. Durante un breve periodo de tiempo (unos diez días), la dieta se centrará en alimentos que se sabe que son seguros prácticamente para todo el mundo, al mismo tiempo que eliminas todo lo demás. Entonces, si ha mejorado el dolor, volverás a introducir gradualmente los alimentos que has eliminado de la dieta para comprobar si te despiertan el dolor. Así, en el futuro, podrás evitar los alimentos que te provocan dolor. Muchas personas experimentan mejoría duradera.

La fase de eliminación: utiliza alimentos que sabes que no te van a provocar dolor

La fase de eliminación se limita a unos pocos alimentos que se sabe que suelen ser neutros respecto al dolor, y no es para seguirla a largo plazo.

Durante este tiempo, en la dieta se hace hincapié en los cereales y las verduras hervidas, y dosis más modestas de otros alimentos.

A continuación tienes la lista de los alimentos seguros. Puedes prepararte dosis abundantes. No tienen límites en cuanto a calorías o tamaño de las raciones.

Cereales

Véase los consejos de preparación para la avena molida y el arroz en página 305.

- Avena molida (natural)
- Crema de arroz caliente para desayunar
- Arroz integral (también puedes tomar otros tipos de arroz)
- Quinoa
- Pasta de arroz
- Trigo sarraceno
- Amaranto
- Mijo
- Teff

Verduras

Las siguientes verduras se han de cocer hasta que estén blandas, generalmente hervidas o al vapor. Una ración estándar sería de aproximadamente 1½ tazas. Las zanahorias también se pueden hacer en zumo.

- Zanahorias
- Bróquil
- Coles de Bruselas
- Col kale
- Repollo
- Coliflor
- Berzas

- Lechuga
- Calabaza (de verano o de invierno)
- Espinacas
- Espárragos

Frutas

- Peras
- Albaricoques
- Arándanos negros
- Ciruelas

Legumbres

- Judías verdes
- Lentejas
- Edulcorantes
- Sirope de arroz integral

Aceite

Aunque lo mejor es reducir el consumo de aceites, se puede consumir una modesta cantidad de aceite de oliva durante la fase de eliminación, ya sea para saltear o para aliñar.

Condimentos y especias

Durante un breve periodo de tiempo es mejor prescindir de los condimentos y las especias, aparte de la sal.

◇◇◇

CALORÍAS Y PROTEÍNAS DE LOS ALIMENTOS COMUNES

Si te estás preguntando si vas a consumir la cantidad adecuada de proteína durante la dieta de eliminación, a continuación tienes algunos ejemplos de alimentos comunes, donde se indican su contenido de calorías y proteínas. Las raciones para los cereales cocidos y las verduras (1½ tazas) son apropiadas para la fase de la dieta, en la que se excluyen muchos otros alimentos, pero son más abundantes de lo que consumirían la mayoría de las personas, durante una dieta más estándar en la que se comen más alimentos.

	Calorías	Proteínas (gramos)
Crema de avena al estilo antiguo (1½ tazas, cocida)	225	7
Crema de arroz (1½ tazas, cocido)	300	6
Arroz integral (1½ tazas, cocido)	328	7
Quinoa (1½ tazas, cocida)	333	12
Bróquil o coles de Bruselas (1½ tazas, cocido)	82	6
Zanahorias (1½ tazas, cocidas)	82	2
Lentejas (1½ tazas, cocidas)	115	9
Pera (1 cruda)	103	1
Arándanos (½ taza, crudos)	42	1

Como referencia diré que la mayoría de las personas necesitan unos 50 gramos de proteínas al día. Un menú diario que incluya 6 tazas de cereales cocidos, 6 tazas de verduras cocidas, ½ taza de lentejas y una fruta, sin aceites añadidos, aporta aproximadamente 1.800 calorías y 62 gramos de proteínas.

◇◇◇

Un comentario sobre la vitamina B₁₂

Los alimentos vegetales no enriquecidos no aportan vitamina B_{12}. Para una o dos semanas esto no supone ningún problema, pero si pasan periodos más largos se han de tomar suplementos de vitamina B_{12} o alimentos enriquecidos.

Preparar las gachas de avena perfectas

Unas gachas de avena es un recurso muy práctico para el desayuno durante una dieta de eliminación. Si no has usado nunca la avena molida, que no te asuste la del «estilo antiguo». Lo cierto es que se hace en unos minutos, casi tan rápido como la instantánea. Por una ración de avena molida necesitarás dos de agua; cuando empiece a hervir baja el fuego y hazla a fuego lento durante varios minutos. Si la prefieres más crujiente y menos cremosa, echa la avena molida con el agua hirviendo.

Descubrirás que puedes variar la cremosidad de otros cereales para el desayuno (p. ej., cereal de arroz) utilizando la misma técnica. Si te gusta cremosa, echa el cereal al agua *antes* de encender el fuego. Si la prefieres más crujiente, añádelo con el agua hirviendo.

Cómo hacer el arroz integral perfecto

El arroz integral es otro recurso maravilloso. Pero para muchas personas, sus intentos de hacer el arroz integral son como papel mojado. Aquí tienes una buena forma de hacerlo.

Usa arroz de grano corto biológico. Lo encontrarás en todas las tiendas de alimentación natural. Echa una taza en una olla y acláralo con un poco con agua, y luego escurre toda el agua. Ahora tendrás arroz mojado en un cazo. Enciende el fuego y ponlo al máximo; remueve el arroz hasta que se seque, 1 o 2 minutos. Esto le dará un delicioso sabor tostado.

Luego añade 3 tazas de agua y ponlo a hervir. Baja el fuego y deja que se haga completamente a fuego lento, pero que mantenga un punto crujiente, aproximadamente durante 40 minutos. (No lo cuezas hasta que absorba toda el agua.) Simplemente, cuela el agua sobrante, será el mejor arroz integral que hayas probado.

La fase de reintroducción

Si una dieta de eliminación ha eliminado o reducido en gran parte tu dolor, el paso siguiente es precisar cuáles son los alimentos que te lo desencadenan. Para ello, simplemente, reintroduce cada uno de los alimentos que has eliminado uno a uno, cada dos días, y observa si reaparece el dolor. Es importante que reintroduzcas cada alimento de uno en uno, para que si vuelves a tener dolor puedas saber cuál te lo ha producido. No empieces reintroduciendo los alimentos que más te apetecen. Te recomiendo que empieces por los que tengan *menos* probabilidades de provocar problemas. Los alimentos que te generen dudas son los que deberás reintroducir al final.

Consume una cantidad generosa de cada nuevo alimento que reintroduzcas, así sabrás si te genera síntomas o no. Si no te causa ningún problema, puedes seguir consumiéndolo en tu dieta. Todo lo que te produzca dolor debes eliminarlo. Más adelante, puede que quieras volver a probar el alimento sospechoso para estar seguro de que es un desencadenante. Haz una dieta simple para que puedas detectar el efecto de cada alimento nuevo. Las carnes, los lácteos y los huevos, mejor que los alejes permanentemente de tu plato.

Desencadenantes comunes del dolor

Los siguientes alimentos tienen fama de ser desencadenantes del dolor. Los primeros de la lista son desencadenantes comunes los que están más al final tienen menos probabilidades de causar problemas.

- Productos lácteos
- Carne

- Huevos
- Chocolate
- Cítricos (naranjas, pomelos, limones, limas y ácido cítrico)
- Maíz
- Trigo, cebada y centeno
- Frutos secos y cacahuetes
- Patatas
- Boniatos
- Tomates
- Berenjenas
- Cebollas
- Apio
- Maíz
- Manzanas
- Plátanos
- Bebidas alcohólicas
- Azúcar
- Garbanzos
- Productos de soja
- Café (con cafeína y descafeinado)

El café puede ser un arma de doble filo. Aunque para algunas personas la cafeína del café puede ayudar a quitar el dolor de cabeza en su fase inicial, el café parece ser un desencadenante del dolor de cabeza. Es decir, el café debe de tener algún componente (además de la cafeína) que actúa como desencadenante del dolor.

Sobre el autor

Neal D. Barnard, doctor en medicina y miembro del Colegio Estadounidense de Cardiología, es profesor asociado adjunto de medicina en la Facultad de Medicina de la Universidad George Washington de Washington D. C., y presidente del Comité de Médicos para una Medicina Responsable.

El doctor Barnard ha dirigido numerosos estudios sobre los efectos de la dieta sobre la diabetes, el peso corporal y el dolor crónico, incluido el revolucionario estudio sobre intervenciones dietéticas en la diabetes de tipo 2, financiado por los Institutos Nacionales para la Salud. Es autor de más de setenta publicaciones científicas y de dieciocho libros.

Como presidente del Comité de Médicos para una Medicina Responsable, el doctor Barnard dirige programas que defienden la medicina preventiva, la buena nutrición y reglas éticas superiores en las investigaciones. Ha presentado tres programas sobre nutrición y salud de la cadena de televisión PBS, y es un invitado frecuente en programas de noticias donde se tratan temas relacionados con la nutrición y la investigación. Es redactor jefe de la publicación *Nutrition Guide for Clinicians*, un libro de texto al alcance de todos los estudiantes de Medicina estadounidenses. Sus investigaciones han contribuido a la aceptación de las dietas veganas en la Directrices Dietéticas para los Estadounidenses. En 2015 fue nombrado Miembro del Colegio Estadounidense de Cardiología.

Nacido en Fargo, Dakota del Norte, el doctor Barnard se graduó en la Facultad de Medicina de la Universidad George Washington e hizo sus años de residente en la misma institución. Hizo prácticas en el Hospital St. Vincent de Nueva York, antes de regresar a Washington, donde creó el Comité de Médicos.

ECOSISTEMA DIGITAL

NUESTRO PUNTO DE ENCUENTRO

www.edicionesurano.com

2 AMABOOK
Disfruta de tu rincón de lectura
y accede a todas nuestras **novedades**
en modo compra.
www.amabook.com

3 SUSCRIBOOKS
El límite lo pones tú,
lectura sin freno,
en modo suscripción.
www.suscribooks.com

DISFRUTA DE 1 MES
DE LECTURA GRATIS

AB

SB
suscribooks

SB
suscribooks

AB

f g+ quiero**leer** P You Tube

1 REDES SOCIALES:
Amplio abanico
de redes para que
participes activamente.

4 APPS Y DESCARGAS
Apps que te
permitirán leer e
interactuar con
otros lectores.

 iOS